看護教育へようこそ

第2版

池西靜江・石束佳子
IKENISHI Shizue　ISHIZUKA Keiko

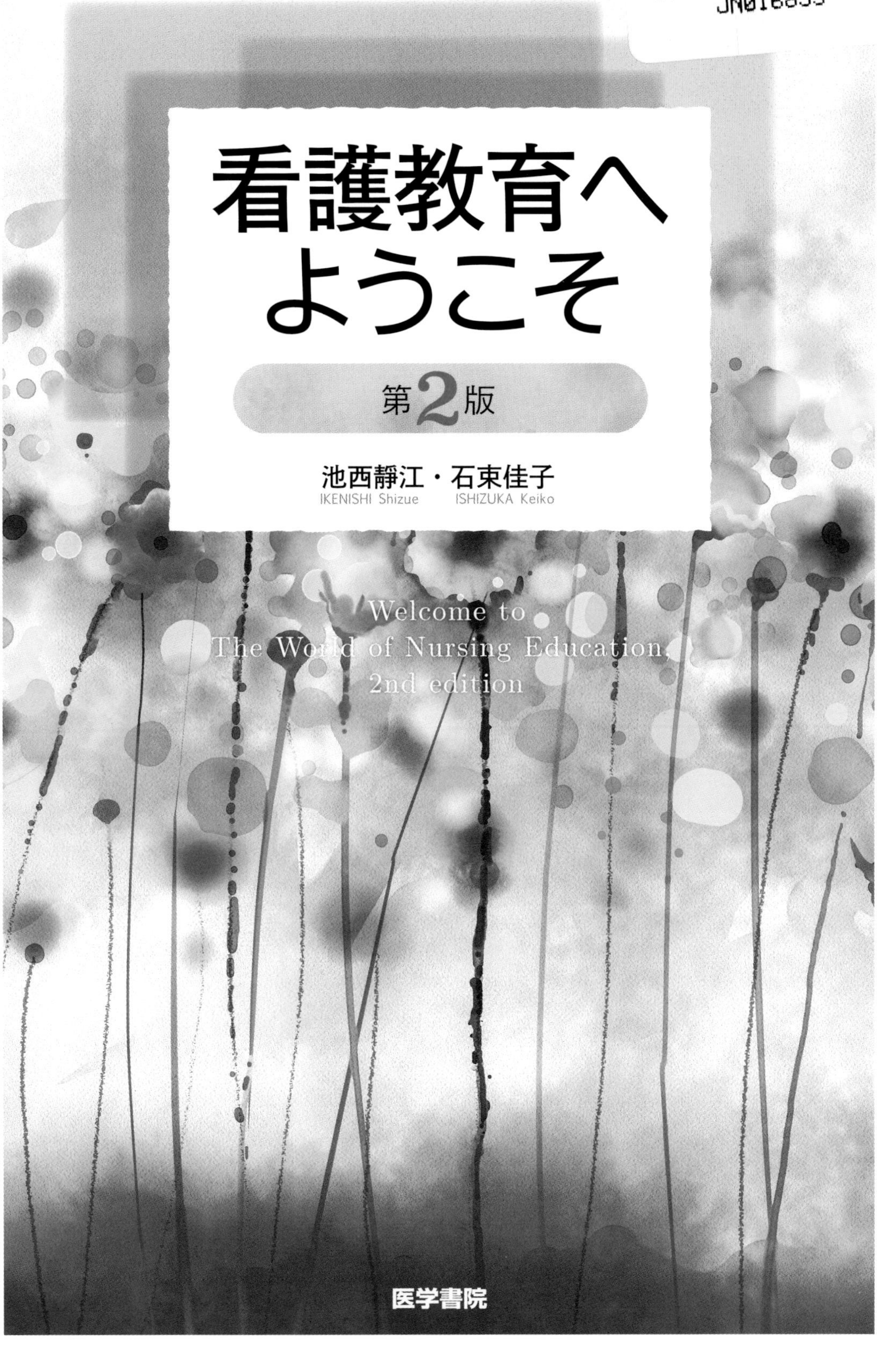

Welcome to
The World of Nursing Education,
2nd edition

医学書院

【著者略歴】
池西静江(いけにし しづえ)
1950年香川生まれ．国立京都病院付属看護助産学院(現 京都医療センター附属看護助産学校)，京都府立保健婦専門学校(現 京都府立医科大学)卒業．看護師・保健師・養護教諭の資格取得．国立京都病院呼吸器内科での臨床経験後，看護教育の道に進み，京都府医師会看護専門学校，(専)京都中央看護保健大学校に勤務．看護教員歴38年を経て，2013年Office Kyo-Shien開設と同時に学校法人原田学園鹿児島医療技術専門学校看護学科顧問に就任．2017年から2021年一般社団法人日本看護学校協議会会長．医道審議会臨時委員(保健師助産師看護師分科会員)．ほかにも，看護学校運営に関するトータルアドバイス，看護教育者向けの講演・セミナー，看護学校の講義，看護教育に関する執筆，その他看護教育に関わる事項全般に携わっている．厚生労働省「看護基礎教育の内容と方法に関する検討会」「看護基礎教育検討会」構成員など歴任．趣味は，お寺めぐり．そして，おいしいものを食べ歩くこと．
Office Kyo-Shien ウェブサイト　http://kyo-shien.jp/
E メール：info@kyo-shien.jp

石束佳子(いしづか けいこ)
1956年大阪生まれ．京都市立看護短期大学卒業，佛教大学卒業，日本社会事業大学精神保健福祉士課程修了．看護師・精神保健福祉士資格取得．京都市立病院脳神経外科での臨床経験後，看護教育の道に進み，京都府医師会看護専門学校，(専)京都中央看護保健大学校に勤務．教員歴40年，現在は(専)京都中央看護保健大学校顧問．Office Kyo-Shien サポーター．精神看護学における事例の教材化をライフワークとする．趣味は，内田康夫の浅見光彦シリーズのファンで，サスペンス小説を読みながら温泉めぐりをすること．

看護教育へようこそ　第2版
発　行　2015年4月1日　第1版第1刷
　　　　2018年2月15日　第1版第3刷
　　　　2021年5月1日　第2版第1刷©
　　　　2023年6月1日　第2版第3刷
著　者　池西静江・石束佳子
発行者　株式会社　医学書院
　　　　代表取締役　金原　俊
　　　　〒113-8719　東京都文京区本郷1-28-23
　　　　電話　03-3817-5600(社内案内)
印刷・製本　永和印刷

ISBN978-4-260-04652-7

第2版　まえがき

看護基礎教育を担う教員を応援したいと思い，本書の第1版を刊行して6年が経つ．

その2015年当時，団塊の世代がすべて後期高齢者になる「2025年問題」が世上で盛んに取り上げられていた．国は，医療提供体制の改革が必要と「医療介護総合確保推進法」を制定し，地域における質の高い医療の確保にむけての整備を進めていた時期である．現在に続く「地域包括ケアシステム」の始まりである．その年の4月には，看護師等養成所の指定・監督権限が都道府県に委譲され，看護教育行政のこれからの方向性として，「地域」の役割の強化が現場レベルで求められるようになり始めたころであった．

その後の年月で医療機能の分化が進展し，都道府県による地域医療構想の策定が行われるなど，医療を取り巻く環境は大きく変化した．こうした社会の変化に対応すべく，看護基礎教育も，保健師助産師看護師学校養成所指定規則及び看護師等養成所の運営に関する指導ガイドラインの第5次改正が行われた．地域包括ケアシステム，そして地域共生社会の推進にむけて，看護基礎教育の場の学びとしては，従来まで在宅療養者とその家族を対象とした「在宅看護論」として科目設定されていたのが，ケア対象や活動の場の拡大をめざし，「地域・在宅看護論」と名称変更した．

そして令和の時代にあって，これから先の5年10年は，2019年末から世界を席巻している新型コロナウイルス感染症の拡大も影響し，地域医療を取り巻く環境は加速度的に大きく変化すると思われる．生産年齢人口の減少に伴い，医療保険・介護保険などの共助による公的サービスは，形を変えていく必要がある．同時に自助，互助に力を入れていかなければ，人生100年時代に突入するこれからの社会を維持・発展させていくことはできない．

「人は理想を失ったときに老いる」とはサミュエル・ウルマンの言葉であるが，人々が理想を見失うことなく生き抜くために，生涯現役に近づける健康寿命の延伸をめざすために，看護職の役割は大きい．その役割を担える次代の看護職の養成を行うことが，これからの看護基礎教育にかかわる教員の使命であると筆者は考えている．

2017(平成29)年に厚生労働省がとりまとめた「保健医療2035提言書」では，「2035年までに予測される需要の増加・多様化・グローバル化，技術革新に対応できるような保健医療におけるパラダイムシフトが必要である」としている．5年後，10年後，さらにその先の地域医療を担う看護職養成にも大きな変化が求められる．2022(令和4)年のカリキュラム改正を好機と捉え，地域に必要とされる看護基礎教育はどうあるべきかを一から考え直し，経験的な教育だけにとらわれず，新たな教育内容，方法を創造していかなければならない．

本書の第２版は，こうした未来への変化をも踏まえ，教員の皆さまが，現在まさに向き合われている現場での実践の参考になれば，という思いで内容を増補して改訂させていただいた．特に，看護教育課程および評価，そして，新たな教育方法について，これからの社会が求める能力を育成するのに必要と思われる内容や方法を中心に取り上げている．第１版から担当の編集部の青木大祐さんと，今版から制作部柳沢耕平さんに，本書をさらによいもの，読みやすいものにするために大きな力添えをいただいた．心よりお礼を申し上げたい．

筆者たちは，看護基礎教育の実務に戸惑う教員を応援したいという一心である．
今，教育現場にいる教員の仲間たちが，これからも教員であり続けられるように，という，第１版からずっと変わらない願いを込めて，執筆させていただいた．

2021年3月

池西静江
石束佳子

第1版　まえがき

超高齢・多死社会を迎えたわが国で，厚生労働省が打ち出す「社会保障・税一体改革」では「2025年までに看護職員を50万人増やす必要がある」と謳われ，看護基礎教育において，再び「量」の確保が大きな課題として注目を集めることになった．

また2014年6月には，「地域における医療及び介護の総合的な確保を推進するための関係法律の整備に関する法律」が公布され，社会人経験者の看護職への取り込み促進等による養成の拡大や復職支援のための登録義務化の推進等が施行されることになった．

近年は主に「質」―多様な看護教育制度の不統一に関する問題が指摘されてきたが，今後は需給確保のため，多様性を維持しつつ，質の向上をめざす取り組みの重要性が増すと考えられる．また本年3月31日付で看護師等養成所等の運営・指定申請等に関する指導要領・手引きが廃止され，4月1日，それらの内容を網羅した看護師養成所の指導ガイドラインが厚生労働省から出された．時を経るにつれ，今後は各地それぞれでの教育の特徴も出てくるであろう．

看護師の養成拡大および教育の質向上をめざすとき，何より重要なのは「教員」の質・量の確保である．近年，臨床看護師のキャリア開発・発達については，さまざまな制度が生まれ，関係諸団体が積極的に取り組まれている．しかし，教育現場を実際に支えている看護学校教員のキャリア開発の方向性は，見えにくい．一般に専任教員養成講習会などの受講を経て専任教員になるが，そのあとには，教務主任養成講習会が用意されているのみである．その間の実務のなかで将来に希望が見いだせず，異動や退職を選ぶ者も多い．

また専任教員としての新任期に，教育現場になじめず，看護学生の変化に戸惑い，慣れない授業に疲れて，せっかく専任教員養成講習会を修了しても，教員の道を継続することをあきらめる者も少なくない．このような教員の姿を悔しい思いで見続けてきた．

筆者は看護基礎教育に身を置いて約40年になる．その間に，看護師2年課程，看護師3年課程，そして統合カリキュラム教育を経て，最後は在籍校にて看護師3年課程を修業年限4年で行う課程を立ち上げたタイミングで，自身の定年退職という区切りの時期を迎えた．これを機に，現場の第一線から離れ，それを外から支える立場に立ち位置を変化させた．現在は，これまでの教育経験を通して積み重ねてきた知識や技術を，次の世代の人々に伝えたい．広く看護基礎教育を支援したいという思いで，京都に小さなオフィスを開設している．もちろん自身ができることには限りがあり，その力は微々たるものであるが，たくさんの課題を抱える教育現場，そして，看護基礎教育の実務に戸惑う教員を応援したいという思いを「形」にしたものである．

その最初の仕事として，看護教員の道を選んでくれた人たちが，これからも「教員」であり続けられるように，という願いを込めた書籍を出版する機会を得た．出版にあたっては，これから看護教育を担う方々に自らの経験知を伝えたい，という願いをしっかり受け止めてくれた編集部青木大祐さん，制作部筒井進さん．そして，願いを共有できるかけがえのない仲間である石束佳子さんの存在があって，願いは「形」になった．本書は，石束さんと私の合作である．すべての章，項目においてお互いの意見を聞き合い，完成させたものである．

「学生が看護師になるのを応援する教育」のやりがいを感じて，一人でも多く，少しでも長く「教員」を続けられるように，と願ってやまない．

2015年3月

著者代表　池西靜江

目次

ブックデザイン：トップスタジオデザイン室（轟木亜紀子）

1 看護教育とは――そのやりがい

40年以上勤めた看護教員生活を振り返り，“看護教育はおもしろい”，とつくづく思う．これだけ打ち込める職業と出会えたことに勝る人生の幸せはないと思うほどである．

本書はまずそんな看護教育のやりがいを，学生の変化と，教員自身の変化，そしてそれ以外のこと．この3つの視点で捉えて紹介しよう．

A 学生の変化からみる看護教育のやりがい

自己中心的な側面をたくさんもって入学してきた若者たちが，3年あるいは4年の期間で他者を援助することを学び，看護師になって卒業していく．これほど人の変化が実感できる仕事はないように思える．

ある年，強風で重く開きにくくなった玄関ドアを高齢の講師がやっと開けたら，その横をひょいとすり抜ける1年生がいた．また，1年生で最初のグループワーク時には，指導教員の座るぶんの椅子について配慮できる学生は，皆無といってよい．

しかし，その同じ学生が――ドアや椅子のことなど指摘をしたわけではないのに，看護を学び，臨地実習を経ることで，最高学年になれば――その高齢の講師を見つけたら後ろから駆け寄り，ドアを開けて待つようになる．グループワーク時の教員のために，移動する先々で椅子を準備してくれるようになる．

最高学年で行った **OSCE**＊1では，病床整備をするために車椅子に移乗した**模擬患者(SP)**＊2に，枕元に置いてあった孫の写真を持って「大切なお写真ですので，お手許にもっておかれますか？」と手渡す学生もいた．

看護を学ぶことで，人として，援助職者として，他者への配慮がずいぶんできるようになる．人の成長を実感する．

そして，前述したような変化を実感するのは，入学時と卒業期のように一定の期間をおいて，俯瞰的に学生をみるときである．

＊1：客観的臨床能力試験．技術試験項目が先に示され，手順に沿った実践ができるか否かを問う技術試験とは少し違う．模擬患者を導入し，看護実践場面に近い状況を設定し，その「場」や「状況」の判断に基づき，対象に配慮しながら実践する能力を客観的に評価するもの．医学教育，看護学教育に導入されている教育評価の方法である．

＊2：生きた教材として患者役を演じる人．ある疾患の患者のもつあらゆる特徴(単に病歴や身体所見にとどまらず，病人特有の態度や心理的・感情的側面に至るまで)を可能な限り模倣するよう訓練を受けた健康人をいう．下記のように二分される．Standardized Patient(標準模擬患者)：OSCEで活動する．どの人が演じても与える情報が同じになるように標準化した模擬患者．Simulated Patient(模擬患者)：演習，ワークショップなどで活動する．ロールプレイのなかで相手の反応に応じて，情報の与え方が変化してもよい．看護教育において標準模擬患者を得るのはとても難しい．現状は模擬患者ではあるが，その標準化をめざす取り組みとして，模擬患者用シナリオを作り，受験者への反応を具体的に示す努力をしている．

＊3：長い臨地実習を終え，国家試験も乗り越え，自分の目標を達成したという充実感が満ちあふれる時期である．この時期の学生は晴れやかで，美しいと思える表情をしている．そして，他者に対する感謝の気持ち，仲間を思う気持ちなどがあふれており，人としての成長が，実感できる時期である．

＊4：中国の古典『管子』に「一年の計は穀を樹うるに如くはなく，十年の計は木を樹うるに如くはなく，終身の計は人を樹うるに如くはなし」とある．

その意味で，**卒業期**＊3は看護教員として，一番嬉しいときであり，自分の仕事に誇りがもてるときである．

「教育は国家百年の大計」＊4といわれる．

今，これを学生に伝えたからといって，学生は急に変化するものではない．急に変化したとすれば，それは学生自身が普段から悪いことと知りつつ行っていることで，変化する機会を窺っているような場合か，あるいは，言った教員が怖くて，その場だけ変化したように見せかけている場合であろう．おそらく後者がほとんどであろう．

教育による人の変化は一朝一夕に現れるものではない．教育に携わる年月が短い教員は，この期間が待てないで成果が見えないと落ち込むことがある．

看護の場面では苦痛を抱え生活する患者に，薬を投与する，温熱刺激をする，話を聞く，といった直接的な援助をすることで，患者の苦痛が目に見えて軽減することも多い．すぐに変化が現れる看護の現場とは，ここが違うところである．

しかし，少しずつ積み重ねて，しかも，**「待って，現れる」**変化は，人としての，あるいは援助職者としての成長を実感させてくれるものであり，これが教育の一番大きなやりがいである．

また，それだけではない．毎日の学生とのかかわりのなかでもやりがいを感じることはある．それが1日1回，せめて週に1回でもあれば，教員は楽しく仕事が続けられる．

1. 学生とのかかわりで看護教員がやりがいを感じるとき

さまざまある．具体的に羅列してみよう．

- 学生が目を輝かせて，授業に参加し，「今日の授業はとてもよかった」「よくわかった」という反応を示してくれたとき
- 学生が疑問に思うことに的確に対応し，「先生すごい！」と感動されたとき
- 技術演習の場面でデモンストレーションを実施＊5し，「とてもきれいでした．私もあんなふうにできるようになりたい」とあこがれの目で見られたとき
- 授業のなかで，フィジカルアセスメント＊6をうまく活用し，見事な吸引を実施した臨床看護師の話に目を輝かせて聞き入っていた学生が，後日「あのお話を聞いてから今日，患者さんに実際に吸引させてもらったら，うまくできて患者さんに喜んでもらった」と報告してくれて，教育効果が実感できたとき
- 「先生には，いつもどう考えるとよいのか，その考え方を教えて

＊5：紙屋克子先生の提唱するナーシングバイオメカニクスに基づく体位変換技術を直接師事して習得した教員が，筆者の学校に複数人いる．1つひとつの動作が流れるように無駄がなく，「すごい」とまだ素人である初学者を驚かせるプロの技術である．学生にすばらしいモデルを示す，これが学生の学習意欲を喚起する．技術教育には特にすばらしい技術を見せることが大切だと思う．

＊6：今，看護師に最も求められる能力の1つがフィジカルアセスメントである．看護師の手と目で，患者の身体査定を行う技術である．データの収集は，問診，視診，触診，打診，聴診の技法を用いて行い，収集したデータを基に看護の必要性を判断するアセスメントを行うものである．

もらっている」と言われたとき

- 学習意欲が低下している学生に，夏休み中に個別的に学習指導を行ったら，夏休み明けから，その学生の授業の参加態度が変わったと他の教員から教えられたとき
- 卒業生が学校に戻って来てくれて，「今の自分があるのは学校や先生のおかげです」と言ってくれたとき

数えあげればきりがないほどある．

これらの1つひとつは些細なことであるが，それらの積み重ねが，前述した大きな変化につながるものである．そして，同時に，教員のやりがいの持続にもつながるものである．

2. 看護教育モデル

筆者が考える看護教育モデルを図1-1に示す．

人は発達する可能性を秘めている．教育的かかわりが受けられなくても，人は周りの環境や自らの意志で学び，発達する存在である．しかし，適切な教え手による教育的なかかわりは，それを目的志向的に，看護師になるという目的に向かって，より大きく発達させる力がある．

教員は意図的に学生にかかわり，その成果としての学生の変化を目の当たりにするとき，自己効力感は高くなり，この仕事にやりがいを感じることができる．

B 教員自身の変化からみる看護教育のやりがい

他者の言葉も自己効力感ややりがいにつながるが，何より教員自

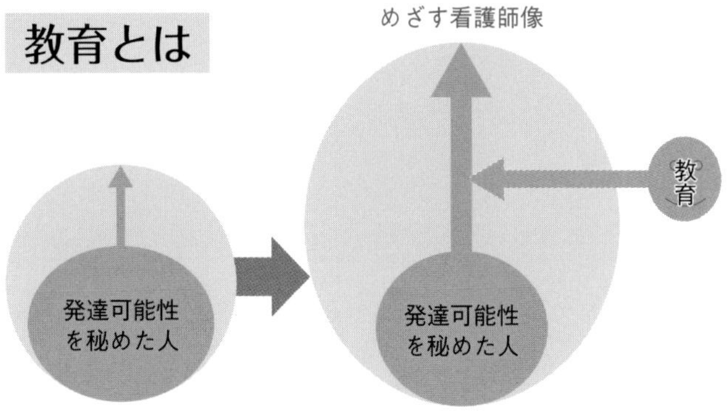

図1-1　看護教育モデル

効果的な教育的かかわりは，人々を大きく成長・発達させ，めざす看護師像に近づける役割を果たす．（西岡加名恵氏の講義資料から一部改変）

身が，自分の変化を自覚し，教員として必要な能力がついたと実感できたとき，この仕事に携わっていてよかった，看護教員でよかったと思える．

教員自身の変化を実感し，教員として必要な能力がついたと実感できるのは，以下のようなときである．

- 学生とのやりとりを通して，授業中に想定していなかった回答が学生から聞かれ，別の価値に気づき，自身の見方，考え方に幅が出てきたと感じられるとき
- 学生との問答で，新たな学問的探究心が生まれ，学びたいという気持ちが強くなったとき
- さまざまな学生とのかかわりを通して，以前の失敗例を糧に，次にはうまく学生にかかわれ，指導能力の向上が実感できたとき
- 「困った学生」[*7]としかみられなかったものが，学生の別のよい面を見いだせるようになり，学生を思う気持ちに変化が感じられたとき
- 「無表情で，何を聞いてもほとんど返答のない学生」[*8]を前に，いらだつことなく，学生が反応するのを待てるようになったとき
- 少人数の学生の対応に追われ，また，問題行動を起こす学生に振り回されて，他の大勢の学生が見えなかったものが，クラス全体を見て，集団を動かす能力が身についたと感じられるとき
- 自分の主張を論理的に人に伝えるプレゼンテーション能力が向上したと思えるとき

などである．これらは，教育活動を通した教員自身の人間的成長[*9]，そして教員に求められるさまざまな能力，具体的には学問的探究心，多様な価値の受け入れ，学生理解[*10]，プレゼンテーション能力[*11]，学生指導力[*12]，授業力[*13]などが身についたという実感が得られ，それが看護教育のやりがいにつながっている．

＊7：授業中に寝てばかりいて心配していた学生が，模擬患者(SP)を招いた授業の際には熱心に参加しただけでなく，高齢のSPさんに丁寧な言葉づかいができるなど，気持ちのよい配慮行動がみられた．よい看護師になれる期待がもて，嬉しくなった．
＊8：質問していくら待ってもまったく返事もしない学生もいるが，「言葉で表現することは大事だよ」「何でもいいよ，コミュニケーションの第一歩を閉ざしたらいけないよ」という思いを込めて，穏やかな気持ちでその返答を待つ姿勢が大事だと筆者は考えるようになった．
＊9：人間の大きさは，異質なものをどれだけ自分のなかに受け入れられるかだと思う．多様な価値の受け入れにも通じるだろう．
＊10：学生の成績や学力といった一側面の理解にとどまらず，その看護師への思い，価値観，生活背景などを広く理解すること．
＊11：教育は，学生に伝えたいことがあって，教育活動を行う．その伝えたいことを相手にきちんと伝える能力が，プレゼンテーション能力である．教員には欠かせない能力の1つである．
＊12：指導は学生に「言えば」よいものではなく，相手の変化を期待する教育的かかわりである．「どのように」言えば，どのように「すれば」，学生が変化するかを考える必要がある．教員には欠かせない能力の1つである．
＊13：授業(講義・演習・臨地実習)を通して，学生に「教えたいこと」を学生の「学びたいこと」に近づけていく能力である．教員である限り，授業力の向上をめざす自己研鑽を怠ってはいけない．

C 多様に広がる看護教育のやりがい

1. コミュニティに存在感を示す看護教育のやりがい

自分の暮らすコミュニティ，あるいはそことは別かもしれないが，学校の所在するコミュニティで，自分の活動や看護学校の存在そのものが，地域に貢献している，という実感もやりがいにつながる．

これからの社会は，自助，互助が不可欠である．自分が，あるいは看護学校が，それらの役に立っていると感じられることは，幸せなこ

とである．第5次指定規則改正で，看護基礎教育の「在宅看護論」が，「地域・在宅看護論」に名称変更され，学生の学習活動も地域に向かう．学生が地域での自助や互助にかかわることもあるし，看護師養成所(以下，養成所)が，例えば災害時の避難所として使われることもあると思うし，「健康すこやか学級」を企画・運営することもあると思う．あるいは，「町の保健室」のような役割を果たすことも，今後は多くなると思う．地域の人々の健康と暮らしを守る活動の一翼を養成所も担うのである．

このように，地域に必要とされる活動を行うなかで，自らの活動，看護学校の存在そのものが地域貢献につながっているという実感は，達成感のあるやりがいとなる．

2. 看護の役割やそのすばらしさを看護学生以外にも伝える，教育そのもののやりがい

筆者は，自らの臨床経験が少ないぶん，学生の体験や私生活での体験が授業の教材になり，オープンキャンパス(open campus)や学校説明会での題材となっている．看護学校では，これらの看護体験から，すばらしい看護を，看護学生以外の人にも伝える機会がある．自分自身，何度話してもワクワクするし，感動することがある．そして，聞いてくれる人から同様の反応が得られたとき，すばらしい看護を伝えることができたと安堵する瞬間である．

オープンキャンパスで，高校生には「看護」の語源から，看護職の役割と責任について語る．「看」という字は，「手と目」でできており，「手は手当て，技術につながり，目は見守り，観察する」ということを意味する．そして，看護師の「手と目」で，人々の「生命(健康)」と「生活(暮らし)」を「護」る，もの，と説明する．そして，技術も観察も，科学的知識に裏づけられたエビデンス(根拠)が必要と話し，そのとき，自分の体験を語ることがある．

ガラスで手掌を怪我し，病院に行き3針縫合する事態になったとき，筆者は過去にキシロカインショックを起こしたことがあるため，そのことを告げた．医師は驚き，3針なのでペンタジン(非麻薬性鎮痛薬)を使って縫合すると言われた．筆者は，局所には効かないだろうなと思いつつも受け入れざるを得なかった．医師も，効果はないと知っているので，「痛いだろう，我慢しいや」「もう少しや」と筆者に寄り添い，声を掛けながら，1針1針縫合した．痛くて涙が止まらず，「先生，痛いです」と何度となく訴える筆者に，処置室の奥にいた，ペンタジンを準備した看護師が発した言葉が届いた．「あの人，看護学校の先生なのに，メソメソ泣いて，みっともない」であ

る．悲しく悔しい思いがした．

この出来事を紹介して，2つの大切なことを語ることにしている．1つは，人として，他者が苦しんでいるときに，人の痛みに共感し，寄り添える優しさをもっている看護師であれ，ということ．そして，もう1つは，ペンタジンは局所麻酔としての効果は少ないという知識が必要ということである．医師には，その知識があるから，筆者に寄り添い，励ましてくれたのである．看護師の役割は，注射の準備だけではない．看護の対象に知識に裏づけられた優しさで，寄り添い，痛みを共感することが重要である．それが本当の看護の役割であると話す．オープンキャンパスの参加者の反応から，筆者の思いが伝わったとわかったとき，1人でも多くの人に看護とは何か，看護のすばらしさを伝えることができたという喜びに変わる．

3. 学び続け，わかる喜びを実感できる看護教育のやりがい

看護学校は，さまざまな分野の外部講師，臨地実習を通して出会う保健・医療・福祉の専門職者，もちろん，同僚の教員や学生から，日々，新しい情報が入る環境である．テレビやインターネットからも多くの情報が入ってくるが，学校というところは，図書館という書籍の宝庫，書店・出版社とのネットワークがあり，「わかりたい」「調べたい」と思えば，おのずとそのリソースに満ちあふれた環境にある．

そのうえ，「人に教える」ためには，自分が勉強しなくてはならない必然性もある．そして，「新しい知見を得ることが喜びにつながる」ということを知っている人が看護教員には多い．そうであれば，前述したような環境は，よい環境である．日進月歩の医療，看護の世界に身をおき，新しいことを学べる環境にあることを幸せに思う．

Column　百年を思うものは人を育てよ

豊臣秀吉の花見で有名な醍醐寺の山上である上醍醐寺に参拝したときのことである．上醍醐寺に続く道は坂道や階段が続き，途中でへこたれそうになる．そのところどころに，参拝者に向けてのメッセージを書いた札がぶら下げられている．参拝者は立ち止まって，それを読みながら，息を整えて，山の上の目的地をめざす．そのなかの1つの札にこんなことが書いてあった．

一年を思うものは花を育てよ
十年を思うものは木を育てよ
百年を思うものは人を育てよ

なるほど，私の仕事――教育ってすごい，と思った40歳の春をつい昨日のように思い出す．

2 看護学校とは——そのおもしろさ

「看護学校」(養成所)の教育はおもしろいとつくづく思う．なぜおもしろいと感じるのかを考えてみた．

A 学生たちを「看護師にする場」であり，1人の学生が「看護師になる場」である

1. 看護師をめざす学生たちを「看護師にする」教育の場である

これは，学校のめざすものと学生の望むものがおおむね一致するということである．細かいところではずれも生じるが，大きな方向性では一致する．これは間違いなくやりがいがあり，おもしろい．

筆者が20歳代で初めて，クラス担任を務めたときのことである．今思えば穴があったら入りたいと思うほど，情けない教員であった．何にでも初めてがあるのだから許してほしいと，当時の学生たちに出会うたびに頭を下げている．若気の至りではあるが，学生の主体性を伸長するものではなく，教育というより，**「強」育**であった．それでも一生懸命さだけは伝わったようで，学生たちはそんな教員だが，とても慕ってくれた．慕ってくれる学生たちから，筆者が「教育とは何か」を教わった気がする．学んでほしいと願ったこと以上のことを修得し，学生たちは卒業した．そのときにクラス全員から贈られた腕時計が，今も私への戒めとして学校生活のときを刻んでいる．

2. 1人の学生が「看護師になる」教育の場である

専門領域を教授することにとどまらず，学生を丸ごと捉え，人と接する態度や言葉づかいを含めて，自己中心的なものの見方をする若い学生たちの他者性[*1]を育て，看護師にしていくのである．人を育てる楽しさがある．

「他者性」が育つのを実感できるのは，なんといっても**臨地実習**で

＊1：実在する自分と相手の関係性を，客観的に見つめる「もう1人の自分」をいう．

ある．以下に学生の「他者性」が育つきっかけになった事例を紹介する．なお本事例は毎年，後輩たちに感動をもって披露している．理論的根拠を明確にするとともに，その事例を学んだ数多くの学生たちの意見を反映して，すばらしい「教材」になっている．

【事例】精神看護学実習

実習初日，臨地実習指導者（以下，指導者）が学生と教員とを患者（Aさん）に紹介してくれた．指導者の前で，Aさんは快く受持ちをすることに同意してくれ，順調に実習がスタートした．しかし，翌日に学生がAさんのもとを訪れると，頭から布団をかぶり，学生の呼びかけに一切応えない．指導者や病院スタッフの呼びかけには応えるが，学生や教員の声かけにはまったく反応がない．しかし，Aさんは起きたいときに起き，食事・トイレは自発的に行っていた．そのような状態が数日続き，Aさんとの接点はまったくもてなかった．

週末，金曜日のカンファレンス[*2]で，教員は指導者に受持ち患者の変更を申し出た．このままでは学生とAさんの関係を発展させることは難しいと考えたからだ．指導者も「そんなに難しいとは思わなかった」と言い，申し出を受け入れてくれた．ところが，学生は，「来週の月曜日まで待っていただけませんか」と言った．「私は実習目標の到達ができず，この実習が不合格にならないか，とそのことばかり考えていた」「学校で患者の立場に立って，傾聴・共感し，待つこと，聴くことの大切さを学んできたというのに，私はAさんのことよりも，自分のことばかり考えていたように思う」と言った．指導者は「よいことに気づきましたね」と褒め，「土日で気分転換を図り，月曜日に再度トライしてみましょうか」と言った．

そして，月曜日．やはり，Aさんの状況は変わらず，頭から布団をかぶっていた．学生は，「そばにいてもよいですか」と声をかけ，Aさんからの返事はなかったが，そばの椅子に腰を掛け座っていた．突然，ムクッと起き上がり，廊下へ出た．学生はあとを追いかけようかと迷ったが，触れたベッドが，じとっ，と濡れていることに気がついた．5月末の暑い日だった．Aさんは布団を頭からかぶっている．私がここにいるからだろうかと学生は考えた．申し訳なさとともに，今日で受持ちが変わることもあり，何かできることはないかを考え，思いついたのがシーツ交換であった．指導者に了解を得て，得意なベッドメーキングを手早く行い，Aさんをベッドサイドで待っていた．帰室したAさんはその状況を一目見て，「あんたが，これ，やってくれたんか？」と問うた．学生は消え入りそうな声で「はい」と答えた．Aさんは，「いつから，そこにいるのか？」と，問うた．「1週間前から，ずっとAさんのそばにいます」と答え，カルテで得ていた情報を思い出し，「Aさんは洋裁をされていたんですね」と付け加えた．Aさんは，「そうや，やってみるか」と．学生は飛び上がって喜んだ．Aさんは，「ミシンがあったほうがいいな，大きな布はあるか」と言った．学生は，明日必ず準備してくることを約束し，その場を離れた．

次の朝，学生が病室を訪れると，Aさんはベッド上で正座をして待ってくれていた．学生は驚くとともに涙が込み上げてくるのを必死でこらえた．人と関係をもつのにこれほど悩んだこともなかったし，これほど嬉しかったことはなかったと，その涙の理由をあとで語っていた．

指導者の了解を得て借りたハサミで，Aさんは手にした布を，まるで，

＊2：臨地実習においては何度もカンファレンスを開く．受持ち患者のケースカンファレンスもあるし，学生の学習到達に焦点を当てたカンファレンスもある．臨地実習指導者や病棟師長などを交えて開くこともある．臨地実習で最も大切にしたいのは「体験」であるが，体験を確実な学習成果にしていく大切な教育方法といえる．

頭の中には型紙があるようにサーッと切り始めた．そして，迷うことなく見事にミシンで縫い上げてしまった．できあがったのはワンピースであった．そのワンピースは学生にぴったりのサイズで，学生はＡさんからそのワンピースをプレゼントされた．もちろん，受持ち患者の変更の必要はなかった．

その年の秋に行われた看護研究発表会で，学生はこのワンピースを着て，精神看護学実習の事例研究として発表した．

自身の実習到達だけを考えていた学生に，「患者の拒否」をきっかけとして他者性が育っていった事例である．

B "手塩にかける教育"を実現する場である

次は視点を変えて，40名程度の比較的小さい集団を対象として，手塩にかける教育を実現する場であるということに着目する．

看護師になる人たちは，自分の「かかわり」で，人の変化を引き起こすことに喜びを感じる，そんな人が多い．そして，その「かかわり」には労苦を惜しまない人たちである．講義は40名を対象に行うが，演習や臨地実習では5～6人規模の，まさに小集団にかかわる．それだけに，教員の一挙手一投足が学生に与える影響は大きく，責任の大きさとやりがいを同時に実感するものである．

例えば，1年次生にPBLテュートリアル教育*3で6～8名の学生を担当する場合．解剖生理学の理解度調査やPM理論*4におけるグループ編成を行い，14時間7回の小集団活動を行う．

筆者の担当したいくつかのグループは，おおむね，中程度の成績と意欲をもつ学生が比較的多かった．初回にアイスブレイク*5を行い，グループの関係性に焦点を当て安心できる環境をつくり，リアルな看護場面を提供するなかで，「今，していること」の意義や目的意識を喚起すると，おもしろいほどに学生は主体的に学習する．

最後にグループ発表を行うが，必ずといってよいほど，上位の成績を手にし，学生自身の満足感も大きい．筆者もその変化がたまらなく嬉しい．

C 日本版デュアルシステムを実現する場である

さらに，講義と臨地実習が並行して進むカリキュラム編成*6におもしろさがある．習ったことを実際にやってみて，うまくいかないところに気づき，さらに学習の必要性を認識し，より深く，主体的に学習する――．看護学校の多くは，そのようなことを意図したカリキュラムで教育を行っている．ドイツの職業教育であるデュアル

＊3：problem based learning．問題基盤型学習と訳される．テュートリアル教育は小集団でテューターのもとで主体的学習活動を期待して取り組む教育方法である（詳細は第9章参照）．

＊4：三隅二不二が提唱したリーダーシップ理論．リーダーのはたらきについてP機能（performance function：目標達成機能）とM機能（maintenance function：集団維持機能）の2つの大きな機能に分けて捉える．

＊5：初対面の人たちやまだ慣れない人たちが集う場で，その場を和ませ，話し合うきっかけをつくるために簡単なゲームやクイズなどを行い，コミュニケーションをとりやすくする技術をいう．

＊6：カリキュラムとは，「学生たちが学校の教育目的に即して望ましい成長・発達（変化）を遂げるために必要な諸経験を彼らに提供する意図的，組織的な教育内容の全体計画である」としている[1]．その教育計画を組み立て，実践し評価する一連の過程をカリキュラム編成という．

引用文献

1）杉森みど里，舟島なをみ：看護教育学 第4版，p.81，医学書院，2007．

＊7：ドイツの職業教育に習う職業教育制度である．学校と企業（病院）の二元的訓練体系をいう．職業に必要な知識・技術を習得し，その実践能力を育成しようとするとき，学内の講義・演習では教えられることには限界があり，リアルな場での体験を重視する考え方，やり方である．看護学校教育もそれに倣ってきた．臨地実習の考え方を集大成的位置づけで捉えるよりも，講義で習ったことを臨地実習で行う，そして，講義に戻る，あるいは臨地実習での体験を基に講義で知識を習得する，というように，講義—臨地実習における体験の往還的教育をめざすものと理解する．

システム＊7に近いものであり，実務と講義の複線型が，実践能力を育成する看護教育には必要であり，同時にそれがおもしろいところである．

コミュニケーションを例に挙げると，1年の早い時期に基礎看護学，共通基本技術のなかで，コミュニケーションの基礎理論を学び，次に学内で模擬患者との対話演習を行う．この演習で学生は，コミュニケーション技術の未熟さを実感する．また，プロセスレコードの記述により，応答技術の修得と患者理解の必要性を認識する．その学習を経て，基礎看護学実習で初めて患者と出会い，学んだコミュニケーション技術を実践する．その後，再び学内で，実習でのプロセスレコードを用いて，コミュニケーションの基礎理論を活用し，自分のコミュニケーションの課題を明確にする．さらに，それを小児や高齢者，精神疾患をもつ対象とのコミュニケーション場面に活用して，看護に必要なコミュニケーション技術の修得をめざす．

自分の教えたことが学生に定着し，それが看護実践のなかで活用され，本物の力になる．それを目の当たりにできるのがデュアルシステムに習う教育のおもしろさである．

D 小さな職場のよさ・強みがある場である

最後に，看護学校の多くは小規模な職場であり，1人の教員の意見が反映されやすいことによさがある．教育の内容で，これがよい，これをやりたいと思ったら，その趣旨をしっかり説明すれば，学校全体で取り組むこともできる．決定までにかかる時間も短く，タイムリーによいと思える教育に取り組むことができる．組織全体を動かしやすい職場である．

学習会1つにしても，教員の発案でいろいろなものに取り組むことができる．例えば，看護理論の学習会もいくつか設定した．マデリン・M・レイニンガー，マーガレット・ニューマン，パトリシア・ベナーなどである．おもしろいと思った教員が呼びかけ，学習会を企画し，ほとんど全員が参加し，1章ごとにテューター制で学習を進め，時には助言者を招き，内容理解を深めた．その結束が，今の教員集団の土台をつくり，看護の概念の教員間の共通理解を深めることに役立った．

それと同時に専門分野の学習については，学校という垣根を越えて，他校の教員たちとも学び合った．これが，今思うに，学問的裏づけをもって教壇に立てる背景になったように思う．いずれにしても，学ぶことは実におもしろい．そして，学ぶことが「教育」につながることを実感する．

また，新しいことにも果敢に挑戦できる．1996(平成8)年にカリキュラムが第3次改正され，在宅看護論が教育課程に新たに柱立てされたときは，教員でチームをつくり，数年にわたり訪問看護を継続的に実践した．そこから学び得た看護は教材になった．

また，これからの看護教育は，保健的要素，地域を視点に入れる必要があると考え，粘り強く設置主体を説得し，統合カリキュラム教育も導入した．2009(平成21)年の指導要領の改正で指摘された領域横断科目*8もいち早く自校のカリキュラムに取り入れた．

＊8：保健師助産師看護師学校養成所指定規則の別表三に準拠して教育課程を各学校で編成しているが，別表三の「備考」に「複数の教育内容を併せて教授することが教育上適切と認められる場合において，臨地実習23単位以上及び臨地実習以外の教育内容79単位以上(中略)であるときは，この表(別表)の教育内容ごとの単位数によらないことができる」という記述に基づき，指定規則の別表には明記されていないが各学校でその必要性，効果を判断して，領域・分野を超えて，教育内容を併せた科目を設定するもの．

その後，統合カリキュラム教育で，80名は実習受け入れ困難という判断で，統合カリキュラム教育40名，看護師3年課程(修業年限4年)の教育を行っている．

まさに時代に応じて，変化を恐れず，教育内容・方法に柔軟性をもって対処し，「よい」と思えば，積極的に取り入れることができるのが，小さな組織で運営する学校のおもしろさであろう．教員集団が一丸となって取り組むことができるのもまた，おもしろさの1つである．

◆参考文献

・寺田盛紀：日本の職業教育：比較と移行の視点に基づく職業教育学，晃洋書房，2009.
・パトリシア・ベナー(著)，井部俊子(監訳)：ベナー看護論新訳版，医学書院，2005.
・新井英靖，荒川眞知子，池西静江，石束佳子(編著)：考える看護学生を育む授業づくり，メヂカルフレンド社，2013.
・川島みどり，杉野元子：看護カンファレンス　第3版，医学書院，2011.

レファレンス

▶ 人間関係を学ぶ場

人間関係がスムーズにいく，よい関係を維持できるということは，看護・教育実践に大きく影響する．「関係がぎくしゃくしたり，悪くなると仕事が進まない」「一緒にいることが苦痛になる」「看護においては，患者との関係が，援助の結果を左右する」「学校においては，学生との関係や教職員同士の関係が教育・指導の結果に影響する」などである．

人間関係のプロに思える人たちが，人間関係に悩み，人間関係を基本的課題としてもち続けていることは多い．人間関係をストレスと捉えるのか，幸福と捉えるのか，どのような人間関係を結び，どのような意味をそこから汲み取るのかは，自分次第なのである．

人間は，人と人との間で生きるしかないのであるから，人と人との関係をよいものにする，自分も他者も活き活きと生かされるための学習は，人間としての根源的なテーマであるといえる．

筆者は，８つの感情傾向(下図)を基にして他者との関係を評価する．その感情の背景には，認知行動理論でいう思い込みや認知の歪みから生じているものと推察できる．関係がまずいと思ったら，まずその関係に飛び込み，自らが相手を信頼することにしている．相手の気持ちをわかろうとすることは，人間関係のなかで面倒なこと，煩わしいことである．しかし，この厄介なことを相手と一緒にやっていくなかで，初めてお互いを大切にできるのである．このようなことを，何度となく体験するなかで，人間の可能性を学び，また，自己信頼へとつながった．清濁併せ呑むことも，いい加減ということも，その中庸の精神を学ぶ場である．

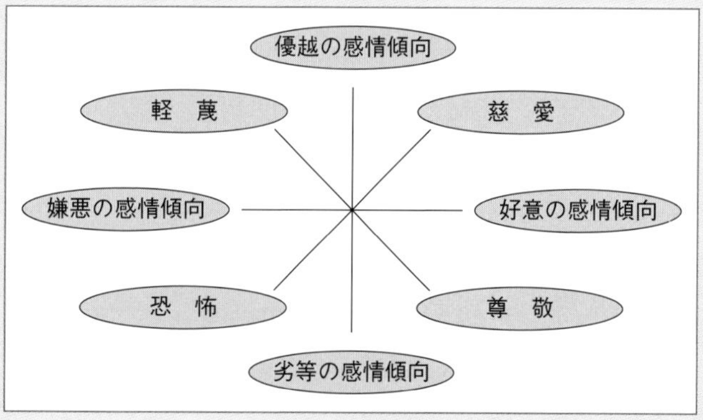

3 これからの看護基礎教育

超高齢・多死社会を迎えたわが国は，今や2035年問題が大きな関心事になっている．戦後のベビーブームに生まれた人たちが後期高齢者になる2025年，さらにその後の10年で，看護・介護に携わる人的資源の確保をはじめ，保健・医療・介護システムの充実，見直しが急務の課題である．そのような社会情勢を踏まえて，これからの保健・医療・福祉ニーズに対応する，看護基礎教育のあり方を再確認しておく必要がある．

看護基礎教育とは保健師・助産師・看護師・准看護師のそれぞれの免許取得前の教育を指す．看護「師」基礎教育という場合は，看護師の免許取得前の教育を指す．それに対して，看護教育という場合は，免許取得前の教育のみならず，免許取得後の現任教育，継続教育も含むものと区別されることも多い．

A 教えたい看護の専門性 ――「生活」・「生命」を守ること

看護師(職者)になるための基礎教育では，まず，看護とは何か，その専門性は何か，ということを明確に教授すべきと考える．

1948(昭和23)年に施行された保健師助産師看護師法(以下，保助看法)，第5条に示される看護師の定義を再確認する．

「看護師とは厚生労働大臣の免許をうけて，傷病者若しくはじょく婦に対する療養上の世話又は診療の補助を行うことを業とする者をいう」

とある．この定義で大切にすべき点は「**医師の指示のもとに**」の一文が**ない**ことである．他の医療従事者(作業療法士，理学療法士等)の定義には，「医師の指示のもとに」の一文が明記されている．看護師は独自の判断に基づき活動できる業務範囲が保助看法に示されている．これこそが看護の専門性である．

超高齢社会が進展するなか，傷病者・じょく婦に対象を限定しており，予防的な視点がないこと，「療養上の世話」という言葉には自律・自立の要素が少ないことなど，すでに公布から70年以上の歳月が流れ，社会も大きな変化を遂げており，今後この定義については見直しがあってもよいと考えるが，前述した医師の指示を必要とせず，独自の判断で行える範囲を看護の専門性として，しっかり学生に伝えていきたい．

筆者が所属する社団法人日本看護学校協議会では，「看護基礎教育から拡がる看護の世界」[1)]のなかで，看護師の定義を次のように解釈をしたいと提案している．

引用文献

1）日本看護学校協議会：看護基礎教育から拡がる看護の世界　看護の専門性と求められる基礎教育の内容と方法の検討，看護展望，39(5)：500-503，2014.

（看護師とは）「厚生労働大臣の免許をうけて，さまざまな発達段階にある個人および家族に対して，疾病の予防と健康の回復に向けた日常生活の援助と診療の補助，そして，健康回復が望めない人にあってはその人らしい生（生命・生活）を全うするよう援助することを業とする者」

看護の専門性を説明するキーワードは「生活」・「生命」である．

生命を守る第一人者は紛れもない医師である．看護師は医師との協働で「生命」を守ると同時に，「生活」を守る役割を担っている．つまり，「日常生活の援助技術」と「生体管理技術」をもって，**「生活」と「生命」の2つを守るところに看護の専門性がある**と考える．

看護基礎教育のなかで，ことさら大事にしたいのは，対象理解につながるコミュニケーション技術と食事，排泄，活動・休息などのまさに「生活」を守る技術である．日常生活の援助技術については，安全・安楽に，そして，自立に向ける方向性をもって，実施することが重要である．しかし，これまでの生活援助技術の教育には見直しが必要と感じている．例えば，環境を整える技術に「ベッドメーキング」があり，技術教育のスタートに結構の時間を割いて技術習得をめざしていた．しかし，今や病院でも，チーム医療のなか，患者さんのいない状態でベッドメーキングをするのは看護補助者である．臥床患者のリネン交換は看護師が行うため，ベッドメーキングの技術を知らなくてよいか，というとそうではない．しかし，ベッドメーキングができる，ということを目標とした技術習得は必要ないように思う．このように，チーム医療，さらには多職種協働が言われるなか，看護基礎教育で習得すべき技術については，もっと精選するとともに，その到達を高くする必要があると考える．生体管理技術で最も大切にしたいのは，健康回復支援に不可欠なフィジカルアセスメント技術であり，それに基づく臨床判断能力であろう．

しかし，日常生活の援助（生活を守る）と生体管理（生命を守る）は相反するものではなく，むしろ相乗効果をもたらすものと考えられ，「生活」とともに「生命」を守ることを実現することが，看護の専門性である．看護は，対象である人間を分析的に捉えるのではなく，ホリスティックに捉え，心身の相関，身体各部の調和を大切にして，生活を守り，疾病予防，健康回復，その人らしい生を全うするという目的達成を意図する活動である．

具体的な例を挙げると，寝たきり状態の人に，座位保持という生活を守る援助を通して，意識状態や嚥下機能の改善を図るという，生命を守る援助につなげることが，まさに看護の専門性であり，これを看護基礎教育では何よりも大切に教えたいと思う．

しかし，今後は感染予防・ヘルスプロモーションといった予防的視点や生体管理の視点から「生命」を守る援助技術の習得もこれまで以上に求められる．同時に大規模な災害やテロのような有事には，看護職者は「生命」を守る最前線に立つことも求められる．救命・救急の基礎的な知識と技術を習得することも重要性を増す．3年間という教育期間の短さが大きな課題ではあるが，看護基礎教育では，ほかでもない看護の専門性をしっかり伝え，その基礎的能力の獲得をめざすことが肝要であろう．

B 専門性を追求し，看護実践能力を育成する教育の内容と方法

看護基礎教育はスペシャリストの養成ではなく，国家資格取得前の基礎的な教育である．そして，看護師・保健師・助産師という看護職教育の土台となるのが，看護基礎教育であり，

① 看護の対象を生活者として，ホリスティックに捉える能力

② 対象の健康状態を適切に判断する能力

③ その判断に基づき，何をなすべきかを推論し，対処する能力

④ 暮らし(生活)と健康(生命)[*1]を守る看護技術を活用した実践能力

⑤ 対象の生活の質向上に役立っているかを自省し研鑽する能力

という，5つの基礎的能力の獲得をめざしたい．②と③は臨床判断能力である．

これらの能力獲得のためには，判断力，思考力の育成，そして，経験の機会を重視した実践能力育成が重要性を増すと考えられるが，それらを育成する教育内容や方法はまだまだ開発途上である．しかし，効果的な教育内容や方法はいくつか挙げることができる．

判断力・思考力を育成するには，受け身的な講義法を見直し，小集団学習などによる学生参加型学習で，学生が主体的に課題に取り組む授業形態が効果的であると考える．

判断力，思考力を活用した実践能力を育成するには，リアルな

*1：第5次指定規則の改正で，在宅看護論が「地域・在宅看護論」に名称変更され，「生活」に代わって「暮らし」という言葉がよく使われるようになった．これまで筆者は，生活を「ニードによって生起され，ニードを充足するためにとる行動の複雑な体系」と理解してきた．本改正では，そのような1つひとつの行動的意味合いだけでなくロングターム(中長期的)かつ，生活歴，生活信条や価値観，ライフイベントなどといった，これから(未来)の期待も含めて捉えるべきと考えられ，「暮らし」という言葉で表現されることが多くなっている．

「経験」ができる「臨地実習」が効果的である．看護基礎教育課程はこれまでの変遷をみても，臨地実習を主体として構築された感がある．リアルな「場」でのリアルな「経験」こそが，思考力を活用した実践能力を高めることは間違いない．加えて，経験を確実な能力として定着させるには「リフレクション」が重要である．リフレクションを含めて「臨地実習」での経験を大事に教育していくことが「看護教育」のあるべき姿であると考える．

しかし，患者の権利擁護や実習施設確保困難な実情を考慮すると，臨地実習を補完する教育方法として，シミュレーション教育*2を積極的に導入する必要がある．シミュレーション教育は臨地実習の補完にとどまらず，再現性があるという利点を活かし，学内での技術の習熟度を高め，ディブリーフィング*3により判断力育成にも効果を上げうるものであり，これからの看護教育には欠かせない教育方法であるといえる．

これらの教育方法の具体的な例は次の章で紹介する．

C 「生涯ゆるがないもの，それが基礎」

川嶋みどり*4は，「生涯ゆるがないもの，それが基礎である」と言っている．看護職者にとっての基礎とは看護の心や使命感といった職業に対する構えを身につけ，経験を通して習熟する看護の技術と考える．生涯ゆるがないものを看護基礎教育は何より大切に教育していきたい．

図 3–1 は，看護教育の構造と拡がりを示したモデル図である．縦軸は時間軸である．

マルコム・グラッドウェルが提唱する「1 万時間の法則」がある．これは専門職業人として一人前になるには 1 万時間を要するという説である．看護基礎教育の 3,000 時間程度の学修で一人前になることは難しい．しかし，この 3,000 時間の看護基礎教育がこれからの看護職者としてのゆるがない礎になるものである．そして，その礎を強固なものにするのが新人看護師教育制度である．看護基礎教育は免許取得前の教育であり，身体侵襲を伴う技術などの修得には限界がある．看護基礎教育を補完するために不可欠な教育が新人看護師教育といえる．そのうえで，それぞれの現場での経験と，就いた部署に求められる能力育成のための継続教育やキャリア形成の支援システムが専門職としての質の高い看護職者を育てる．

その先に，認定看護師，専門看護師，そして，特定行為に係る看護師の研修制度*5などのスペシャリストが存在する．

また，看護基礎教育に根を張って，職業人生をまっすぐ上に貫い

＊2：「虚構」であるが，実際の看護の場をできるだけ忠実に再現し，その状況のなかで，既習の知識・技術・態度を統合して，看護を創造することをめざす教育方法といえる．シミュレーション教育の利点は，再現性があり，繰り返しの経験を可能にする，身体侵襲を伴う技術など実際には行えない事柄の経験も可能にする，学生の興味・関心を喚起し，主体性を引き出す学習方法，である．「臨床の現場を模擬的に再現した学習環境のなかで，学習者が課題に取り組み，経験的に学習することで，専門的知識・技術・態度の統合を図り実践能力の向上をめざすもの」（阿部幸恵による定義）

＊3：リフレクションの 1 つの方法で，ガイド(手引き)に沿って行うリフレクションをいう．G(gather information；事実を共有する)，R(reflect;振り返る)，E(evaluate；状況を評価する)，A(assess；分析する)，T(transition；提案)の 5 つの視点で行う，それぞれの頭文字をとった“GREAT debriefing”といわれる方法がある．

＊4：川嶋みどり先生のこと
20 年ほど前，ある出版社の懸賞論文の審査員にともに選ばれて，初めて川嶋みどり先生(1931 年生まれ)とお話する機会を得た．ナイチンゲール記章をいただくような大先生にお会いしてとても緊張したことを思い出す．バイキング形式の食事会では，私の食べ物まで運んでくださり，気さくにお声をかけていただき大感激したものである．以降，先生の大ファンになり，追っかけのように先生の講演会に幾度となく足を運んでいるが，そのたびにお話から学ぶことが多く，新たな感動をいただいている．一言で言えば「すごい先生」である．

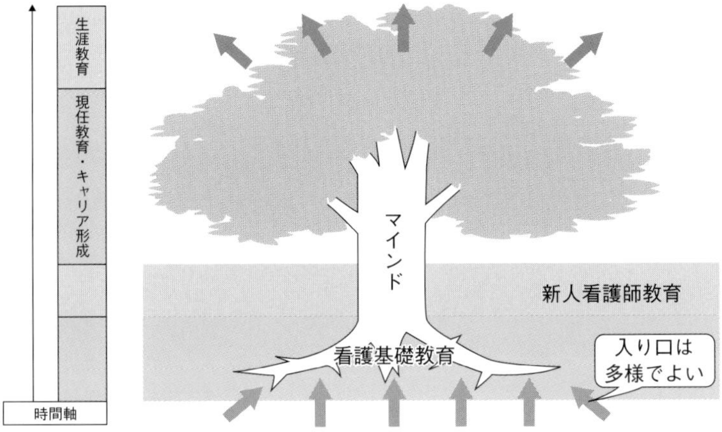

図 3-1　看護師教育の構造と拡がり

〔日本看護学校協議会(編)：看護師基礎教育から拡がる看護の世界．2014．より作成〕

た幹状のものを示した．これこそがこれまで養成所などの教育のなかで大切にしてきた看護の心(マインド)や使命感である．看護基礎教育はこれまで同様これらをしっかり育成することが大切である．

そして職業人生をひとまず終えたそのあとに，さまざまに発展する方向性を示した．これからの超高齢社会は相互依存の考え方が重要である．老人力の活用が大きな決め手でもある．地域に存在する引きこもりの独居の高齢者，世界でも多いといわれる寝たきり高齢者，虐待など，看護職者が手を差しのべられることはたくさんある．看護基礎教育を受け，その後の仕事を通して，「看護の心」「使命感」を育んできた人たちはその能力を社会に役立てたいという気持ちをもっている．この力をうまく活用することが，超高齢・少子社会を豊かに暮らせる社会にしていくために必要な方策と考える．

その範を示してくれたのが，先に挙げた川嶋みどりである．川嶋は東日本大震災の被災者に手を差しのべるために，東北の現地に「ハウス・てあーて」を創設した．そして看護界では名の知られた退職後の方々が，川嶋の呼びかけで集まり，定期的に被災者を訪問し，話を聴き，ともに語る，そんな活動を続けている．看護職者は「聴く」能力を持ち合わせているとともに病気の知識もある．生活を援助する方法も知っている．被災者に限らずこれらの地域社会に必要なのはこのような力ではないだろうか．

多くの看護職者がもつ，看護の心，使命感，そして習熟した技術は，これからの社会の重要な社会資源になりうるものである．

職業人生のその後にもつながる看護の心や使命感，職業に対する「構え」を育成するのは，看護基礎教育にほかならない．単に看護学という学問を教えるにとどまらず，看護の心や使命感をもった「看

＊5：超高齢社会のピークとなる2025年に向けて，さらなる在宅医療の推進を図るためには，個別に熟練した看護師のみでは足りず，医師または歯科医師の判断を待たずに一定の診療の補助(例えば，脱水のときの点滴—脱水の程度の判断と輸液による補正—など)を行う看護師を養成し，確保する必要がある．そのため，その行為を特定し(特定行為)，手順書によりそれを実施する場合の研修制度を創設し，その内容を標準化することにより，今後の在宅医療等を支えていく看護師を計画的に養成していくことが制度創設の目的である．

護師にする」教育を実施することが，これからの社会の要請に応えうる看護師を育成することになり，それが看護基礎教育の使命であると認識する．

◆参考文献

・川島みどり：看護の「基礎」ってなんだろう？　ゆるがない「基礎」をつくるために，看護教育，54(1)：6-11，2013．

・田村由美：看護基礎教育におけるリフレクションの実践　神戸大学医学部看護学科の試みから，看護研究，41(3)：197-208，2008．

・岩本由美：ディブリーフィングによって学びを深める　看護基礎教育におけるシミュレーション学習，看護教育，50(9)：802-805，2009．

レファレンス

▶「人間力」――レジリエンスの提案

2003(平成15)年に内閣府が発表した「人間力戦略研究会報告書」によれば，人間力を構成するのは「知的能力要素」「対人関係力要素」「自己制御的要素」の3つだという．2020(令和2)年度のコロナ禍におけるカリキュラム運営は筆者にとって，まさに人間力が試された1年であった．毎日のような大きな変化に，柔軟に対応する強さ，冷静に判断する自制心，そして，それをバネにする包容力などである．

看護職は専門的知識・技術の修得のみならず，人間力が必要である．どのような場合にも，相手を尊重し，冷静沈着に，物事を進めていくことが求められる．性格や生い立ち，その人間のストレングスにも関係するが，筆者は，レジリエンスを提案したい．苦難に耐えて自分自身を修復する心の回復力，ストレスをはね返ししなやかさと持続性をもった力のことである．ウォーリンらは，レジリエンスには，以下の7つがあり，どれか1つでも自分の中にあるレジリエンスを見つけることで，人は強くなれるといっている[2)]．

①洞察：困難な問題について考え，誠実に答えを出す習慣

②独立性：問題のある家族や人間関係と自分自身との間に境界線を引くこと

③関係性：他者との親密で満足のいく絆．ギブアンドテイクのバランスのとれた関係を維持する力

④イニシアティブ：問題に立ち向かうことによって自分自身を強化していこうとする傾向

⑤創造性：想像力をもって，何でもないことを価値ある何かに変化していく力

⑥ユーモア：悲劇の中におかしみをみつけること

⑦モラル：よい人生を送りたいと願うこと．さらにその願いを他者へも広げて考えることができること

引用文献

2)武井麻子：レジリエンス，系統別看護学講座　精神看護学[1]精神看護の基礎　第6版，p.48，医学書院，2021．

4 看護教員の心得

看護教員は看護を実践する者であるとともに，教育を実践する者であることが求められる．いずれも人にかかわり，人の変化を期待し，それを可能にする活動という点では共通している．

したがって，大切なのは，人に関心をもち，人が好きであるということ．また，同時に看護すること・かかわること・教えることが好きであるということであろう．看護教員は学生に対して，愛情と情熱をもち，信頼関係を育むことが求められる．その関係性の成立を土台とした教育的なかかわりが，学生の価値観を変容させ，学生を「看護師」へと成長させるのである．

「好きこそ物の上手なれ」ではあるが，当然，好きだけでは看護教育はできない．以下に，「人が好き」を前提にして，これまでの経験から得た看護教員の心得を十か条にして提案したい．

① 学生とともに在ること
② 学生の発達可能性を信じること
③ 教員の「一言」の重みを肝に銘じること
④ 時には教員のリーダーシップを学生に示すこと
⑤ 忘れられない看護体験を学生に熱く語ること
⑥ 看護場面を教材にする力をつけること
⑦ 授業力で勝負すること
⑧ ごまかしをせず，学ぶことに誠実であること
⑨ 希望を語ること
⑩ 仲間とともに在ること

A 看護教員の「心得十か条」

筆者が考える「心得十か条」について１つひとつ例を挙げて解説しよう．

1. 学生とともに在ること

学生と教員は被評価者と評価者になることがある．それだけに学生は弱者の立場に立たされることがある．しかし，学生と教員は決して上下の関係ではない．教員は学生から学ぶ姿勢が何より大切で，事実，学生からたくさんのことを教わってきた．学生とともに在るなかで，学生が教員を信頼し，認める気持ちになったとき，名実ともに「教員」になるのである．教員として認めさせようとする強い言葉や，評価にかかる脅しの言葉は，決して，信頼関係を築くものではないことを教員は知らなければならない．

三上満[*1]は「不完全なごく当たり前の人間であることを自覚することが，教師にとってむしろ大事なことである」と言った．自分自身の不完全さを認識し，ともに学ぶ姿勢が教員を育てる．

2. 学生の発達可能性を信じること

学生の発達可能性をどれだけ信じられるかが教育の成否に大きくかかわる鍵であると思っている．決してあきらめず，放置せず，学生の主体性を発揮する機会を提供しながら，時には待つことも，有効なかかわりの方法である．

卒業期の国家試験対策においても，学生を信じて，最後まであきらめず，かかわり続けることで，到底合格ラインには達しないと思われる多くの学生の国家試験合格を可能にしてきた．それは国家試験の合否にとどまらず，看護学校で教えるべき大切なことをこの機会を通して，学生に根づかせることができたと思っている．国家試験対策ほど，学生のニーズと教員のニーズが一致するものはない．教員の１つひとつの言葉がこれほど学生に浸透するという手応えのあることはそう経験できることではない．看護に関する足りない基礎的知識を習得するというのが第一の目的であるが，その取り組みを通して，目標を設定して学習計画に沿って学習すること，主体的に学ぶこと，目標に向かってがんばり続けること，苦しいなかで友だちを思いやることなど，大切に育てたいとめざしてきたことの成果が，最後の最後で見えてくることがよくある．時期的に遅いのは間違いないが，学習者のニーズの高まりのときこそ，教育の機会であると捉えたい．

また，卒業生に看護学校生活での授業や臨地実習で，最も印象に残っていることは何かと尋ねたところ，看護倫理の授業でディベート[*2]をしたときと返答があった．その理由を問うと，下調べや当日の反論など，自分自身がその気になって主体的に取り組んだからと

＊1：三上満先生の思い出
三上満（みかみみつる，通称「みかみまん先生」，1932 年生まれ）は，東京大学教育学部卒業，元・中学校社会科教諭，教育評論家．TV ドラマ『3 年 B 組金八先生』のモデルといわれる．岩手日報社主催の第 18 回岩手日報文学賞（賢治賞）を『明日への銀河鉄道　わが心の宮沢賢治』で受賞．中学教員退職後，看護学校長を勤められた時期に，親しくさせていただく機会があった．先生が私たちにいつも教えてくださったのは，「教育とは希望を育む仕事である」ということである．当時，厚生労働省看護課長が，私たちを前に看護教育への期待を次のように語られた．「心疾患をもち，1 日 800 mL の飲水制限がある患者さんが，『なぜ 800 mL か？』と問われたら，きちんとその根拠が説明できる看護師に育ててください」．それを一緒に聞かれていた三上先生が挙手され，「飲水制限の根拠が言える看護師も大事だと思うが，それ以前に患者さんが『なぜ 800 mL か？』と問うのは，飲水制限がつらいのだろうと思う．そうであれば，まず『おつらいですね』という声かけができる看護師を育てたいと思う」と言われた．隣にいた私は思わず拍手してしまったことを今でも思い出す．人間味のあるすてきな先生であった．2015 年 8 月逝去．
＊2：討議法の一形態で，情報収集，分析，成文化，プレゼンテーション，討議という一連の活動を含むものである．学生の興味・関心に基づき，主体的な学習活動を通して情報処理能力や情報分析能力，プレゼンテーション能力，論理的思考能力などの獲得をめざすものである．進め方は論題を明確にして，形式的に肯定側と否定側に分けて，立論，反対尋問，最終弁論の過程を経て，勝ち負けの評価をするもの．

の答えがあった．教員は，学生の文献検討に協力し，学生のユニークな発案を支持し，脇役に徹することが，学生の主体性を引き出すことにつながる．常に教員は前に出て学生を引っ張るのではなく，少し離れて学生を見守る，学生の主体性を尊重して距離をとり，待つことも学ばないといけない*3．これもあきらめないかかわりの一方法である．

いずれにしても，学生の発達可能性を信じて，あきらめずに最後までかかわり続けることが大きな教育的成果を生む．

3. 教員の「一言」の重みを肝に銘じること

これには苦い体験がある．今から約30年前，看護教員となって初めて担任というものを経験した．卒業期の学生を受け持ち，自分なりには精一杯かかわった．しかし，今から考えると未熟で，学生を育てるというより，毎日のことに追われ，学生とともに突っ走っていた感覚が残っている．

卒業式当日，ある学生が「先生，私，助産師になろうと思っているの」と言ってきた．これまでの学生生活で，決してまじめではなかった彼女が，なぜ，助産師なのか，どうして今，そのことを伝えにきたのか，彼女の学力で大丈夫なのかなど，否定的なことが頭をよぎった．とっさに適切な返事が返せなくて，「え？」と自分の耳を疑うような返答になった．学生は私の驚きとも戸惑いともとれる言葉や態度を微妙に察したのか，何も言わずにその場を去った．

そのような記憶は，いつしか私の脳裏から消え，15年の歳月が流れ，母性看護学の教員を探していたときに，彼女から助産師でがんばっているという連絡があった．早速，母性看護学の教員にならないかと誘った．しかし，丁重に断られた．その後，彼女に会ったとき，「先生は覚えていませんか？　私が卒業するときに，助産師になりたいと言ったときのことを．そのときの先生の言葉や表情が私を奮い立たせてくれました．必死に助産師の資格を取り，ここまでがんばってきました」と彼女は言った．

自分自身を恥ずかしく，悲しく思う事実である．

ある学会でシスター・カリスタ・ロイ*4の招聘講演を聴講した．そのときの話である．「学生時代に，指導教官から『看護とは何ですか？』と問われた．私(ロイ)は深く考えずに『看護とは適応です』と答えた．すると，先生は，『これから適応について学習しなさい』と言われた」という．そして，その言葉に従い，ロイは以後50年間，適応について学び，適応理論・モデルを開発し続けている．ロ

＊3：リルケ『若き詩人への手紙』より「結局夏はくるのです．だが夏は，永遠が何の憂えもなく，静かにひろびろと眼前に横たわっているかのように待つ辛抱強い者にのみくるのです．私はこれを日ごとに学んでいます．苦痛のもとに学んでいます」．高安国世の訳(新潮文庫版)による．
筆者が学生の頃リルケについて学んだとき，その先生の「待つことはよいことです．なぜなら待つことはつらいからです．けれど人間は待つことを学ばなければなりません」という言葉が今でも心に残っている．

＊4：1939年米国ロサンゼルス生まれ．マウント・セントメリーズ大学で看護学士，カリフォルニア大学ロサンゼルス校(UCLA)で看護科学修士号，社会学修士号，看護科学博士号を取得した．その後，ボストンカレッジ看護学部大学院教授，UCLAで研究に従事しながら，執筆活動，講演活動などを継続している．また，看護理論家と同時にその名のとおり聖職者でもある．ロイの適応モデルを開発するに至ったきっかけは，小児科での臨床経験のなかで，子どもの回復力や適応力のすごさに注目したことであった．その後，適応理論とシステム理論を骨格に据えた「ロイ適応看護モデル」を1970年に発表した．その後も仲間とともに，実践，研究を積み重ね，モデルの開発を今も続けている．

イは教員の示す一言の「意味」と「重さ」を，聴講していた者に伝えてくれた．

よい意味でも，悪い意味でも，教員の言葉は学生を大きく揺さぶることがある．それだけ，学生に影響を与える教員の一言の，責任の重さを認識しておきたい．

4. 時には教員のリーダーシップを学生に示すこと

学生一人ひとりは弱い存在でも，学生集団になると強い存在になる．教員に対してもしっかり主張する．そんな学生集団を相手にするときは，伝えるべき内容を熟慮して，きっぱり言わねばならないこともある．きっぱり伝えるべきこと，それは，枝葉末節ではなく，看護師として，人として，学習者として，組織人として，核心に触れる内容でなければならない．学生集団をよりよい学習集団にしていくためには，時に，教員は強いリーダーシップを発揮する必要がある．

学級運営という要素は，小・中等教育に比してその必要性は低くはなるが，決して不要なものではない．むしろ，多様化する学生集団において，成人の学習者として，学生相互に学びあう学習集団づくりは教育の成果を高めうるものであると実感する．

個に接するときは，言うべきことを半分に減じて伝えるとよい．言われた学生には言葉以上の重みが伝わることが多いからである．しかし，個の学生にはやたら強く言葉も厳しく，学生集団を前にするとたちまち弱くなり，さまざまに発言する学生に教員として言うべき言葉を失って，混乱状態になる教員を見かける．これでは学生の信頼を失い，学生の学習集団としてのまとまりを欠く結果を招くのである．

看護師として，人として，学習者として，組織人としてのあるべき姿については，教員のリーダーシップを発揮して，毅然とした態度で学生集団に伝えていきたい．

5. 忘れられない看護体験を学生に熱く語ること

何年経っても思い出すことができる，そんな看護体験を大切にしたい．自分自身の体験でなくてもよい．学生の看護実践でもよい．すばらしいと心が震えた忘れられない看護の体験である．自分が大切にしたいと思う，看護の本質がそこにはある．それは学生にとって強いメッセージ性をもつものであると同時に，看護教育に携わるときの，寄って立つ礎になるものである．迷ったとき，そこに戻るところであろう．

フィジカルアセスメントの授業の導入で，必ず学生に話すことがある．筆者は看護師としてではなく，患者の家族としてその場に居合わせた場面である．

【事例】フィジカルアセスメント

Aさんは喘鳴と呼吸困難があり，頻回に痰の吸引が必要な患者であった．あるときAさんご夫婦が，B看護師を心待ちにしている状況を偶然に知ることができた．患者と家族から心待ちにされるB看護師とはどんな人だろうと思っていたところ，B看護師の吸引場面に遭遇することができた．

B看護師は，Aさんとその家族の訴えを聴きながらAさんの聴診・打診を行った．どこに痰が貯溜しているのかを注意深く観察していた．そして，おもむろにAさん（酸素吸入・中心静脈栄養法・心電図モニター・バルーンカテーテル挿入中）を，仰臥位から腹臥位にし，その後，Aさんの広背筋に手掌を当て用手微振動*5を行った．その後，再び仰臥位に戻し，吸引を始めた．すると，すぐドロドロと流れるように白色～黄色の痰を多量吸引した．吸引後，患者から聞こえていた喘鳴は消失し，Aさんは穏やかに眠り始めた．それを見た家族も安心したようにB看護師に何度もお礼を言っていた．

ここには，患者の苦痛を緩和し，患者・家族を幸せにする看護が存在している．それをリアルに学生に伝えると，授業のあとには，多くの学生がB看護師のようになりたいと言う．

学生の使命感を喚起し，看護とは何か，その本質を学生に気づかせるような授業はまさに看護教育の醍醐味であり，看護教員が忘れてはならないことである．こんな場面や事例を看護教育では何より大切にしたい．

＊5：紙屋克子先生などが提唱する手法の1つで，関節や筋群を弛緩させることを目的として，筋ならびに筋膜に手掌を用いて，約100～200回/分の振動を与える手法で，関節拘縮の改善や喀痰喀出，便秘の改善，一部リンパ浮腫の改善などの効果が期待できるとしている．

6. 看護場面を教材にする力をつけること

2010(平成22)年にとりまとめられた「今後の看護教員のあり方に関する検討会報告書」*6の中に，質の高い教育を実施するために必要な5つの看護教員の資質・能力が明記されているが，一番目に書かれているのが，「学生等の体験や臨床実践の状況を教材化して学生等に説明する教育実践能力」である．

授業中に，エピソードとして事例や看護実践場面を話すと，目を活き活きと輝かせ，熱心に聴く学生の姿がある．看護師をめざす学生にとって事例や看護場面は興味・関心を引く内容であることは間違いない．しかし，その事例や看護場面をエピソード(本筋の話の間に挿入する小話)として扱うのではなく，授業の主題に活用していく

＊6：2010(平成22)年2月に厚生労働省は「今後の看護教員のあり方に関する検討会報告書」をとりまとめた．そのなかで，質の高い教育を実施するために，看護教員の資質・能力に関して，次の5つの能力が求められるとした．学生等の体験や臨床実践の状況を教材にして学生等に説明するなどの教育実践能力，学生等や教員間，実習施設とのコミュニケーション能力，学生等に適切に教えることを目的とした看護実践能力，マネジメント能力，研究能力，である．

こと，それが教材にするということである．看護を伝えるのに，看護場面の教材化が最も効果的であることは自明のことであろう．

しかし，教科書に忠実に，教科書に書いていることを説明するだけで，教えることができたと安心する教員も少なからずいる．教科書どおり教えるのでは，学生はあとで教科書を読めばよいと授業に集中しなくなる．教員の体験や学生の看護場面を「教材」にして，活きた看護を教える努力を怠ってはいけない．

7. 授業力で勝負すること

学校教育の中核は授業であり，教員の最も努力すべきことは，授業であろう．

「看護師等養成所の運営に関する指導ガイドライン」で，授業の方法は，講義・演習・臨地実習に大別されており，講義のみならず，学内の技術演習や臨地実習も大切な授業の方法である．しかし，講義は 40 名程度の学生集団を対象とするため，なかでも，教員の授業力が問われるところである．近年，専門学校でも学校自己評価が義務づけられており，多くの学校で学生による授業評価が取り入れられて，教員の授業力が評価されるようになってきている．

学生の授業評価は時に，易しさや課題の少なさが評価基準に挙がることもあるが，それは決して長続きするものではない．学生が教員に求めるのは教える内容や技術そして教えることの熱意であろう．

筆者は看護学校において小・中学校と同じように，あるいはそれ以上に，研究授業が行われるようになってほしいと願い，その支援活動を今，全国に展開している．授業力向上に向けては，学習指導案の作成，授業を公開して教員間で授業について検討し，評価し合う風土づくりが欠かせないと考えている．詳細は第 10 章を参照されたい．看護の実践能力は看護師であれば，国家資格を得て，一定の水準を担保しているのが看護教育の強みであるが，教育実践能力はまだまだ個人の努力に任されているところが大きい．教員が授業力で勝負できるように学校単位で研究授業に取り組むべきと考えている．もちろんそれを実施するのは教員であり，一人ひとりの努力が何より大切である．教員である限り，ほかでもない授業力で勝負できるようになりたいものである．

8. ごまかしをせず，学ぶことに誠実であること

教員は学生より偉いわけではない．たまたま，学生より看護に対して多くの情報をもっているにすぎない．看護の経験が多くあるに

すぎない．学生によっては，教員よりも人生経験の豊かな者もいるだろう．人として，優れた才能を秘めている者もいる．

授業のなかで，大切なことを理解してもらうため，学生に何度も言葉を変えて説明する*7が，一向にわかってもらえないときがある．そんなとき，学生が「先生の言いたいことは，～でしょう」と，代弁してくれることもある．ジェネレーションギャップを感じることもあるが，学生の一言で，全員の理解を大きく進めてくれることもある．もちろん，その内容は次の授業に向けて学習指導案に追加して，授業をつくる．

教員が忘れることも，また，知らないこともたくさんある．知らないことが恥ずかしいのではなく，知らないことを知らないままにしておくことが教員として恥ずかしいのである．知らないことを知ることが学びにつながる．職業人とは，何でも知っている，何でもできる人のことをいうのではない．わからないことは何か，できないことは何かを探し求め，わかるためできるために努力する人のことだと，筆者は思う．それも学生に教えたいことの1つである．教員として，そこは範を示したい．

＊7：学生にいかに誠実に学ぶことが大切であるかを語るとき，筆者は次のような話をする．あるTV番組で，アフリカの子どもたち数十人が，銀色に光る小屋の低い屋根の上に群がっているのを見た．何に群がっていたのか．それは，ある1冊の本にである．その部落には電気も他の蔵書もなく，ただその1冊の本を見るために，屋根に反射する月の光を頼りにその本を皆で読んでいるのである．日本も昔，「蛍の光，窓の雪，書(ふみ)読む月日」の唱歌を共有する時代があった．今，学ぶことのできる環境があるのに，学ばずしてどうするのか，と投げかけることがある．

9. 希望を語ること

わからないことがわかる，見えなかった先が見える，これくらい人として，嬉しく，ワクワクすることはない．教えることは，そういうことだと思う．しかし，教えることで，学生の気持ちが沈み，暗い表情を呈することを目の当たりにする．学生の知りたいことに応える教育であるなら，本来，学生の顔は輝くものである．教員の教えたいことが，学生のわかりたいことと一致せずに，一方的に教えたいことを押しつけるなら，学生の顔は輝くことはない．教員は学生の顔が輝くような希望を語りたい．

フランスの詩人，ルイ・アラゴン*8の言葉を紹介したい．

「教えるとは希望を語ること，
学ぶとは誠実を胸にきざむこと」

＊8：Louis Aragon(1897～1982年)は，フランスの小説家，詩人，批評家．ナチスドイツの圧政，虐殺，野蛮に抗して，人間の尊厳と自由を求め，祖国愛を『フランスの起床ラッパ』という詩集に歌いあげた．そのなかの「ストラスブール大学の歌」という長い詩にある一節がこの言葉である．これは，ストラスブール大学の教授・学生たちが銃殺され，大学は戦火と弾圧を受ける．その悲劇をアラゴンは，忘れがたい美しい詩をもって抗議するのである．教育・学問の真の意味を言い当てたものであり，それを読む人の胸にいつまでも残らずにはいられない言葉であると思う．30年前に受けた看護教員養成講習会で，教育学の先生から学ぶことのできた，筆者にとって忘れられない一節である．

10. 仲間とともに在ること

看護はチームで行うことは周知のことである．しかし，教員は1人で学生と向き合う，1人で完結することもある．したがって，教員は一人ひとりのもつ能力で，勝負するという印象が強い．

しかし，決してそうではない．教育目標の達成は1人の優れた教員だけでは実現しない．教員もまた，チームで仕事をすることで，教育効果が上がるものである．

授業づくりも，教員集団の力は重要である．うまくいかない学生指導は先輩教員に相談するとよい．実習指導もチームでかかわるのである．仲間とともに教育を行うのである．決して1人で教育をすると気負ってはいけない．気負ってしまうと行き詰まり，辞めたくなる．どんなときでも，仲間の存在を意識できることで，楽しく仕事ができる．

自身の専門領域に自信と誇りをもつことは大切だが，他の領域を知ることは，そのつながりや深みを増すことになる．そして，縦割り化しそうな領域の間を埋める役割は，仲間を大切にし，学校組織を発展させることになる．

看護教員としての自身の心得を1つ記しておきましょう
～あなたが自分自身に贈る言葉として～

Column 当たり前のことばかり

未曾有の災害をもたらした東日本大震災により学んだことは，「当たり前のこと」がいかに大切かである．私たちは最も本質的な「当たり前のこと」をもっともっと教員として重要視することが望まれる．教員としての心得も，要するに当たり前のことをいかに粛々と行うかということである．看護教育は，他者の人生に関与するという，最も責任の大きい職業教育である．看護職者を育てるという使命は，そして，それを実践するという専門学校の使命は，生半可であってはいけないのだと思う．卒業生のメッセージに「こんなに，自分のために一生懸命になってくれる先生はいない，と本気で思いました」「毎日，家に帰ったら，お帰りと迎えてくれたり，離れていても電話をくれたり，何かあったときは，心から心配して話を聴いてくれました」と，延々と教師や家族，友人に感謝の気持ちを述べたものがあった．それらは何を物語っているのだろう．一人ひとりに関心をもち，最後までその人を信じ，かかわり続けるということではないだろうか．以前，訪れた小豆島に『二十四の瞳』で有名な壺井栄をモチーフにした銅像が建てられていた．そこには，「教師が生徒を愛し，生徒が教師を慕う，という当たり前のことが，いつまでも続きますように」と書かれている．まさに，そのことがすべてを言い尽くしているように思われてならない．

看護教員の「心得十か条」は，教員にとっては当たり前のことばかりである．

5 看護教員としてのキャリア発達

A 看護師養成所の専任教員になる資格

看護教員・専任教員[*1]は，表 5-1，2 に示すように，「**実務経験を土台に，看護教育に関する必要な学修を終えた者**」というのがその資格要件である．大学における教育に関する科目の取得については，大学に入学し，在籍中に単位を取得して卒業した者とされ，大学院の場合は科目履修でもよいとされている．この同等以上の学識経験者というのは，病院などで現任教育の責任者としての経験があるものなどが該当するといわれるが，これに該当すると認められた者は筆者には心当たりがない．

なお，2020(令和 2)年 9 月に実習指導者講習会，専任教員養成講習会，教務主任養成講習会それぞれの実施要領が改正になり，実習指導者講習会が単位制を導入したことを受けて，実習指導者講習会修了者は専任教員養成講習会の対象科目について単位互換が認められるようになり，少し，受講しやすくなった．

＊1：看護教員は看護師の資格をもって，主に看護学を教授することを業とする者をいう．専任教員のみならず実習指導教員，大学・短大において看護学を教授する教員を広く示す．専任教員は，保健師助産師看護師学校養成所指定規則に定めるもので，看護師資格を有する専任の教員で，一定の資格要件(139 頁)を満たす者をいう．

B キャリア発達の道筋

看護教員になろうとする者，そのキャリア発達[*2]の動機はさまざまである．

＊2：本書では，「個人が主体的に自分のキャリアを捉え，職業に求められるスキルと知識・態度を獲得し，自らを成長・発達させていくこと」と定義する．

表 5-1　看護師養成所の専任教員になれる者

専任教員養成講習会等修了者	同等以上の学識経験者	大学において教育に関する科目 4 単位以上を取得して卒業した者	大学院において教育に関する科目 4 単位以上履修した者
5 年以上業務に従事した者		専門分野の教育内容の 1 つの業務に 3 年以上従事した者	

表 5-2 「専任教員養成講習会実施要領別紙一」講習会科目及び目標概要(令和 2 年改正)

区分	内容	科目	目標	単位数	時間数
基礎分野	教育の基盤	教育原理	教育の本質の基本知識・概念及び必要な理論を学ぶ	1	15
		教育方法	教育方法の基本知識及び必要な理論を学ぶ	1	15
		教育心理	人間の発達と学習過程における心理的な特徴についての基本知識及び必要な理論を学ぶ	1	15
		教育評価	教育評価の基本知識及び必要な理論を学ぶ	1	15
		情報通信技術	情報リテラシーの向上のため，情報社会に対応する基礎的知識及び看護師等養成所の組織運営にかかる情報通信技術を学ぶ	1	15
専門分野	看護論	看護論	人間の健康，看護の考え方を多角的に学び，看護についての視野を広げ，自己の看護観を明確にする	1	15
		看護論演習	看護のあらゆる場で生じうる課題を明確にし，看護観を教授活動に反映する手法を学ぶ．看護実践を振り返り，看護の知の言語化及び倫理的課題の明確化を図る	1	30
	看護教育論	看護教育・制度論	看護教育制度の変遷と現在の教育制度を理解し，これからの看護教育のあり方について考える	2	30
	看護教育課程	看護教育課程論	看護教育課程編成の基本的な考え方を学び，看護学全体の構造を理解し，看護教育課程編成の実際を学ぶ	3	45
		看護教育課程演習	看護教育課程編成のプロセスを学び，看護教育のあり方を理解する	2	60
	看護教育方法	看護教育方法論	指導案作成について学び，これを活用して講義・演習・実習における展開方法を学ぶ	6	90
		看護教育方法演習	指導案を作成し模擬授業・演習・実習を行い，その結果を考慮し看護教育方法を身につける	3	90
	看護教育演習	専門領域別看護論演習	各専門領域別看護の教育内容，教育方法について学ぶ(選択制)	2	60
	看護教育評価	看護教育評価論	看護教育内容の評価方法を理解し，その適用について学ぶ	2	30
		看護教育評価演習	実践した看護教育を評価し，看護教育評価の理解を深める	1	30
	看護学校組織運営	看護学校組織運営論	看護師等養成所の組織運営の特性と管理のあり方を学ぶ	1	15
	看護教育実習	看護教育実習	看護教育の理論と技術を実際に適用し，教員としての基本姿勢や教育方法等を学ぶ	2	90
合 計				31	660

- 看護師で実践を積み重ねてきて，この経験知を多くの人に伝えたいと思うようになった
- 臨床で学生指導をしていて，教育のおもしろさを感じ，教育にしっかり取り組んでみたいと思った
- 子育てや介護など家庭の事情で，交代勤務のある現場で就業することが困難になった
- 腰痛などの身体的理由で，現場での看護実践が困難になった
- 自分の職業における目標(例：看護管理者になる)を達成する過程として，教育の経験が必要と思った
- 本人の積極的意志ではなく，関連施設内での人事異動による
- 看護学を究めたい

などである．いずれにしても，「看護教育」という重要な役割を担うようになったら，よりよい看護教育を実践するために，職業に求められる能力を自ら獲得していく必要がある．

レファレンス

▶ 専任教員の資格に関すること

「看護師等養成所の運営に関する指導ガイドライン」第五　教員等に関する事項

(3)看護師養成所の専任教員となることができる者は，次のいずれにも該当する者であること．ただし，保健師，助産師又は看護師として指定規則別表三の専門分野の教育内容のうちの一つの業務に三年以上従事した者で，大学において教育に関する科目を履修して卒業した者又は大学院において教育に関する科目を履修した者は，これにかかわらず専任教員になることができること．

ア．保健師，助産師又は看護師として五年以上業務に従事した者

イ．専任教員として必要な研修を修了した者又は看護師の教育に関し，これと同等以上の学識経験を有すると認められる者

(5)専任教員の採用に当たっては，保健師，助産師又は看護師の業務から五年以上離れているものは好ましくないこと．

(14)教務主任になることができる者は，(1)から(4)[*3]までのいずれかに該当する者であって，次のいずれかに該当する者であること．

ア．専任教員の経験を三年以上有する者

イ．厚生労働省が認定した教務主任養成講習会修了者

ウ．旧厚生労働省看護研修研究センターの幹部看護教員養成課程修了者

エ．アからウまでと同等以上の学識経験を有すると認められる者

＊3：本書では割愛．全文はウェブ公開されている

看護教員は，看護師になろうと看護学校に進み，3,000 時間程度，看護学を中心に学修し，さらに実務経験を経て教員になるので，看護師としての能力については，一定水準が担保されている．それでも，医学・看護学の進歩，医療情勢の変化は著しく，その水準を担保するにはそれなりの努力が必要である．しかし，教員としての能力は，わずか数か月の講習会，あるいは，大学における教育に関する科目 4 単位を取得しただけであり，さらなる学習と経験を積んで，自ら獲得していく必要がある．

＊4：第 4 章 23 頁参照

「今後の看護教員のあり方に関する検討会報告書」＊4 で示された看護教員の資質・能力を基に，日本看護学校協議会で作成した看護教員のラダーを紹介する(**表 5-3**)．

1. 新任期から一人前期

新任期は看護実践能力の高さを活かして，看護実践の経験知をうまく活用して教える方法を工夫できればよい．学生はきっとあこがれをもって教員をみてくれると思う．今，自分がもっている力を最大限に活かすことである．先輩教員が忘れかけていることもそのなかにはあり，教員集団にもよい刺激を与えるものである．

3～6 年目の一人前期の教員には，この時期に教育のおもしろさを実感してほしい．それが実感できれば長続きする．入学から卒業までの学生を見て，その変化の実感こそが教員の喜びであり，教育のおもしろさである．入学時，あんな学生だったのが，こんなに立派になって，と感動する，それがこれからの看護教員としての仕事に一本の芯を通すものになる．この時期が教員の最も大切な時期といえる．

2. 中堅期から管理期

6 年を超えると中堅期．教育実践能力に少しずつ自信がもてるようになる．そうすれば，あとはリフレクションしながら経験を積み重ねることである．学校運営にかかわる役割も多くなる．臨床の看護師と違って，教員数は少ない．自分が学校教育に大きな影響を与える存在になり，やりがいと責任が大きくなる．

管理期になるとさらに責任は重大である．しかし，教育をつくる楽しさや学校を動かすおもしろさがある．管理者になることを嫌がる人もいるが，やりたいことがあれば，それを実現するには管理者の道を進むしかない．少ない教員数であり，有意義な経験を積めば，一人ひとりに可能性はある．できれば，この時期に管理者育成のための**教務主任養成講習会**に参加できるとよい．管理のおもしろさがわかると思う．

表 5-3　看護教員のラダー

区分	レベル 1 （新任期）	レベル 2 （一人前期）	レベル 3 （中堅期）	レベル 4 （管理期）
	1～3年 指導・助言を得て，教員の仕事を行う時期	3～6年 指導・助言がなくても自分の判断で教員の仕事を行う時期	6～10年 教員集団の中でリーダーシップを発揮し，他教員への指導・助言を行う時期	10年以上 教員集団の力を集め，学校の健全な管理運営にかかわる時期
資質と総合的な能力	看護教員として，看護職者を育成するという社会的責任と自覚をもち，看護教育に関する基礎的知識・技術を自らの教育実践に活用することができる．	看護教員としての，社会的責任と自覚の上にたち，自らの教育実践に基づく知見を活用し，主体的な教育活動を行うことができる．	看護教員としての，社会的責任と自覚の上にたち，専門性を高め，自らの教育活動の質向上にむけて努力をすることができるとともに，教員集団の中でリーダーシップを発揮し，他教員を指導することができる．	看護職者を育成する看護学校の社会的責任を認識し，教員集団をまとめ，看護学校の健全な運営に尽力し，看護教育の質向上に取り組むことができる．
教育実践能力（授業設計・実施，学生指導，教育評価）	• 他教員からの指導や助言をうけて，自らの専門分野の授業（講義・演習・臨地実習）について，授業設計に沿って学習指導案を作成し，授業を実施することができる． • 他教員からの指導や助言をうけて，評価を行い，自己の課題を明確にすることができる．	• 自らの専門分野の授業について，積極的に教材研究や研究授業に取り組むことができる． • リフレクション及び他者からの評価をうけて，授業の質向上にむけて取り組むことができる．	• 学校全体の授業のつながりを踏まえ，自らの専門分野の授業について，新たな課題を見いだし，教材研究・研究授業に継続的に取り組むことができる． • 他教員への指導力を発揮することができる． • 臨地実習においては，実習施設との調整役割を担うことができる．	• 学校の特徴や地域のニーズを踏まえ，自らの専門分野の授業について，新たな課題を見い出し，教材研究・研究授業に継続的に取り組むことができる． • 研究授業を企画運営し，自校の教員の授業力向上を図ることができる． • 必要な実習施設開拓及び実習施設との調整を行い，よりよい実習環境にむけて取り組むことができる．
教育課程運営・開発能力	• 教育課程編成のプロセスを理解する． • 教育課程における位置づけを明確にして自己の教育活動に取り組むことができる．	• 教育課程編成に興味・関心を寄せて，自校の教育課程について，建設的な意見を述べることができる．	• 教育課程運営に積極的に関与する． • 自校の教育課程を評価し，よりよい教育課程編成及び運営について考えることができる．	• 教育課程運営の責任を自覚する． • 自校の教育課程評価及び社会の要請を的確に把握して，教育課程開発に主体的に取り組むことができる．
コミュニケーション能力	• 他教員の助言を得て，学生と教育的視点をもってコミュニケーションをとることができる． • 学生が抱える課題に対応するカウンセリング能力を養うことができる．	• 教員と学生のコミュニケーションのみならず，学生同士のコミュニケーションを支援することができる．	• 学内に止まらず，実習施設等の職員と協働するためのコミュニケーションをとることができる． • 他教員に指導・助言ができる．	• 学校を代表して，他施設，他部門の人とのコミュニケーションをとることができる， • 自校の教員のコミュニケーション能力向上にむけての指導的役割を果たすことができる．
看護実践能力	• 基礎看護技術の原理を再確認できる． • 現場で培った看護実践の経験知を学生に伝えることができる．	• 専門領域の新しい知見を得て自らの実践能力の維持向上を図ることができる． • それを教育活動に活かすことができる．	• 専門領域の新しい知見を探究する姿勢をもって自らの看護実践能力の維持向上を図ることができる． • それを教育活動に活かすことができる． • 他教員の看護実践能力の維持・向上にむけての指導・助言ができる．	• 自らの看護実践を磨くことに止まらず，自校の教員の看護実践能力の向上にむけた実務研修の企画，助言，評価ができる．

つづく

つづき

区分	レベル 1 (新任期)	レベル 2 (一人前期)	レベル 3 (中堅期)	レベル 4 (管理期)
マネジメント能力	• 専門職業人としての自覚をもつことができる. • 組織の一員という自覚をもち，服務規程を遵守し，組織目標を理解して行動することができる.	• 専門職業人としての望ましい行動をとることができる. • 組織の一員として関係職員と協力して，組織目標達成にむけてその役割を果たすことができる.	• 専門職業人として望ましい行動をとることができる. • 組織の一員として関係職員と協力して，組織目標達成にむけて，リーダーシップを発揮することができる. • 自校の教育上の課題を明確にして，改善策を考えることができる. • 危機管理体制について考えることができる.	• 専門職業人として，他者の範になる望ましい行動をとることができる. • 組織目標達成にむけて，内外の関係者と協力することができる. • 自校の教育上の課題を明確にして，改善対策を考え，実施，評価することができる. • 危機管理体制を整えることができる.
研究能力	• 専門分野の既習の知識を再確認することができる. • 最新の情報を収集し，教育活動に活かすことができる.	• 専門分野の最新の知見を批判的に読むことができる. • 仲間とともに研究に取り組むことができる.	• 専門分野の最新の知見を批判的に読むことができる. • 主体的に研究に取り組むことができる. • 他教員の研究指導ができる.	• 自校の教員の研究活動を指導・支援することができる. • 専門分野の教育に関する研究活動に継続して取り組むことができる.

(日本看護学校協議会作成．2017 年 9 月改訂)

C キャリア発達を支えるもの

1. 調査結果が示すもの

図 5-1 は，は 2016(平成 28)年に日本看護学校協議会が実施した調査結果である．対象はそれまでの 4 年間で教務主任養成講習会を修了した 95 名である．看護教員の経験を振り返って回答を求める質問紙調査である．経験 1～3 年目，新任期をレベル 1，経験 3～6 年目，一人前期をレベル 2，経験 6～10 年目，中堅期をレベル 3，管理期をレベル 4 として，各キャリアにおける困難感や負担感を問い，合わせて，キャリアアップにむけて役立ったことを調査したものである．レベル 4 にあるベテラン教員が，どの時期にどんな困難感を感じ，どう乗り越えたかがわかるものである．

この結果から，レベル 1 新任期はほかのどの時期よりもたくさんの困難感・負担感があるが，なかでも，授業設計，授業の実施，実習指導，そして，業務の煩雑さを強く感じているが，授業設計，授業の実施，実習指導については，レベル 2 一人前期になると著しく減少するのがわかる．授業に戸惑うのは新任期で，これを乗り越えると，授業づくりの負担感はだいぶ減少する．この時期には授業づくりの新任 FD＊5 などが必要であろう．

＊5：ファカルティ・ディベロップメント(Faculty Development；FD)．(大学)教員の教育能力を高めるための組織的な取り組みのこと．大学に限らず，看護基礎教育の場で普及している．

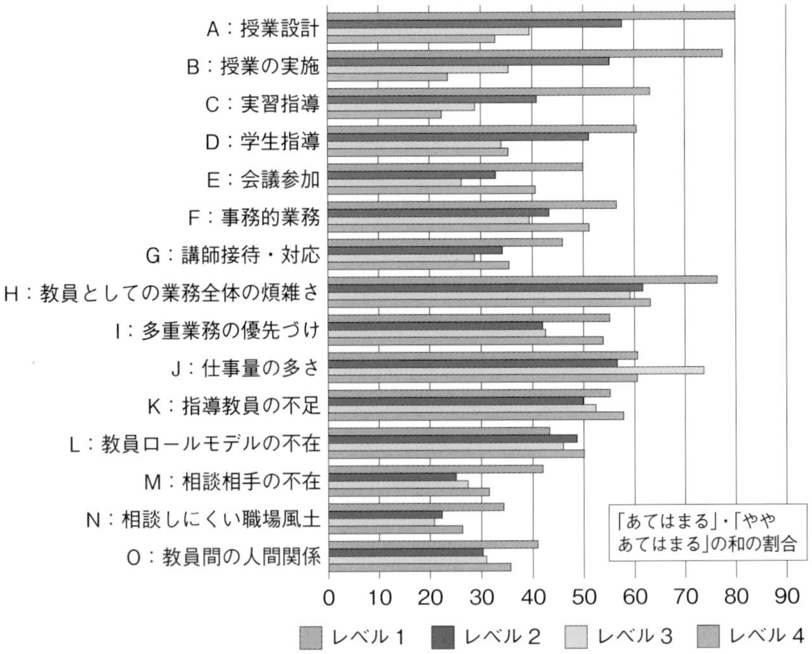

図 5-1　看護教員のキャリア別の困難感・負担感とキャリアアップにむけて役立ったこと
(日本看護学校協議会調査, 2016.)

一方，キャリアアップにむけて役立ったことについては，どの時期においても，学生の反応や成長，そして，上長からの信頼・承認，そして，自身の決意・覚悟となっていた．先輩たちの声を参考にしたい．

2. キャリア発達を支えてくれる出会い

キャリア発達の前提条件には，**1つの仕事を一定期間，継続して行うこと**，がある．途中で投げ出さず，やり遂げることである．どんな仕事でも苦しいと思うことはある，辞めたくなるときもある．それを乗り越え，惰性ではなく，よりよくありたいと新たな目標を掲げて取り組むその先に，キャリア発達はあると考える．

筆者がこれまで取り組んできたその足跡を振り返り，キャリア発達を支えるものを考えてみると，それは節目，節目で自分の目を開かせてくれた，**人や書籍との出会い**であった．

教員になりたてのころ，実習で担当した6人の学生の看護過程の指導場面であった．夕方近くなり，教務主任から「(最後まで指導)できますか？」と尋ねられた．しなければならないという思いと，看護過程はわかっているつもりもあり，「やります」と答えた．しかし，思いのほか時間を要し，最後の学生指導が終わったのは午後9時を回っていた．疲労困憊で教務室に戻ると教務主任が待っていてくれた．ねぎらいの言葉を期待した私だが，「こんな時間までかかっては，翌日実習がある学生にも迷惑をかけます」と叱られた．そのときは悔しくて，涙が止まらなかった．もう，教員を辞めてしまいたいと思った．しかし，あとで落ち着いて考えてみると，同じ指導でも，もっと的確に指導できる教員がいる，自分がどれだけがんばったかではなく，学生に伝える指導技術がどれだけあるかが問われているのだと気づいた．このとき，教員の仕事は難しいと思うとともに，もっと努力をしなければと強く思った．教務主任の厳しい言葉は，筆者の教員としての一歩を踏み出させてくれるものであった．

この時期，読んだ書籍で最も印象に残り，今でもときどき繙《ひもと》く書籍がある．ヴィクトール・エミール・フランクルの『夜と霧』(1946年)である．看護とは，生きるとは，ということを考えさせてくれる本である．自分の置かれている立場や経験で，受け止める内容は少しずつ変化するが，それに気づける書籍として，長くそばに置いているそんな1冊が，自分のキャリアをずっと支えてくれているように思う．

また，1996(平成8)年の第3次指定規則改正において，精神看護学が領域別看護学の1つの柱として，看護基礎教育に位置づけられた．そこで問題となったのは，誰がその教育にあたるのか，臨地実習指導はどのように行えばよいのか，学校のなかでもさまざまな議論がなされた．筆者は，これまで基礎看護学を専門にしており，精神科の臨床経験もないなか，精神看護学を学んでみたいという興味・関心が強く，精神看護学を引き受けることになった．自分がどのような教育を受けてきたかが，教育実践にも影響を及ぼすものだが，何十年も前の学生時代の精神科の臨地実習を思い出そうとしても思い出せない．当時の精神科病棟にはカタレプシーの患者さんが多数おられ，自分としてはなすすべもなく看護をしていたのではないかと，かすかな苦い記憶が残る程度であった．

そこで，テキストを読みあさり，多数の研修会や学習会に参加もした．その間に精神保健福祉士の資格を取得した．もちろん，臨床研修も精神科看護の経験のある教員について数週間実施した．しかし，それでも精神看護学を教授できる自信はなかなかもてなかった．

そんなとき，筆者のような経験不足の看護教員が京都府内には多くいることがわかり，早速，十数名で，精神看護学研究会を立ち上げ，教育の内容と方法の検討を行った．それが，今の教育の礎となっている．臨床経験のない筆者が精神看護学をこれまでやってこられたのは，精神看護学を学びつつ教えようとする仲間たちに出会えたからである．

そして，その精神看護学の学習成果を実践と結びつけて教えてくれる人*6との出会いが，それをさらに強固なものにしてくれた．い

＊6：当時，宮城大学精神看護学教授であった伊藤博子先生である．

くつもの事例検討のなかで，行動・言動，その人の表現の背景には，なんらかの思いや期待がある．それを，どのように解釈するかが看護する自分にかかっている．それにはさまざまな経験と知識が必要だが，何より相手を尊重し，理解しようという思いが大切であるという，精神看護の本質を学ぶことができた．

今，振り返るとそれらが，筆者の職業上の節目に大きな影響を与えてくれた出会いであった．

Column　書籍からの学びは，成長によって変化する

『夜と霧』の著者として知られる，ヴィクトール・エミール・フランクル（Viktor Emil Frankl）は，オーストリア・ウィーン出身の精神科医，心理学者である．ユダヤ人であるフランクルは，第二次世界大戦中にナチスによって強制収容所に送られ，毎日の強制労働，貧しい食と住，ガス室の恐怖と闘った記録をしたためている．

初めて筆者がこの本を手にしたとき，このような極限状態に置かれたらきっと人は死んでしまうだろう．なぜ，フランクルは生きることができたのか，このときの自分にはまったく理解できなかった．しかし，筆者は看護学の授業において，どのような状態にあっても，人には可能性がある，決してあきらめてはいけないと，学生に言い続けている．そのような思いがなければ，死を目前にしている患者にどう対峙すればよいのか，迷い悩むことであろうという考えからである．当時は筆者自身にも，まだ，人間の可能性を信じきることができない状態で学生に授業を行うことに，後ろめたい気持ちはぬぐえなかった．

10年後，再度この本を手にしたとき，少し，筆者の考えが変化していることに気づいた．それは，人は，何のために生きているのか，その答えや意味を見いだそうとする．しかし，フランクルは，生きていること自体が，自らの希望につながるもの，と伝えようとしていると受け止めることができたのである．つまり，生きているから，そこから意味を見いだすことができるのである．

あるとき，学生から「『患者さんから，もう生きていても仕方がない．死にたい，死にたい』と言われ，どう接すればよいかわかりません」と訴えられた．筆者は，生きることそのものに意味があることをフランクルの話を持ち出し，「『人には可能性があります，患者さんに心を込めて生きてください』と懇願してみてはどうでしょう」と自信をもって伝えられた．

書籍から人は学ぶことができる．しかし，その学びは，人の成長によっても変化する．名著とよばれる書籍や洗練された理論は，一見難解である．何度も読むうちに理解できることもあるが，時を空けて再度手にすると，隠れていた真理を発見することができる．

もし，何かにつまずくことがあったなら，過去に理解できなかった書籍を再度繙《ひもと》いてみると，何かしらヒントが得られるものである．

Column キャリア発達：精神看護学研究会の思い出

少し前の話になるが，1996（平成8）年の第3次指定規則改正において，精神看護学が専門領域の1つとして柱立てされ，その領域を筆者が担当することになった．これまで，精神科での臨床経験はないが，心の病気についての関心は高く，基礎看護技術で，コミュニケーションについては長く授業を行い，学習もしてきたつもりである．しかし，精神看護学を担当するとなると，どのように力をつけていくべきか悩んだ．まずは書籍を読むことから始めた．精神看護学の対象は，すべての人ではあるが，自分が不足している力は，狭義の精神障害をもつ人の看護に関するものである．妄想や幻覚のある人，攻撃的な人とどのように対応したらよいのか．テキストを読んでも，実際のイメージが湧かず，「看護は実践の科学」とはいいながらも行きあたりばったり，になりそうな予感が頭をかすめた．

そこで多くの事例を繙《ひもと》き，対象の内面に深く向き合う看護として，外口玉子氏，伊藤博子氏の活動の実際を知る機会に恵まれた．その事例検討会のアシスタントをするなかで，より一層，自らの課題が明確になってきた．対象に寄り添うことができるか，学生に教育できるのか，地に足がついていない感覚が生じ，いったん看護教育の場から離れ，精神科病院で臨床経験を積む必要性があるのではないかとも考えるようになった．しかし，精神看護学実習で学生を通してさまざまな体験をし，また，自ら立ち上げた精神看護学研究会で事象の意味を，理論を通して分析・解釈していく取り組みも開始した．

同時期に，精神看護につながる資格取得をめざすことで，何かしら自分の自信につながるのではと思うようになった．そこで，精神保健福祉士の国家資格をめざそうと思った．そのために，日本社会事業大学，精神保健福祉士養成課程に身をおき，学習を開始した．その過程では，台風の中，京都から朝5時新宿着の夜行バスに乗って大学に駆けつけたこと，自分で臨地実習先を開拓し，精神障害者のグループホームに寝泊まりして単位を修得したこと，精神保健福祉士の国家試験に失敗をしたことなど，数々の思い出がある．けれど，そのときの体験が，今も授業や人とのつながりのなかで大きな意味をもち，精神看護学を教える「私」という存在を支えている．精神保健福祉士の資格そのものを活用しているわけではないが，臨床経験のない自分が，精神看護学を教えることの不安を解消してくれたのが，精神保健福祉士の資格取得のための学習過程であり，ともに精神看護とは何かを深く追求した精神看護学研究会の存在であった．

6 看護教員の業務

A 看護師養成所の専任教員の業務

専任教員の業務は，所属する学校やその職責・役割によって違うが，大きく分けると３つある．１つ目は授業(講義・演習・臨地実習)者としての業務，２つ目は，教科外活動を含めた学生指導の業務，最後に，会議参加や入試などの学校運営全般にわたる業務である．

「石の上にも３年」という諺があるが，学生が入学してから卒業するまでの期間をひととおり経験することで，専任教員の業務をおおむね理解することができる．こうした内容については『新・教務必携』[*1]で詳しく述べられているので，本章では，ある学校法人(数多くの実習施設をもつ)A 校の新人教員に焦点を当てて，１週間を切り取って具体的に書いてみることにする．

表 6-1 の予定は，実習施設の事情により，変化するものである．

＊1：山田里津，横山トヨミ，荒川眞知子，他：新・教務必携 改訂版　看護学校の運営と管理，日本看護学校協議会共済会，2009．参照のこと．書店での取扱いなし．問合せ：事務局　Tel 03(5541)7112　Fax 03(3206)3100

1. 月曜日

臨地実習は午前８時 30 分開始．それまでに更衣室の案内や白衣への更衣の時間がいるため，実習病院の玄関に午前８時に学生(1 グループ約６名)を集合させる．教員は学生を迎えるため，自分の更衣や関係機関への挨拶も含めて，午前７時 30 分には実習病院に到

表 6-1　看護教員の１週間のスケジュール例

	月	火	水	木	金	土	日
1 コマ	臨地実習	臨地実習	技術演習	講義準備	臨地実習	講義・演習準備	
2 コマ	臨地実習	臨地実習	技術演習	講義	臨地実習	講義・演習準備	
3 コマ	臨地実習	臨地実習	臨地実習	会議	臨地実習		
4 コマ	講義	会議	臨地実習	会議	臨地実習		
放課後	学生の個別指導	演習準備	学生の個別指導		学生の個別指導		

着する．臨地実習開始の週は，学生と関係性が築けていない場合があり，受持ち患者の情報も十分ではなく，どんな実習になるのか不安と緊張を覚える．実習病院が自宅から遠い場合は，家を出るのが午前６時過ぎということもある．

実習初日は，おおむね，実習オリエンテーションと受持ち患者選定であり，臨地実習指導者に学生指導および実習初日のカンファレンスを依頼し，後ろ髪を引かれながらも学校に戻り，早々に講義の準備，気持ちを切り換えて講義を行う．放課後は，受持ちクラスの担任業務として，成績不振の学生の個別面接を行い，その面接記録を残し，教務主任に報告する．

2. 火曜日

早朝一番，学生の体調管理と実習記録を点検しながら，本日の実習目標・計画を確認・指導する．午後から会議のため，帰校することを学生，臨地実習指導者にも伝えておき，同意書を交わした受持ち患者のところへ学生とともに挨拶に行く．申し送りとその日の行動計画を発表後，週末のカンファレンス日程を臨地実習指導者と調整し，学生の情報収集や前日の実習記録の指導にあたる．次の日は，朝から授業があるため，午後から実習病院に行く予定であることを学生，臨地実習指導者に伝え，学校へ戻る．２日とも，その日のカンファレンスに参加していないことを気にかけながら，学生の困っていることはないかを問い合わせ，何かあれば学校へ連絡するよう，学生グループのリーダーに伝えておく．また，臨地実習指導者との信頼関係の構築にも努め，なんでも言える関係づくりをしなければならない．帰校すると，早速，先週末に用意していた会議資料の準備をし，会議に臨む．

放課後は次の日の演習のための打ち合わせと演習の準備を行う．実習病院から連絡がないことにホッとする．

3. 水曜日

今日はバイタルサイン測定の演習である．観察の意義や正確に測定することの重要性，対象とのコミュニケーションなど，演習目標の到達に向けて科目担当者および演習メンバー教員と連携して指導を行う．学生の出・欠席・遅刻の扱いや，演習室へ入室するときの服装や姿勢，準備，後始末など，継続して行うべき指導については，特に教員集団のあり方が問われる．演習終了後，昼食は早々に済ませ，実習病院へ移動する．午前中の学生の状態を把握し，実習記録の点検を行い，学生にかかわる．患者の様子も見に行く．学生も実習病院での緊張もあり，教員の顔を見るとホッとするのか，教員がずっとそばにいないことを責めるのではなく，患者とのかかわりのなかで，困っていること，うまくいって嬉しいこと，などをさまざまに話してくれる．今まであまり，人とのかかわりで苦労したことのない学生であっても，実習病院で患者さんとの関係では思うようにならないことも多い．しかし，学生のひたむきな思いは教員の胸を熱くし，教員も看護に対して，真摯な気持ちにさせてくれる．

放課後は学生の言いたいことをしっかり聴く．つまずいていることをともに考える．この2日間を取り戻すべく学生に精一杯かかわる．そして，自分はやっぱり学生が好き，看護が好きという思いがあふれてくるのである．

そして，明日は授業と会議で1日，実習指導に来られないことを，学生と臨地実習指導者に伝えておく．教員も今日の精一杯のかかわりで，自分自身を納得させて，言いようのないジレンマから自己を解放するのである．

4. 木曜日

週の後半にもなると疲れが出る．学生も同様で，実習環境に慣れたときに**アクシデント**が起こる．今日は終日学校にいる予定だが，そんなときに，アクシデントは起こりやすい．学校にいても，何か不安があり，ときどき集中力を欠くことがある．授業中に先輩たちの実習場面について話すと，学生は目を輝かし，喜びも苦しみも，いつか自分も経験すると思い，目前の授業にさらなる興味をもつ．

授業の終わりに，「先生，早く実習場に行ってあげてください」と言ってくれた学生に，「今日は，会議で1日学校なのよ」と答えると，学生が悲しそうな顔をして，「そんなこともあるのですね」と言った．つらそうな教員の表情を見て，別の学生が，「でも，先輩たちはがんばっているのですよね」と，教員の私を慰めるように言った．こうして，学生たちは成長し，自立していくのだなと感じる．

月に1回しかない会議では，時間がいくらあっても足りない．特に，学生指導についてのテーマでは，それぞれにかかわった教員が1人の学生について，それぞれ意見を述べる．その学生の評価や指導に関することだから，当然といえば当然だが，教育観は人それぞれに多少の違いがある．折り合いをつけるには，最終的には多数決になる．少数意見を決して切り捨てずに，さまざまな見方を肯定しつつ結論を導くことが大切である．

久しぶりに学校を早く出て，家族のための時間もつくる．職業人として，母として子として妻として，地域社会の人間として，多くの役割をもっている.

5. 金曜日

今日は1日臨地実習である.思う存分,学生にかかわることができる.週末のカンファレンスでは,この1週間を取り戻すがごとく学生をみる.しかし,教員の心配はよそに,学生たちは本当によく学んでいる.リアルな体験は,こうも学生を成長させるのかと,つくづく思う.

今も忘れない学生の言葉がある.「先生,私は患者さんにずっと拒否されていると思っていました.しかし,違ったのです.患者さんが私との距離をとっていたのです」主語が私から,患者に変わり,現象を客観視できるようになった例である.

さまざまな出来事に,意味や価値を見いだし,学生が一回りも二回りも大きくなっていくのを,間近で見ることのできるこの仕事にやりがいを見いだす.

6. 土曜日

学生の自宅研修日であり,教員も土曜日に関しては,授業準備・研修など有意義に時間を使う.しかし,学校祭や入試などが土曜日に予定されることも多い.

7. 日曜日

基本的に「休日」である.

こうして,教員の,ある1週間を切り取って具体的に書いてみた.それぞれにもっている役割(担当)が違う.また,教科外活動や学校の特別業務,会議のある週とない週,問題が発生した場合の対応など,予定どおりにいかないことも多い.

教員経験のない者が目にしたとき,なんて忙しいのだろうときっと感じると思う.むしろ,今から看護教員をめざそうと思っていた人には,一瞬,心に揺らぎが生じたのではないかと危惧する.しかし,身体は1つしかなく,時間にも限界がある.いろんなジレンマを感じながらも,優先順位やバランスを考えて,前へ進む.

どんなに困難があっても,あきらめさえしなければ,必ず可能性は開ける.きっと,「ああ,看護教員になってよかった」と,心から思えるときがある.ほんの些細な事柄が,ほんのわずかな変化が,積み重なると自己信頼は深くなり,人間としての最高の価値である利他の精神がみなぎるのである.

B 年次担当の役割

筆者が初めてクラス担任をした学生たちのことは，今でも鮮明に覚えている．教員としての授業力もリーダーシップも，もちろん多くの課題があったが，それでも，情熱だけは伝わっていたのか，多くの卒業生と今も年賀状のやりとりをしている．クラス担任と学生の結びつきはよくも悪くも，かなり強固なものであると実感している．しかし，1996(平成8)年の第3次指定規則の改正に伴い，これまでの学年制から単位制に変化し，多くの学校ではクラス担任制は廃止された．教科担当，カリキュラム担当(成績関係)・学生担当(生活指導)など，学生とは，さまざまな役割から俯瞰してかかわるように変化した．

けれど，ここ数年，オープンキャンパスには必ずといってよいほど保護者同伴であり，また，保護者会の出席率はよく，何より学生の幼さが強く感じられるようになり，担任制を再度導入した，ということを耳にするようになった．学生の退学・休学率に影響することもある．

A校では，教員の業務の1つとして，年次担当を置いている．

以下にその主な役割を述べる．

① 年次目標の達成支援

② 学習の定着(国家試験対策を含む)に関しての学習計画立案・運営・評価・報告

③ 履修・単位認定状況の把握・管理

④ 生活・健康状況の把握と集団および個別相談・指導

⑤ 教科外活動への動機づけ・支援(教科外活動)

⑥ 学習環境などの調整

身近で日常の細々な相談まで耳を傾けてくれる担任の存在が，見直されている．

レファレンス

▶学年制と単位制

学年制とは，学年ごとに取得すべき単位数が決まっていて，1年間で必要な単位数を取得することで，1年生から2年生，3年生へと進級するという制度である．取得単位数が不足すれば現級留置(留年)となり，留年した場合は，不足単位のみならず，当該学年のすべての単位を取り直す必要がある．

単位制とは，科目ごとに単位が設定されており，必要単位数を取得することで，卒業を認定する制度である．したがって，1年生で取得できなかった単位を，2年生になって取得することも可能である．一人ひとりのペースで学習できる，途中で転学，退学した場合でも，転学先の学校の判断で，すでに修得した単位を活かすことができるというメリットがある．

レファレンス

▶専任教員業務の煩雑さ

専任教員の離職理由の1つに「業務が煩雑で，本来の学生指導に集中できないこと」を挙げる人がいる．看護基礎教育検討会(厚生労働省)でもそれが話題になり，専任教員が授業や学生指導にできるだけ集中できるよう，看護師等養成所の運営に関する指導ガイドラインで記された．抜粋して示す．

第五　教員等に関する事項

1　専任教員及び教務主任

(14)専任教員の業務を支援するシステム等の積極的な活用が望ましいこと

6　事務職員

専任教員の教務事務等の業務を支援する事務職員を，学生数等を勘案して一名以上配置すること

教務事務の業務例

講師に関すること	1. 各学科担当講師一覧表作成 2. 各学科担当講師委嘱願・派遣依頼の作成と発送 3. 新採用講師への必要書類の発送と保管 4. 学習の手引きの原稿依頼と受領 5. 講師会の案内発送および書記 6. 講師へのテキスト配付 7. 講師との連絡調整および講師室の管理 8. 授業資料の準備・保管 9. 授業時の視聴覚機材等の調整対応 10. 講師料の計算・明細作成と発送(毎月)，源泉徴収票の作成と発送(年末) 11. 授業評価と講師アンケートの印刷・配付・回収
成績に関すること	1. 受験資格の確認(講師への確認) 2. 学科試験実施に関すること 3. 学科試験の作問依頼・受領・保管 4. 問題用紙と答案用紙の印刷・保管 5. 学科試験の採点依頼・受領・成績処理 6. 再・追試験の依頼と成績処理 7. 成績表の整理・保管 8. 単位認定・卒業認定会議の書記 9. 学生の成績通知に関すること 10. 成績証明書の発行
その他	1. 教育課程の実施状況の報告(14条報告) 2. 履修届の印刷・保管 3. 出席簿の作成・印刷・保管 4. 時間割の印刷・配付・保管 5. 時間割の変更に関する連絡 6. 公文書の作成・発送に関すること(実習・実習指導者会議等) 7. 学習の手引き作成に関すること 8. テキストの発注・保管に関すること 9. 学科会議への参加 10. 実習定期券に関するオリエンテーションと各交通機関への申請

7 学生とのつきあい方と距離感

新型コロナウイルス感染症の拡大によって，各教育機関においても飛躍的にICT環境が整い，看護基礎教育に大きな変化をもたらした．それに伴い，これまで，対面のみであった学生とのつきあい方も，オンラインを通して行う機会が多くなった．これまでも，電話で連絡がつかないとき，緊急時などは，LINEで短文を伝え，また，メールで論文指導なども行ってきた．しかし，それは学生・教員相互に，一定の節度に基づき行われてきたものである．しかし，ウェブシステムのチャットなどの活用で，学生・教員の距離が一気に縮まったように感じる．教員も多くの人が閲覧する可能性があるにもかかわらず，比較的，気楽に，しかも時間の考慮もせず，学生に一斉配信を行う．学生も，友だち感覚で，チャットに返信してくる．

言いたいことが言い合える環境は，一面的にはよいと思える．しかしいったん，立ち止まり，思考・推考するという機会を失っているのではないか．思いついたときに，自分の都合で時間ができたときに即発信するという，いわゆる自分本位のコミュニケーションは，看護における，共感・受容の態度からは真逆である．

看護の対象とのかかわりにさらにICTが導入され，技術提供の場にAIロボットが活用されることが見込まれる未来において，他者とどのような距離でつきあうかは，看護基礎教育における重要な課題である．

ここでは，学生とのつきあい方について，これまでの自らのつきあい方を振り返るとともに，他教員のつきあい方を観察しながら，学生とのつきあい方について，3つの提案をしたい．

A 一定の距離を保ってつきあう

ある教員は「学生が夜中の零時を回って電話してくるのよ」と悩んでいた．また，別の教員は，「実習施設で，学生が馴れ馴れしく話しかけてきて困ったわ」と嘆いている．筆者自身も新人教員のころ，親身に学生の相談にのるのが教育だと思っていて，一人ひとりに時間をかけて親身に対応していると，どうしても時間が不足し，他のことに手が回らなくなり，結局のところ，別の学生に迷惑をかけた苦い経験がある．

親の不仲などの家族関係のことや，経済的な困窮状態など，学生の相談内容によっては，教員として話を聴くだけしかできないことも多々あった．学生を自宅に呼んで個別指導をする．実習終了時に，教員が学生にご褒美的意味合いでプレゼントをする．男性教員が放課後，遅くまで女子学生を残し個別指導するなど，挙げればきりがないくらい，学生との距離感を考えなければならない事態は数多くある．

「親身」とは，字が示すとおり，肉親であるかのように，細やかに心づかいをすることである．教員に親切さや丁寧さは必要である．しかし，親身とは違う．親切・丁寧に，伸ばすべき相手を見て，どうかかわるのが効果的かを考え，意図的にかかわることが教育であろう．そのためには，一定の距離を保つことが肝要である．同時に，試験や成績など，利害関係が生じるなかでのつきあいはことさら，慎重にすべきである．

特定の学生と親密にしない．全員の学生に同じことを求められたら応えられるかという基準で判断するのもよい．夜間の電話，男女2人きりでの長時間の指導，1時間を超える面接指導など，一般常識や社会通念・ルールも基準にしなければならない．そのような基準を自分のなかにもって距離を保ちたい．

B 倫理原則に従ったつきあい方をする

日本看護協会が示す**6つの倫理原則**[*1]を参考に，特に，看護教育の現場で大切にしたい原則を5つ取り上げ，学生とのつきあい方を考えてみる．

> ＊1：自律の原則：人を自律した存在として，個人が自らの意志で選択・決定し，行動することを認めること．善行の原則：対象にとって善きことを行い，対象にとって最大の利益が得られるようにすること．無害の原則：害を避け，危険な状態にさせないこと．正義の原則：適正・公平な資源の分配を行うこと．誠実の原則：嘘をつかない，真実を語る．忠誠の原則：約束を守ること．

1. まず自律の原則から

教育の現場で，最も大切にすべきなのは，「**自律の原則**」であろう．学生がルールを守らないときにどう注意するか，学生が思うように行動しなかったときにどう指導するか，一度，自分の言動を振り返ってみるとよい．

よく耳にするのは，「私は，あなたのことを(よかれと)思って……」という教員側の言葉である．しかし，実際に学生に投げかけている言葉からは，その思いは伝わらない．「なぜ，できないの？」「やる気があるの？」「これでは，合格は難しいわね」「もっと，しっかりして」などである．こうした言葉の数々には学生を励まし，奮起させる効果はなく，深い心の傷を負わせるパワー・ハラスメントやアカデミック・ハラスメントになる危険性を知る必要がある．

反対に，ここは注意すべきだろうというところで，学生に嫌われたくない，相手を納得させる自信がない，高等教育なのだから，今さら小学生みたいな注意は不要……など，とさまざまな理由から，基本的なマナーやモラル，ルールの逸脱が見逃されることもある．筆者は苦い経験をもつ．欠席や提出物の遅れの理由などで，よく「嘘⁉」と思えることを平気で言う学生がいた．明確なことは注意しても，根拠があいまいなことはなかなか指摘できない．そうして，多くを見逃し卒業していった学生が，その後，臨床の現場で，高齢者を騙した罪を問われ新聞に掲載されたのである．あらためて“看護師”を育てることの重大な意味を再確認した．

大切なことは，「指導する，しない」，「注意する，しない」，ではなく，その先のめざすものである．“看護師”にふさわしい人材を育成する，ということであり，学生がそれに気づき，変化しないことには意味がない．学生を１人の人間として尊重し，自己決定を支援するかかわりとなっているのか，振り返ることが肝要である．

2. 正義の原則，善行の原則

あるとき，学生が筆者を避けているのでその理由を尋ねたところ，学生は「この間，友人と２人でいるとき，先生は友人のほうばかり見て，私のほうを向いてくれなかった」というのである．驚いて，特別な意図はなかったと誤解を解いたが，以後，筆者は公平を心がけて視線を配分している．これは「**正義の原則**」であろう．

またあるとき，教員が学生に向かって，できていない点を次々と厳しく指摘していた．そのあげく，「明日までに実習記録を書いてこなかったら，あなたには単位をあげられない」と脅しているのである．学生が未熟なのは当然で，だから，教育が必要なのである．そして，何事にも理由はあるはずである．記録を書く時間がないのか，書く場所がないのか，書く意欲がないのか，何を書いたらよいのか，書き方がわからないのか，知識不足が背景にあるかもしれないが，どうしたら書くことができるのか，答えを教えるのではなく，その学生の力になるにはどうしたらよいかを考えるのが教育である．記録に残したい，書きたくてたまらないような実習内容にするには，どんな実習をさせればよいのかを考えることも教育であろう．

教員として学生を責める前に振り返らなければならないことが山ほどある．ここで「**善行の原則**」が問われている．

3. 誠実の原則，忠誠の原則

最後に「**誠実の原則**」から考えてみる．教員は，学生に課題を出す．そして，提出した課題に，教員は助言や評価を行うが，その教員の反応に学生は大きな関心をもっている．しかし，教員は忙しさもあって，課題の点検や確認はなかなかできず，最後は多少いい加減な点検になることがある．課題が授業に活かされない，課題の提出期限は厳しいが，課題の返却が遅れる，提出した課題にコメントがなく，見たかどうかわからないなど，学生の不満の声をよく聞く．また，学生と教員との約束事として，課題を通して学生の理解や目標到達を促す約束を，教員は忘れてはいけない．教育場面で大切にすべき一場面であり，学生には，誠実に対応することを忘れてはいけない．「**忠誠の原則**」であろう．

学生とのつきあい方において，教員も倫理原則に従った言動を心がけたい．

レファレンス

▶ 人間関係とコミュニケーション（図 7-1）

A さんが，S_1（言語・非言語）という方法で，a（意味内容・価値・思い）を B さんに伝える．B さんは，a（意味内容・価値・思い）を受け取る．B さんは，もともと自身がもっていた b と伝えられた a とで，B さんの内的世界（心の中）では，a と b が葛藤する．それが，相互理解を導く．これが，コミュニケーション（技術）である．B さんの中で，b であった意味内容・価値・思いは，b′に成長・発達する．すなわち，B さんは，B′さんに人間的成長を遂げる．人間関係は，コミュニケーションの累積である．

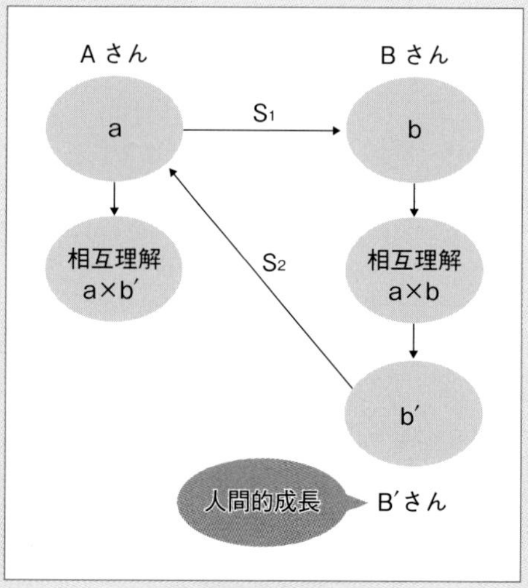

図 7-1 人間関係とコミュニケーション

C 学生があこがれるロールモデルを示す

筆者が看護学生として初めて行った看護技術は，ベッドメーキングである．そのときの教員のシーツさばきを40年経った今でも忘れていない．真っ白なシーツを折り目正しく清潔に素早く扱うその技には，一種の誇りが感じられ，これから学ぶ数々の看護技術の登竜門と理解して，教員をあこがれの目で見て，なんてすごい先生と思ったものである．

今でこそ，ベッドメーキングは看護補助者の業務になりつつあるが，環境を整える技術としての必要性は依然として残っている．

現代の学生にとって教員の行う看護技術はどのように映っているのであろうか．筆者が得た感動を，今の学生たちにも与えることができているであろうか．

すなわち，学生が自分もこの技術を習得したいと思えるような，立ち居振る舞いの美しい，見事な看護技術を，教員として示すことが大切なのである．教員はリアルにその現場に通用する技術をもって，教員として，看護師としてあり続けられているだろうか．少なくとも，1つくらいはスペシャリストとよばれるほどの技術を身につけておくことが必要であろう．

これが，教員と学生の関係を築く，初めの一歩であってほしい．

◆参考文献

・エドワード・T・ホール(著)，日高敏隆，佐藤信行(訳)：かくれた次元，みすず書房，1970.

Column 対人距離について

コミュニケーションをとる相手が自分に近づくことを許せる，自分の周囲の空間（心理的な縄張り）を，社会心理学では，パーソナル・スペースという．このスペースに他人が侵入すると，人によって不快感や嫌悪感を覚えるときもあるし，好感をもつこともある．米国の文化人類学者エドワード・ホールは，動物と人間との観察に基づいて，相手との距離と関係を以下の4つに分類している．

- **密接距離（intimate distance）**
  0〜45 cm．身体に容易に触れることができる距離
- **個体距離（personal distance）**
  45〜120 cm．2人がともに手を伸ばせば相手に届く距離（個人的関心や関係を話し合うことができる距離）
- **社会距離（social distance）**
  120〜360 cm．身体に触れることはできない距離（自分の仕事に集中できる距離）
- **公衆距離（public distance）**
  360 cm以上．公演会や公式な場での，公衆との間にとる距離

Column 学生と看護スペシャリストとの出会い

筆者の勤務校では,「特定分野看護セミナー」という科目を設定している.この科目は,在宅看護専門看護師,集中ケア・慢性心不全看護・脳卒中リハビリテーション看護認定看護師,診療看護師*2の5名に,1人2単位時間(180分),それぞれのスペシャリストとしての役割・活動および課題と展望についての授業をお願いしている.学生は,それぞれのスペシャリストの講義を通して,新しい知見と優れた技術を知り,看護の専門性を追求し,実践的関心を高め,生涯学習をし続ける意義について学んでいる.

科目終了時に学生にレポートを課しているが,診療看護師について記載している者が多い.看護師は医師の指示を受けなければ医療行為を行うことはできず,また,指示があっても診断や処方を行うことはできない.したがって,諸外国のナース・プラクティショナー(nurse practitioner;NP)に相当するような資格は現在の日本にはない.しかし,特定行為研修制度では対応できない現場のニーズがあるとまとめている.

先日,卒業生が「在学中に,『療養上の世話については看護職として責任をもつこと』を学んできました.しかし,臨床に出てみると,療養上の世話についても看護職は責任がないと認識しました」と言う.話を聞いてみると,「術後に洗髪を希望する患者に対して,観察の結果,『洗髪をします』とリーダーに報告したら,まず『医師に聞いてください』と言うのです.なぜと思いさらに看護師長に許可を求めると,やはり同じ返答がありました」と教えてくれた.この現実と,診療看護師の役割のギャップに驚くばかりだが,学生たちには,診療看護師の授業が最も心に響き,看護の専門職としてどうあらねばならないか,その心の琴線に触れたものだと思う.

*2:看護職でありながら,より医師サイドに立った診療を一定の制限で行う.看護師をベースに医学を学び,特定行為研修のすべてを修了し,医師と共通言語をもって診療にあたる.看護師が治療方針を的確に理解し,治療方針を看護計画に反映するという,医療や看護の質を向上させることをめざしている.大学院の修士課程で医学と初期診療に関する実務研修を修了したもので,日本NP教育大学院協議会でNP資格認定試験を実施している.

8 困った学生——こんな場合どうする?

どのように対応したらよいか，悩んだ学生は数多く存在する．

時代とともに変化する問題もあり，その悩みは尽きることはない．明確な答えが得られていないものもあるが，振り返っておきたい．

A シングルマザーは増加の一途

シングルマザーの学生の多くは目的意識が明確で，意欲もパワーもあり，困るどころか，周りによい刺激を与える者も少なくない．学校祭などでは子どもを連れて来て，にぎやかに楽しく参加する学生も多い．母子家庭等自立支援給付金及び父子家庭自立支援給付金事業により「高等職業訓練促進給付金等」が支給されるようになり，さらにその数は増え，40 名のクラスの中で複数人いることも珍しくない．経済的には，病院からの奨学金と高等職業訓練促進給付金で学費はもちろん生活費の一部も賄えるようになり，多少の貯えがあれば，学生生活の継続は可能という．就学前の子どもがいる者も多いが，両親と同居していれば，育児の面でもほとんど支障はなく，欠席もしない者もいる．

そのなかで 1 人思い出すのが A さん．有名大学を卒業後，大手企業に就職，その後結婚して子どもが生まれ，幼児 2 人を抱えて離婚した学生である．両親は健在だったが，遠く離れて暮らしており，親族の協力が得られず，貯えた貯金を切り崩し，前述した給付金などで学業に専念するということで入学してきた．しかし，幼い子どもの病気を理由に欠席が増え，出席時間数が不足し，単位修得できない科目が出た段階で自ら計画を変更し，5 年間をかけて無理なく卒業すると宣言した．

臨地実習の単位修得のためには先修指定条件を定めているため，計画的に効率よく単位修得できるように学習計画の相談には乗ったものの，あとは見事に自分が立てた生活設計どおりに成し遂げて，5 年で無事卒業した．子どもの成長は著しく，ちょうど最終学年の臨地実習のころには子どももすっかり強く元気になり，欠席はほとんどなくなったことも幸いしたと思われる．

18 歳人口がますます減少するなか，多様な生活背景をもつ社会人をどう看護の世界に引き入れるかを考えなければならない．そうであれば，単位制の利点を最大限活用し，それぞれの生活背景・生活設計に合わせて学習する環境づくりが必要であろう．

B LGBT の学生 ——マイノリティとの共存

レズビアン（女性同性愛者），ゲイ（男性同性愛者），バイセクシュアル（両性愛者），トランスジェンダー（医学用語として性同一性障害等と分類）といったジェンダーのマイノリティを表す「LGBT」について，社会の理解が進んでいる．看護の学びに差別があってはならない．

筆者もそうした学生と複数人出会ってきた．それぞれ，入学当初は気づかなかったが，少しずつ話し方や服装などで，その傾向が見え始める．

B さんは入学後しばらくして，その傾向が見え始め，クラスの仲間も一部気づいた者がいた．夏休みが終わり，宣誓式の白衣のことでトラブルが生じた．式典のときの白衣は，女性はワンピースと決まっていた．それをどうしても着られないと教員に相談に来た．実習ではパンツが認められており，ユニフォームとしてパンツがあるのでそれを着たいという．厳粛な式典であり，揃いの白衣で臨んでほしいという思いがあり，式典のわずかな時間だからなんとかワンピースを着てほしいと教員は思い，学生にそのように伝えたが，B さんは固い表情のまま，沈黙してしまった．結局，B さんは式典には参加しなかった．そのあと，B さんは自分が性同一性障害であることをクラス全員にカミングアウトした．それをクラスのみんなは温かく受け止め，B さんの宣誓式をクラスの仲間十数人が集まって挙行した．ナイチンゲールから灯火をいただき，ナイチンゲール誓詞*1 を斉唱し，B さんの宣誓の言葉をみんなで聞いた感動の宣誓式であった．

マイノリティを温かく迎え入れられる集団でありたいとあらためて思った．学生から教えられた事例である．

C 学校内での盗難

皆さんが所属する学校や職場で，盗難などは発生したことはないというところも多いのではないかと思う．教員が貴重品の自己管理

＊1：「われはここに集いたる人々の前に厳かに神に誓わん
わが生涯を清く過ごしわが任務を忠実に尽くさんことを
われはすべて毒あるもの害あるものを断ち悪しき薬を用いることなくまた知りつつこれを勧めざるべし
われはわが力のかぎりわが任務の標準を高くせんことを努むべし
わが任務にあたりて取り扱える人々の私事のすべてわが知り得たる一家の内事のすべてわれは人に洩らさざるべし
われは心より医師を助けわが手に託されたる人々の幸のために身を捧げん」
米国デトロイト州ハーパー病院附属ファランド看護学校の校長リストラ・グレッター夫人らによって 1893 年に発表され，現代まで継承されている．グレッター夫人については『American Journal of Nursing』〔49(6)：344–348，1949〕に詳報があると，聖路加看護教育の基礎を築かれた檜垣マサ先生（1922〜1994 年）が川嶋みどり先生に送られた私信より教示いただいた．

を指導しても，看護学校でそんなことがあるはずはないと，教室を移動するとき，学生が財布を机の上に置きっぱなしにすることをよく目にする．本来なら喜ばしい信頼感や連帯感なのかもしれない．むしろ，専門職をめざす高い倫理観に根ざした校風がそのような事態を生むのだろう．

しかし，いったん盗難事件が発生するとその反動は大きく，不信感や猜疑心など，日常の学校生活のみならず授業までにも影響する．

まず盗難が発生したら，被害学生からの状況確認を行う．この場合に起こしやすい教員の過ちは，盗られるほうにも責任があると思うことで，被害学生の自己管理責任を追及することである．

大切なのは，被害学生に対して，嫌な思いをしたことの共感的理解と，再発を防止するという学校の姿勢を示すことである．看護師をめざす学生を信じたい，仲間を疑いたくないと思う被害学生の心の傷は大きく，心理カウンセリングを必要とすることもある．被害学生の保護者にも同様の対応が求められる．また，状況の把握は，

Column　宣誓の日を迎えるにあたって

フローレンス・ナイチンゲール（1820～1910年）は，自ら創設したセント・トーマス病院（英国）の看護学校で「修業適格の儀式」を行った．これが世界各地に広がり，また，筆者が携わっていた学校においても近年まで行われてきた「戴帽式」の起源である．この儀式は，看護師という職業のステータスシンボルといえる，白衣・キャップ・白のストッキング・白いシューズを身につけるという着衣式の儀式として行われたものであった．看護衣の白色のイメージは，いくつかの調査から清潔・信頼・優しさ・博愛・知性という言葉で表現されている．これは，社会が看護師への期待を込めたイメージといえるものだと思う．入学して半年が経過した時期に戴帽式に代えて宣誓の日を設けている．半年間の学習で看護について学び，そこであらためて看護職について考えてみることが必要だからである．「人間が人間を看護する」ことの重大性を思うと，誰でもがなれる職業ではない．倫理観や向上心をもって，看護師としての研鑽ができる人がなれる職業である．つまり看護師としての適格者の判断を自分で行う，その機会とするものである．看護師としての自己の適性を自ら判断し，自分の進路を再確認し，今後の看護に対する学びの姿勢を整え，進路決定の区切りとして宣誓の日を位置づけるものである．宣誓とは，誓いを述べること．誓いとは，「私が責任を負う」ことを宣言することである．しかし，人間は弱いものである．そこに集まった多くの人に宣言することで，自分の意志を強くもち，また，他の多くの人の助力をいただくことにより，誓いが全うできるものと考える．宣誓の日を境に，看護のエキスパートをめざして，これまで以上に努力することを期待する．

被害学生にとどまらず，周りの学生からの聞き取り調査も重要である．犯人探しの目的ではなく，できるだけ多くの情報を得て，再発防止の手だてを探ることが肝要である．学校管理者に情報が集約されたあとに，被害学生の意向を基に警察に被害届の提出を勧奨する．警察による現場検証は加害者にとっては脅威となる．

全学生には，自己管理意識の高揚を図るとともに，看護専門職の誇りにかけて，高い倫理観を育てる毅然とした指導を粘り強く行わなければならない．

本節では盗難をテーマとしたが，いじめや薬物乱用，次に触れるSNSでも，対応の基本は同じである．このようなことについては，日常からあいまいな指導をしてはならない．だめなことはだめとする毅然とした態度で，学生指導をする必要がある．

自立・自主・自律に向けて，高等教育であっても，このような生活指導が必要な場合もある．

D SNS利用上の注意点

SNS＊2は現代のウェブ社会において便利に活用されているものであるが，学生だけでなく，われわれ教員も留意すべき点として，アクセス制限をしていないアカウントは，**ただの独り言のつもりでも，全世界に向かって情報を発信しているのと同じ**，ということである．

医療の専門職者が日常の勤務で見聞きする患者情報を不特定多数に向かって発信した場合は，個人情報の漏洩，名誉毀損，プライバシー侵害，守秘義務違反などの点で問題になる．最悪の場合は，処罰の対象となることがある．たとえアクセス制限していても，システムエラーや，悪意によって，意図的・偶発的に内容が漏洩する可能性は決して低くはない．

ネット情報では完全な匿名性やセキュリティはありえない．アクセスを制限していることに対して安全を過信することなく，発信には十分注意する必要がある．

＊2：Social Networking Service.「LINE」「Facebook」「Twitter」「Instagram」「Clubhouse」といった，インターネット上で人と人とのつながりを促進・サポートするコミュニティ型のウェブサービスである．自分のプロフィールや写真を会員に公開する機能，互いにメールアドレスを知られることなく別の会員にメッセージを送る機能，会員や友人のみに公開範囲を制限できる日記帳(ブログ)・テーマを決めて掲示板などで交流できるコミュニティ機能などをもつ．

1. 他者の個人情報を許可なく公開しない

個人には，自己に関する情報公開をコントロールする権利(プライバシー権)がある．個人名や顔写真，所属だけでなく，特定の場所における行動なども公開(インターネットにアップロード)してはいけない．

2. 他者の誹謗・中傷など，モラルに違反する内容を公開しない

個人名が出ていなくても，関係者にはその個人や団体が識別できる形で，社会的評価を不当に貶める誹謗・中傷は，名誉毀損に該当する．また，そのつもりがなくても，相手がそれを不快と感じれば，精神的苦痛を理由とする大きな問題になりうる．何か不満を感じるのであれば，正当な方法で訴えよう．また，モラルに反する内容は，それ自体が処罰の対象になることもあり，軽率な言動・写真の公表はくれぐれも注意する．

3. 知り得た情報を公開しない

学校や実習施設などで知り得た情報(学生・教職員情報，実習施設の利用者・患者情報，授業・実習を含む学校情報など)には，すべて守秘義務がある．これらの情報を漏洩することは決して許されるものではない．公開する場合は，当事者への説明とその同意・許可が必要である．

E 自我の未成熟な学生

時間を要する課題が出されると，なかなか向き合えず後回しにして(現実検討能力の低下)，その結果，提出期限に間に合わなくなり，最終的には提出をあきらめたり，他者の課題の剽窃[*3]をしたりする学生がいる．人は余裕がなくなり，追い込まれると，ひとまず，精神的に楽になりたいと，課題から逃げたくなる(現実逃避)．しかし，多くの学生は，落ち着くと合理的な判断ができるようになり，現実に順応できるようになる．自我の成熟度(**表 8-1**)が参考になる．しかし，一部の未成熟な学生は，懲戒処分に値するような状況を生み出すことがある．

＊3：ひょうせつ．許可なく他者の論文や課題を自分のものとして発表すること．

また，臨地実習において，実習指導者から今後のために必要だからと，実習目標にはないことでの見学をすすめられると，消極的に辞退する学生も多い．理由を問うと，実習記録が増えるからというものである．

疲れる，めんどうくさい，やる気が起きないなどの理由で，現実に向き合う意志が感じられない学生が存在することは確かである．学生側にさまざまな要因があることも間違いないが，ことの発端を辿ってみると，教員側にも多くの課題があるように思う．

知的探究心に灯をつけ，主体的に学ぶ姿勢を培えるようなカリ

表 8-1　自我の成熟度

現実吟味	現実を客観的に，あるがままに直視できる．自分の空想の世界と，現実とを区別して認識できる．自分の行動を予測し，その結果を正しく判断できる
欲動・情動の統制と調整	不満・不安に耐え得る強さがある
思考過程	自分の内面を概念化し，言語化できる
適切な自我防衛	不満・不安を現実に則して，効果的に処理できる
自我の自律性	欲動，幼児期超自我，外界(環境)を主体的・自律的に自由に調整できる
自我の適切な退行	自由に随意に退行できる心の柔軟性(弾力性)・創造的退行ができる
対人関係	相手に心を開き，自由に交流できる．基本的な信頼感や安心感がある
同一性・統合性・安定性	社会的に肯定された役割への自覚と責任感をもっている．分裂することなく，一貫性を保ち，バランスよく安定した心

（前田重治：図説臨床精神分析学，p.56，誠信書房，1985．より改変して作成）

キュラムや授業になっているかということである．課題の目的や意味を的確にして，課題の達成が，看護師としての成長につながるということを学生にわかるように伝えられているだろうか．充実した臨地実習ができ，思わず書き留めておきたくなる記録になっているだろうか．課題が一時期に集中することのない学習進度であろうか．学生に身につけさせたい能力を意識し，それをどう評価するか，などの，さまざまな教育上の課題に教員が積極的に取り組むことで，自我の未成熟な学生を追い込んでしまうことを，幾分か回避できるのではないだろうか．

人間は元来，向上心をもち，発達し続ける存在である．人への関

Column　egoとself

自我とは広辞苑において，自己または自分とあるが，哲学・文学・心理学･宗教とさまざまな分野において，概念的な定義が存在している．しかし，自我の理論については，二者関係を基本とする臨床心理学を有用視するアンナ・フロイトやハインツ・ハルトマンらによって体系化が進められた力動的視点に基づくものが，看護にふさわしくわかりやすい．

egoは，能動的・独立的・作因的な行為者あるいは主体としての自己であり，selfは，評価の対象としての自己である．このegoとselfは自他の分化を表現し，自と他が双極的に組み立てられながら，自己存在をつくっていくということである．すなわち自我はegoの働きと主観的な感情を帯びた自己経験（self）を含んだ，無意識にまでわたる自己存在の全体的まとまりとして形成されていくものである．

心とかかわりが大きな変化を生むことは，筆者の経験から間違いないことである．なかには，圧倒的な知識不足や，生活に追われてアルバイトに明け暮れる学生も存在するが，現在の地域包括ケアシステムと同様，人間としてよりよく生きることを支える教員集団でありたいと願う．

F 障害をもつ学生

障害のある学生の数は年々増加している．独立行政法人日本学生支援機構では，全国の大学，短大などを対象に障害のある学生の修学支援に関する実態調査を2005(平成17)年度より毎年実施しており，2019(令和元)年度の調査によると，その数は4万人に近くなり，在籍率は1.17%になっている．

障害の種類は病弱・虚弱が最も多く，ついで精神障害，3番目が発達障害である．ここでいう障害のある学生とは，身体障害者手帳，精神障害者保健福祉手帳，療育手帳を有する学生，または，健康診断などにおいて，障害があることが明らかになった学生である．受診行動などをとっておらず障害が疑われるが，明らかにはなっていないという，対応に苦慮する学生数も年々増加している実感がある．障害者権利条約の発効により，教育の現場でも「合理的配慮」が求められるようになった．

ここで，合理的配慮について確認しておきたい．『教職員のための障害学生修学支援ガイド』*4 によると，「障害のある者が，他の者と

＊4：独立行政法人日本学生支援機構が平成26年度改訂版を2015年公開.
https://www.jasso.go.jp/gakusei/tokubetsu_shien/guide_kyouzai/guide/index.html

レファレンス

▶ 障害者権利条約

- 障害者の人権及び基本的自由の享有を確保し，障害者の固有の尊厳を促進することを目的として，障害者の権利の実現のための措置等について定める条約.
- 日本は2007(平成19)年に署名し，2014(平成26)年に締結，発行.
- その間，国内の法整備(障害者基本法，障害者差別解消法)あり.
- 障害者権利条約では，「平等を促進し，及び差別を撤廃することを目的として，合理的配慮が提供されることを確保するためのすべての適当な措置をとる」(第5条第3項)
- 教育分野については「障害者が，差別なしに，かつ，他の者と平等に高等教育一般，職業訓練，成人教育及び生涯学習の機会を与えられることを確保する．このため，締結国は，合理的配慮が障害者に提供されることを確保する」(第24条)

平等に教育を受ける権利を享有・行使することを確保するために，大学等が必要かつ適当な変更・調整を行うことであり，障害のある学生に対して，その状況に応じて，大学等において教育を受ける場合に個別に必要とされるものであり，かつ，大学等に対して，体制面，財政面において，均衡を失した又は過度の負担を課さないもの」とある．

つまり，合理的配慮は学校に均衡を失した過度の負担を課すものではない，としているので，何が可能で，何はできないかを，明確に示す必要がある．そして，看護師を養成する教育において，実習は欠かせない．障害をもつ学生の学習権を護るとともに，他の学生との不均衡や，何より，対象者の利益(安全)を優先しなければならない．看護基礎教育における合理的配慮は，卒業時に求められる看護師としての能力レベルを下げるものではなく，それを達成するための教育方法や学習環境について，学校に過度な負担をかけない範囲で，工夫を求めるものと理解したい．また，合理的配慮は，①本人の意思表明，②建設的対話，③合意形成，という決定手順で行われるものである．

これらの知識を踏まえて，障害をもつ学生にかかわっていきたい．

本節では，精神疾患などの心の問題をもつ学生と，発達障害が疑われる学生について，その対応を考えてみたい．

1. 精神疾患などの心の問題をもつ学生

心の病気をもって入学する，または，在学中に発症する学生もいる．統合失調症，うつ病，不安障害やパニック障害，摂食障害など，さまざまである．学業に影響せず，すべての単位が修得できれば，看護師免許取得の欠格事由*5にも当たらず，問題はない．しかし，精神疾患などの心の病気をもっている場合，スムーズに学校生活を送ることが難しく，成績不振，欠席日数の増加，コミュニケーション障害への教育指導など，多くのサポートを要する．

在学中に発症，あるいは増悪した場合は，早急に治療ベースにのせ，学業よりもまずは治療を優先する指導が必要である．しかし，それ以前に発症・増悪を予防することが大切である．そのためには，心の健康管理を学生に位置づけることである．筆者らは京都府看護学校連絡協議会のメンバーで，看護学生を対象とした自己の健康管理を目的とした『ヘルス・アセスメント・ハンドブック』[1)]を出版し，学生に心の健康チェックを位置づけている．

そのなかには現在の心の状態をチェックするものもあり，通常の心の状態との比較から，心の危険信号を自身で把握するというもの

＊5：(保健師助産師看護師法)第九条　次の各号のいずれかに該当する者には，前二条の規定による免許(以下「免許」という.)を与えないことがある.
一　罰金以上の刑に処せられた者
二　前号に該当する者を除くほか，保健師，助産師，看護師又は准看護師の業務に関し犯罪又は不正の行為があつた者
三　心身の障害により保健師，助産師，看護師又は准看護師の業務を適正に行うことができない者として厚生労働省令で定めるもの
四　麻薬，大麻又はあへんの中毒者

引用文献

1) 京都府看護学校健康管理検討会(編)：看護学生のためのヘルス・アセスメント・ハンドブック　改訂4版, p.55, メディカ出版，2019.

である．また，健康診断における心の病気発見のためのスクリーニングとして，GHQ(一般精神健康質問)*6 を取り入れ，学生カウンセラーとの連携から，心の病気の早期発見に努めるのも効果がある．

心の健康の危険信号は，①幻聴や焦燥感など自分で感じる症状，②態度・言動の異常など，周りでわかる症状，③背景に心の病気をもつ身体症状，の3種類である．本人からの訴え，クラスメートからの報告など，わずかな変化を見逃さない，些細な事柄から気づく，専門学校という比較的小規模な環境でこそ，多くの目で1人の学生を捉えるという利点を活かし，学生の心の健康を守りたいものである．

*6：General Health Questionnaire．英国のデビッド・ゴールドバーグによって開発された．精神健康度を60項目4件法で質問し，神経症の複雑な症状を広く収集するもの．

2. 発達障害が疑われる学生

発達障害とは，なんらかの要因による中枢神経系の障害のため，生まれつき認知や，コミュニケーション，社会性，学習，注意力などの能力に偏りや問題を生じ，現実生活に困難を来す障害をいう*7．

*7：前掲『教職員のための障害学生修学支援ガイド』による．

自閉スペクトラム症(アスペルガー症候群含む)や注意欠如・多動症，限局性学習障害などがある．

これまで，発達障害と診断のついた学生には出会っていない．しかし，発達障害が疑われるような対人関係に問題がある学生は最近多くなったと感じている．こんな学生がいた．

【事例】男子学生 A さん

友人はほとんどなく，昼食時もいつも1人でいた．教室の隅にいることが多く，寡黙で，人と話しているのをあまり見かけない．しかし，成績では問題になることはない．1年生の6月，最初の実習オリエンテーションのときである．資料配付があるため，10分前に教室に集合するように，全員に伝えていた．事前の指示どおり，10分前にはAさんを除いて全員教室に揃った．Aさんがいなかったので，ほかの学生に聞いてみると15分くらい前には来ていたという．配付資料を配り終えた1分後に，Aさんは教室に駆け込んで来た．そして，ドアを思いっきり閉めたので，担当教員は「静かにしてください」と注意すると，「立て付けが悪い」と言い返し，「遅刻しましたね」と言うと，そのまま返答はなかった．

【事例】女子学生 B さん

課題にはまじめに取り組み，成績は上位であるが，グループワークになると仲間とうまくコミュニケーションがとれず，グループワークにはほとんど参加できていない．周りの学生からは，何を考えているかわからない，と思われていた．保育所実習で，園児の体温を測った年配の保育士さんから，体温計を渡されたBさんは，あまりにその体温が低いので，「もう一度，測り直してください．体温の測り方は，……」と，説明し，体温計を保育士さんに戻した．それを見ていた教員は，保育士さんに謝り，B さんにその言い方について，指導すると，B さんは「正しいことを言っただけなのに」と不満そうにした．

この 2 人に共通することは，①相手の立場に立てない硬さ，②興味の限局された狭さ，③独りよがりの独特さである．これらの特徴は，発達障害の特徴でもある．そして，こういった特徴をもつ学生へのかかわりとして，筆者が心がけている対応は，次の 4 点である．

1. こだわりを活かす(努力を認める) (受容)
2. 他の観方を教える，自分の理解の範囲を示す(客観化)
3. 周りが学生の特性を汲み取る努力をする(指示は細かく・具体的に伝える，目に見える形にする―構造化)
4. 必要時，援助の限界，時間の軽減を明示する

それぞれの対応について具体的に考えてみよう．

a) 男子学生 A さんへの対応

A さんについては，まず，「15 分前には来ていたそうね．10 分前の約束を覚えていたのね．その後，何かあったの」と努力を認め，事情をうまく説明できない A さんに問うてみる．そのうえで，「教室に入ったとき，クラスのみんなはどうしてた？」と状況に気づいてもらうように話す．同時に，A さんには，なぜ 10 分前集合か，そこで何をするのか，それらをきちんメモしておくように伝えるなど，細かい指示をするなど，指導する側の個別対応が必要であろう．

b) 女子学生 B さんへの対応

B さんにはまず，「あなたは，バイタルサイン測定の技術をしっかり身につけたね．がんばりました」とそのこだわりは活かし，認め，そのあと，他者の観方を教え，自分の理解の範囲を示す．具体的には「保育士さん，あなたから体温計を渡されて，どんな気持ちになったと思う？」「保育士さん，体温計の使い方を知らなかったと思う？」というように，である．事実，B さんが驚いた表情をしたのは，「保育士さん，体温計の使い方を知らなかったと思う？」という教員の声かけに対してであった．こだわりとがんばりを認めつつ，他者の立場や気持ちを理解するよう働きかける必要がある．

これまで，ほかにも何人か，発達障害が疑われる学生の指導上の経験から，保護者や出身校との先生方との連携が功を奏することもあった．事前に時間割を保護者に通知しておくのも効果的だったこ

ともある．ある学生は，これまでの学校生活の記録*8を保護者側が保管していて，それを提示していただき，保護者と一緒に相談したこともあったが，それはとても参考になった．

身体障害であれば，目に見えやすいため，比較的，合理的配慮や対応について考えやすいが，発達障害や精神的問題を抱える学生については，対応がなかなか難しい．しかし，原則，本人あるいは家族からの申し出(本人の意思決定)で，学校としてどこまでの対処が可能かを精一杯考え，本人・家族との話し合いをもち(建設的対話)，保護者と合意点を見いだし(合意形成)，個々の学生の学習を支援していく必要がある．

*8：先生と保護者双方の記載があるもの

レファレンス

▶心の健康チェック[1)]

20 項目について，以下の評価基準で採点をしてみよう．

評価基準

1 点：まったくあてはまらない．
2 点：ときどきあてはまる．
3 点：かなりあてはまる．
4 点：いつもあてはまる．

総得点を算出し，55 点以上の人は信頼できる周囲の人に相談してみよう(教員にも学生にもあてはまる)．

評価項目

1. 気分が沈んで，大変苦痛である．
2. 朝起きるときから疲れている．
3. 突然泣いたり，泣きたくなったりする．
4. 寝つきが悪く，寝ていても途中で目が覚める．
5. 食欲がない．
6. 異性への関心がもてない．
7. 体重が減っている．
8. 便秘である．
9. 動悸がする．
10. 気分がすっきりしない．
11. ちょっと勉強しただけで疲れ切ってしまう．
12. 落ち着きがなくじっとしていられない．
13. 将来に対して希望がないように思う．
14. ちょっとしたことが勘にさわってイライラする．
15. 物事がなかなか決められない．
16. 自分が値打ちのない者のように思える．
17. 生活が充実していないと感じる．
18. 死んだほうがましだと思う．
19. 何事にも満足感が得られない．
20. 達成感がない．

Column コロナ禍で活気のない学生

2020（令和2）年度は，新型コロナウイルスの感染拡大のために，登校自粛やオンライン授業，学校行事の中止などで，これまで普通だった対面の機会が圧倒的に少なくなり，学生間の話し合い，触れ合いの場がなかなか設定できなかった．

オンラインでの学生との対話は，毎日，対面して指導していたときより，多くの学生の個々の様子がわかり，学生の自立した学習の支援につながるという思いがけない利点も実感した．しかし，久しぶりに対面授業で出会った学生に活気がないことに気づいた．マスクやデスクパーティションで表情がつかめないこともあるが，なぜか活気がないように感じた．活気のない学生や学生集団をみるのはつらい．

講義形式の授業形態であれば，オンライン授業でも対面授業と同等の成果を上げることができる．そして，オンラインの手法をうまく駆使すれば，小集団学習も大きな問題なくできる．授業成果をみても，さすがに，臨地実習や実技演習には大きな課題が残ったが，講義・演習では大きな問題はなかった．

しかし，前述したように，活気がない，学習集団としての相互作用がうまく機能していないと感じるのはなぜだろう．いくつか原因が考えられた．オンラインでは意識してつながないと会話はできない．行動的でない学生は終日誰とも話さないこともあったという．しかし，学校に来ると仲間に会う，意識しなくても会話が弾む．それが，親密さや仲間意識を育て，集団の中で，活き活きとした表情を生み，活気として感じられるのではないかと思う．

また，学校行事がことごとく中止になったのも，その一因ではないかと考える．行事はそれぞれ目的を持って行っている．行事を通して，あらためて自分を見直し，それをけじめとして，初心にかえったり，継続・発展のための決意を促すことであったりと，なんらかのステップアップがあったのだと，今さらながらに思う．そして，行事は縦割りの集団をつくり，学習という側面以外の新たな仲間の能力に気づく機会でもある．そのつながりが，人が前に向かうエネルギーを提供するのではないかと思う．

あらためて，コロナ禍で，対面してさまざまな人とつながって生きることの大切さを再確認した．学習面のみならず，出会う人々とのつながりを大切にして，活気のある，エネルギーに満ちた学生集団になってほしいと願う．

9 「主体的・対話的な深い学び」につなげる教育方法

文部科学省の中央教育審議会(中教審)は，2012(平成24)年に，教員による一方向的な講義形式の教育とは異なる，学修者の能動的な学修への参加を取り入れた教授－学習方法の総称として，**アクティブ・ラーニング**を推奨した．その方法として，発見学習，問題解決学習，体験学習，調査学習，グループディスカッション，ディベート，グループワークなどを挙げていた．今は，単に活動性を高めればよいわけではない，という意味で**主体的・対話的な深い学び**として授業改善を提唱している．

筆者は授業を，「教員の“教えたいこと”が，学生の“学びたいこと”になるようにする教育活動」と捉えている．尊敬する天野の言葉を引用すると，「授業は教育課程(カリキュラム)を前提にした一定の時間割に従い，ある決められた学級で，教師と生徒(集団)とが，一定の教科・教材を媒体として，働きかけ合う形で進められている人間的営為である」[1]という．

授業は教員の一方向的なかかわりではなく，学生との双方向性で作り上げるものである．そうであれば，学生の授業への主体的参加は必要不可欠な授業成立の条件である．

筆者が看護教員人生をスタートさせたのは，看護師2年課程(定時制)の教育であった．もう40年以上も前になる．このころ，筆者は基礎看護学で看護過程の授業を担当したが，どんなにつたない説明であっても，どんなに変化のない授業展開であっても学生は熱心に聴講し，確実に学んでいた．そのときの学生は「准看護師と看護師の違いは患者の看護上の問題を明確にし，看護計画を立てることができるか否かです．それを学ぶために2年課程に進学しました」と言った．当時は，ほとんどの学生が准看護師としての実務経験をもっていた．同時に定時制であり，准看護師として働きながら学ぶ学生である．それゆえに目的意識や課題が明確であったのだろう．

このように学生の“学びたいこと”と教員の“教えたいこと”が一致している場合は，授業の方法はあまり問われない．教えるべき内容が明確であれば学生は自ら学ぶ．しかし，残念ながらそんな学

引用文献

1) 天野正輝（編著）：教育の基礎理論，p.95，文化書房博文社，1987.

生は少なくなってきた．入学当初はそのような目的意識をもっていても，3年あるいは4年間それを持続させることは困難な場合が多い．しだいに目的まで見失ったように思える学生もいる．

今は，高等教育であっても，看護教育であっても，いかに教えるかが問われるようになってきた．そのため，さまざまな教育の方法が提案されている．そのなかで筆者自身が手応えを感じ，継続して工夫しながら行っている教育方法として，**PBLテュートリアル教育，TBL，協同学習，反転授業，遠隔授業**の概略を紹介する(**図9-1**)．

もう1つ，看護教育に欠かせないのが，実際の臨床の場や患者などを再現した学習環境のなかでの経験型の学習である**シミュレーション教育**であるが，こちらに関してはすでに優れた書籍が出版されているので，ぜひそれを参考にしていただきたい．

なお，シミュレーション教育の「評価版」といえる**OSCE(客観的臨床能力試験)**については，第15章で紹介する．

A PBLテュートリアル教育

時代の変化のなかで，考えることが苦手，すぐ答えを求めたがる，言われたことはするが，自分からしようとはしない，という学生が増えたと思うようになり，教育方法の工夫が必要と痛感して，導入したのがPBLテュートリアル教育である．

PBL(problem based learning)とは，「問題基盤型学習」と訳され，「問題に基づく」「学生主導型」学習法である．

テュートリアル(tutorial)とは，個別指導という意味をもち，少人数でテューター(個別指導教員)のもとで行う学習形態をテュートリアル教育という．小集団で行う問題基盤型学習を，PBLテュートリ

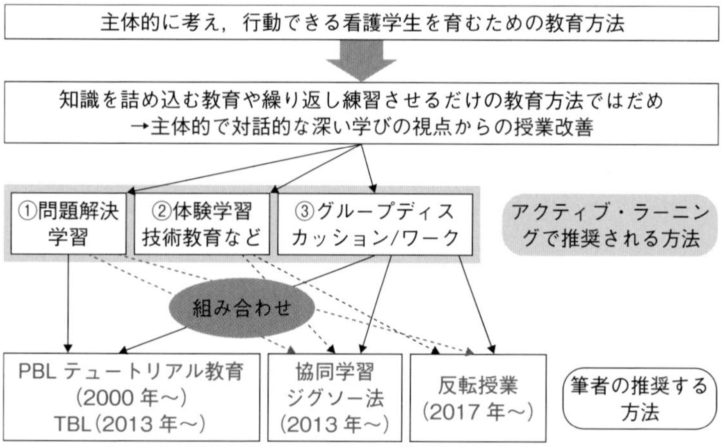

図9-1　筆者の推奨する教育方法

アル教育とよぶ.

1. PBL テュートリアル教育の特徴

代表的なものとして以下が挙げられる.

① 学生の主体的学習行動を支援する学生主導の学習方法

② 問題に基づいた学習方法

③ 相互依存的な小集団による学習を通して，個の伸長を期待する学習法

2. PBL テュートリアル教育の学習プロセス

次の 7 点に特に留意して進めるのがよい.

① 問題を見いだし，学習課題を抽出する

② 既習の知識を基に問題解決(課題達成)を試みる

③ 自分の知識不足を認識する

④ 学習目標・学習計画を立てる

⑤ 自己学習を行う

⑥ グループ員の知識や新しく習得した知識を問題解決(課題達成)に役立てる

⑦ 学習プロセスを自己評価し，課題を明確にする

3. PBL テュートリアル教育の実際

テュートリアル教育にはテューター教員の適切な配置や書籍をはじめとした教材・教具の充実などが必要条件であるが，小規模の専門学校においてはなかなか十分な資源を揃えることは困難である.筆者のかかわる学校(A 校)でも，理想的な形で PBL テュートリアル教育が行えているわけではない．しかし，それでも，学生による授業評価は高い.

各回終了時に振り返りの記録としてテーマポートフォリオの様式(**表 9-1**)を書いてもらうが，それを見ても，「わかる」楽しさを実感しているようである.

ここで紹介するのは A 校で，専門基礎分野の病理学に位置づけている単元「疾病理解の看護学的視点(7 回 14 時間)」での PBL テュートリアル教育の実際例である．A 校では，この単元に引き続き，臨床看護総論(A 校では健康回復支援総論と科目名を設定している)で，同じシナリオ(scenario)*1 の看護を考えるために，2 回目の PBL テュートリアル教育を実施していた．しかし，筆者が A 校

＊1：ラテン語の場面・舞台を意味する「scaena(スカエナ)」が語源．事例や看護場面から看護を考えさせる「筋書き」を示したものと考えている.

表 9-1　PBL テュートリアル教育自己評価表(記載例・テーマポートフォリオの様式 1)

※この用紙は毎回授業終了後，テューターに提出すること.

疾病理解の看護学的視点・PBL テュートリアル教育における自己目標

解剖生理の知識をこの機会にしっかり自分のものにしたい．自分の課題にきちんと取り組み，メンバーに迷惑をかけないようにする．自分のわかったことをみんなに伝えて，みんなでわかりたい．患者の体に起こっていることが説明できるようになる.

毎回の授業終了後の自己評価と自己の課題

回	自己評価	テューターのコメント
1	初めての PBL でドキドキした．1 回目でどう取り組めばよいか，わからなかったけど，みんながいてくれてよかった．まずは，課題に取り組みたい.	グループの中で，とてもよい役割を果たしてくれています.
2	課題にしっかり取り組んだので，プレゼンはうまくできた．同じことを調べても，みんな少しずつ違う．だからみんなで勉強すると，新しい疑問が出てくるのがすごい	きちんと課題に取り組めました．学ぶ姿勢がとてもよいです.
3	だんだんみんなの意見が活発になってきた．とてもよい雰囲気で授業を楽しむことができた．肺炎のプロになれそうな気がする．きちんと調べて答えが出せるようにしたい.	活発な討議でした．楽しく肺炎のプロをめざしましょう.
4	「あー」 と納得できることがたくさんあって嬉しい．もっともっと自分で調べるくせをつけようと思う．自分なりにこれまでわかったことをまとめてみたい.	学ぶおもしろさがわかってきたようです．これから先が楽しみです.
5	少しずつ答えが見えてきた．自分でわかるというのはこんなことなのだと思う．人の意見を聞くことは大切だとあらためて感じた．発表会に向けてまとめていきます.	よいリーダーシップを発揮してくれています．次回の発表期待しています.
6	発表がうまくできるか心配だったが，今までの学習成果をきちんと説明できたと思う．A クラスが取り組み経過をうまくまとめていたのもよかった．次の参考にしたい.	よい発表ができました．A クラスの人にもよい刺激になりました.
7	PBL 開始時はどうなることかと思ったが，みんなで「わかる」 ことを心がけ，しっかり取り組むことができた．私たちだけしかできない発表ができ，満足．みんなに感謝.	チームワークはナンバーワンでした．質問にもしっかり答えられました.

※7 回目終了後，感想や意見，気づいたこと何でもよいので，書きましょう.

PBL テュートリアル教育がこんなにも楽しくて達成感がある授業だとは思いませんでした．大変なこともありましたが，みんなで乗り切ることができました．この学びを活かしたい.

を退職し，非常勤講師になったため，テューター教員間の話し合いのための時間調整が困難になった．そこで，筆者は，「疾病理解の看護学的視点」はこのあと説明する TBL(team based learning)に変更し，そこで示したシナリオを A 校教員に引き継ぎ，健康回復支援総論で PBL テュートリアル教育を継続している.

まず初回は，① PBL テュートリアル教育における自己の目標を明確にする，②次にグループでそれを共有する，そして，③教員が提示する問題状況を含む事例(シナリオ)を読み合わせ，事例のイメージ化を図る，④本授業のテーマである「シナリオの体に起こっていることを理解する」ために，学習課題を抽出する，そして⑤学習計画を立て，⑥学習を進める，⑦終了時に自分の課題への取り組みや成果をテーマポートフォリオの様式に記載し，テューター教員に提出する.

2回目は各自が取り組んだ学習成果をグループメンバーにプレゼンテーションし，学習成果を共有する．そこで学生が追加情報を求めたら，次回までにテューター教員が追加情報を提示する．**求めなければ提示をしない**．あくまで学生の主体性を大切にした教育方法である．以下に具体的なシナリオの例を紹介する．

15年ほどこのPBLテュートリアル教育を続けてきて，主体的な学習活動を促す効果的な授業方法であると実感している．**図9-2**と**図9-3**でその学習構造と展開を示す．

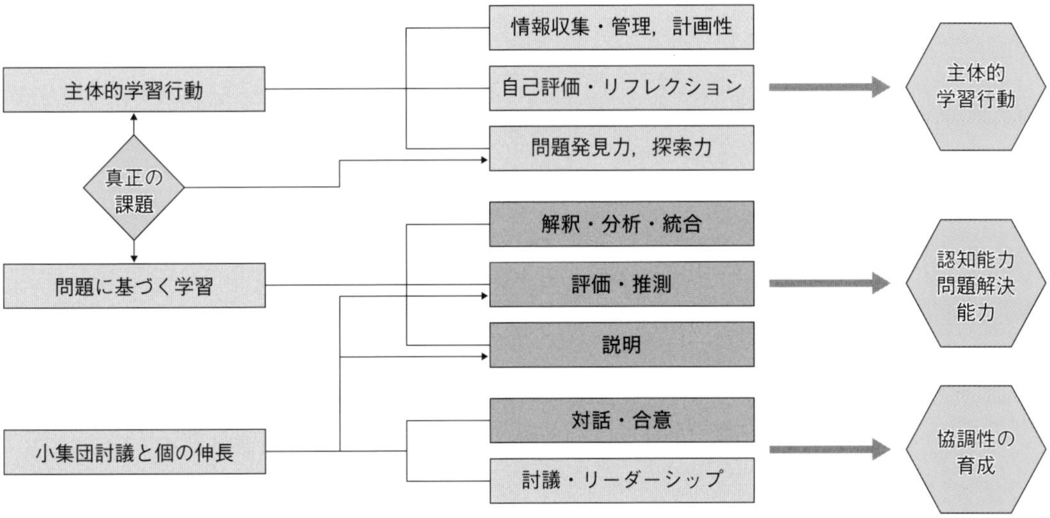

図9-2 PBLテュートリアル教育の学習構造

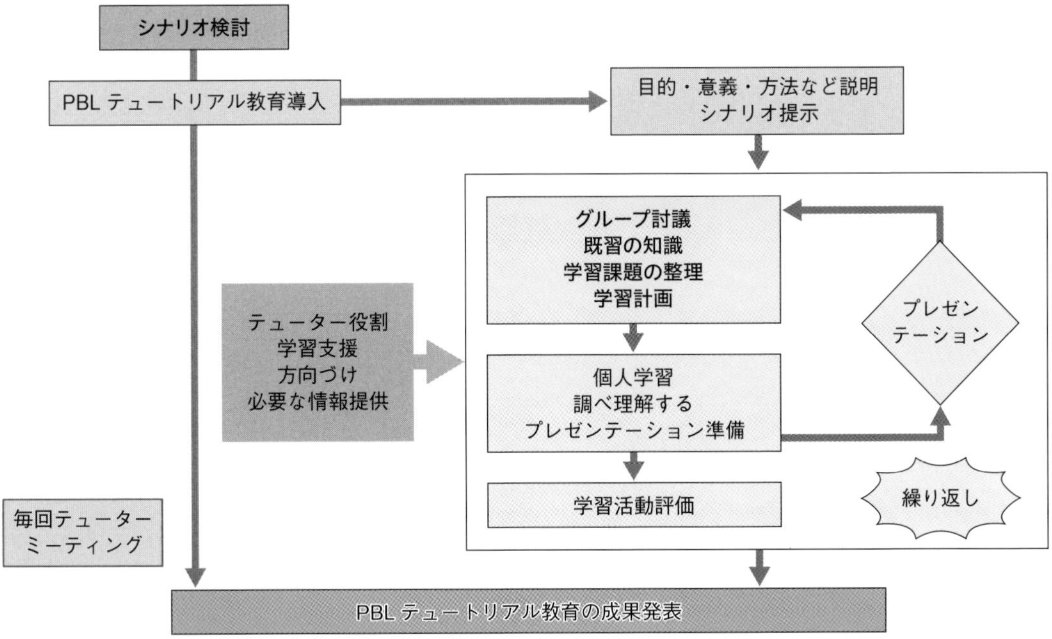

図9-3 PBLテュートリアル教育の展開

＊2：池西静江，石束佳子，藤江康彦：学習指導案ガイダンス，医学書院，2019.

自身で実際にやってみようと思われる方は，拙著『学習指導案ガイダンス』＊2に，指導案の作り方から詳述しているので参照されたい.

【事例】 問題状況を含む臨場感のある課題（scenario）の具体例

・あなたは実習生として林さんを受け持つことになりました
林華子さん，86歳女性
肺の炎症で，5日前から高熱が持続している．咳嗽，喀痰が多く，咳が出しにくいようで，力のない咳をしては「しんどい」と言う.

学生が求めた追加情報

・林さんの肺炎を特定したい
①林さんはいつごろ発症したのか
②林さんは入院しているのか
③喀痰検査はどうか
④胸部X線はどうか
⑤林さんは鳥を飼っているか

テューター教員が提示した追加情報

・林華子さん86歳（カルテ情報の抜粋）
【既往歴】72歳．転倒して左大腿骨頸部骨折．人工骨頭置換術を受けた以外，特に大きな病気なし.
80歳を過ぎたころよりほとんど外出をしなくなり，自宅で気分のよいときには，花の世話をしていた．昨年，風邪をひいて，肺炎を起こしてからは，まったく外出せず，ほとんどを自室で過ごしていた.
【現病歴】 10月5日から咳嗽・喀痰，微熱があったが放置．10月15日38℃の発熱があり，近医を受診し，風邪という診断で薬を処方されて様子をみていたが，3日目になっても熱が下がらず，当院に家族に付き添われて受診，X線検査の結果，肺炎と診断されて入院となった.
【現在の症状】 咳嗽，喀痰（黄色～白色痰あり）．力のない咳をしては，「しんどい」と訴える．喀痰検査の結果未.

B TBL(team based learning)：チーム基盤型学習法

TBL(team based learning)は，チーム基盤型学習と訳される.

チームの協同を大切にした点では次に示す協同学習という意味合いもある．学習者のなかには，TBLをテスト基盤型学習と理解している者もいる．それくらいテストの印象が強いようである．各自で事前に学習してきて，試験に取り組み，その後，チームで力を合わせて正答を導き出し，その知識を活用した発展課題に，主体的にチームで取り組むというものである.

筆者の場合，A校の非常勤講師になった段階で，PBLをあきらめて，TBLを導入した．TBLの優れているところは，学生数は多くても1人の教員で対応できるという点である．学習目標については，多くの知識の定着と活用をめざす場合とても優れていると感じている.

学習には，必要なことを覚えることも重要で，試験もその意味では有効な方法であると思う．しかし，それで終われば知識の詰め込みになり，活用できないが，その知識をチームで調べ・話し合い，より確実な知識にして，さらに発展課題に取り組むことで，知識の活用方法がわかり，問題解決・課題達成能力を育成することが期待できる．詳細については拙著[*2]を参考にされたい.

1. TBLの特徴

次の6点にまとめることができる.

① チームの協同が生まれる学習方法である
② 学生が主体的に学習する
③ 多くの知識の習得を期待する学習にはよい
④ 教員の豊富な専門的知識が必要である
⑤ 教員は指示と見守り，最低限の介入でよい
⑥ 学生人数が多くても1人の教員で進められる

2. TBLの4つの原則と試験問題作成

まず4つの原則を土台に考えていく.

① 適切なチーム編成
② 学生が自分の学習に「責任」をもつこと
③ 効果的なフィードバックを行うこと
④ 学習を促進する効果的な応用課題を与えること

それに筆者は，もう1つ追加したい.

⑤ 看護に必要な知識を問う客観試験の作成

それぞれの原則について説明を加えよう.

a) 適切なチーム編成は成果に大きく影響する

筆者が心がけているのが，適切な人数である．1グループは4~5人にとどめている．6~7人にすると参加しない学生も出てくる．さらに，成績，性別，社会人経験，チームをまとめる能力などをみて，できるだけ異質なメンバーが入るように考えているが，正直，すべてのチームがうまく編成できたと思うことは少ない．ここが頭の痛いところである.

b) 学生が自分の学習に責任をもつ

一人ひとりの学習成果がチームの成果になる．少ない人数の中で十分な学習ができない学生がいると，限られた時間でその成果を高めることはできない．そのことを導入やまとめの際に伝えるとともに，がんばった学生を評価するようにする．

c) 効果的なフィードバックは教員の力量による

ここが教員の力量を問われるところである．学生がしっかり学習してくると質問も厳しいものになる．それに的確に答える必要がある．しかし，教員も完璧ではない．わからないときは，正直に伝え，次回まで回答を保留にすることもある．タイムリーに学生の疑問に答えられる知識，判断力が教員に求められる．

d) 学習を促進する効果的な応用課題で大事なこと

看護学の場合，事例や場面を課題にすればよいので，あまり困ったことはない．大切なのは，これまでの学習および取り組んだ試験で得た知識を活用して，考えられる応用課題にすることである．難易度は高すぎても，低すぎてもいけない．

e) 看護に必要な知識を問う客観試験の問題づくり

試験問題を解く，という活動を通して，知識を定着し，チームの力を上げようとするものだけに試験問題づくりが重要である．

筆者は国家試験に準じて4肢択一の客観試験問題を20問作成している．例えば，肺の悪性腫瘍について看護に必要な知識を偏りなく出題することを心がけると10問では少ない．国家試験問題をそのまま使うと学習者はきちんとした学習をせずに国家試験問題集のみを学習することになるので，できるだけオリジナルな問題を多くつくることを心がけたい．

筆者は単元のテーマ(主題)「正常な人体の構造と機能に病変が起こることで，どんな症候が生じるかを理解する」に沿って，解剖生理，病変，それにより生じる症候について，作問している．

TBLの一般的なステップは**図9-4**のようになる．

表9-2に，筆者が実践しているTBLの具体例を示す．ここ数年の実践で学生の反応を見ながら，やり方を変更，工夫してきたものである．1年後期配当科目である．1チーム5人で8チーム編成している．単元の授業計画は以下のとおりである．10回(20時間)で，肺の悪性腫瘍，肝臓の炎症，心臓の循環障害，腎臓の炎症の4つの系統を扱う．ゴールは事例の病態を明らかにする(病態関連図の仕上げ)で，肺の悪性腫瘍だけは回数を多くして，発表まで行い，考え方

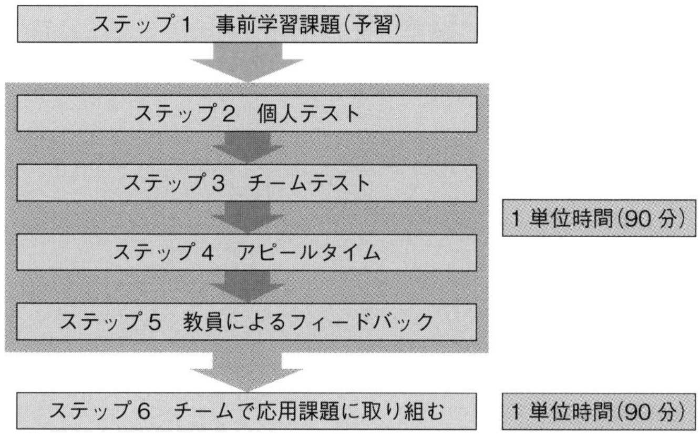

図 9-4　TBL における学習のプロセス 6 つのステップ

表 9-2　TBL の授業計画(1 年後期)

回数	学習内容および学習成果	方法
1	1)疾病の成り立ちに関与する因子が理解できる 2)関与する因子を理解し，予防活動の理解につなげる	講義
2	**肺の悪性腫瘍①**	TBL
	個人テスト・チームテスト・ミニ講義・アピールタイム	
3	**肺の悪性腫瘍②**	
	事例の身体に起こっていることを理解する(病態関連図)	
4	**肺の悪性腫瘍③**	
	病態関連図のチーム発表(パワーポイントで)	
5	**肝臓の炎症①**	TBL
	個人テスト・チームテスト・ミニ講義・アピールタイム	
6	**肝臓の炎症②**	
	事例の身体に起こっていることを理解する(病態関連図)	
7	**心臓の循環障害①**	TBL
	個人テスト・チームテスト・ミニ講義・アピールタイム	
8	**心臓の循環障害②**	
	事例の身体に起こっていることを理解する(病態関連図)	
9	**腎臓の炎症①**	TBL
	個人テスト・チームテスト・ミニ講義・アピールタイム	
10	**腎臓の炎症②**	
	事例の身体に起こっていることを理解する(病態関連図)	

疾病理解の看護学的視点/症候論(専門基礎分野)
1 単位 30 時間うち 20 時間

表 9-3　TBL の展開例（肝臓の炎症・2 回分）

回	内容	方法		所要時間	配点
1	個人テスト	20 問 4 肢択一（時間 10 分・5 点配点）		10 分	5 点換算
	チームテスト	1 回目	チームで個人と同じ問題を調べて解答する	25 分	5 点
		2 回目	不正解の問題を再度調べてチャレンジする	5 分	3 点
	アピールタイム	個人学習，チーム学習を通して明らかになったことで，テストについての疑問点をアピール．アピールが認められたら加点		20 分	1 点加算
	フィードバック	教員による解説およびミニレクチャーを行う		10 分	
2	応用課題	グループで事例の身体に起こっていること，起こりうることを明確にした病態関連図を仕上げる		90 分	5 点

を共有する．

2 回目の肝臓の炎症（2 回分）について詳しく示すと，**表 9-3** のようである．

授業開始とともに，個人テストをする．1 問 30 秒で解くことを求めており 20 問で 10 分の試験時間．その後，個人テストは回収する．後日，教員が採点して個人の持ち点（5 点に換算）としている．その後，同じ問題をチームで取り組み，分担して調べ学習を行い，完全正答をめざす．このときの学生の表情は真剣そのものである．25 分で 1 回目チームテストを終えて，評価する[*3]．

＊3：数が多い場合はスクラッチカードを使用すると採点および回収の必要はない．

筆者が行うのは 8 チームであり，回収して 3 分程度で教員が採点し，チームに結果を戻す．その後，完全正答したチームは問題を吟味する．不正解があったチームは 2 回目のチームテストに取り組む．1 回目に完全正答すれば 5 点，2 回目で正答すれば 3 点が個人の持ち点になる．その後，アピールタイムを取る．筆者は同時性を担保するために，指定時間（20 分）の終了 5 分前までに代表者が前に出て，板書を始めたものについて取り上げると説明している．アピール得点を加算することで，学生たちは必死になる．アピール内容により加点がもらえるか否かは，教員の判断である．加点しない理由，加点する理由を明確に説明するとともに，本時で理解してほしい内容をフィードバックする．このような展開で 1 単位時間（90 分）が終了すると学習者はどっと疲れるという．それだけ真剣に取り組んでいる，ということであろう．

応用課題は 1 回目の授業の終わりに提示する．例えば以下の事例である．

【事例】 62歳男性Cさん

3か月前から身体がだるく食欲が低下していたが「夏の疲れ」と放置していた．1週間前より眼球結膜に黄染出現，家族も気づき，心配するので受診．血液検査の結果「C型肝炎」と診断されて，IFN（リバビリン併用）療法を2週間行うことになった．輸血の経験はなく，原因は特定できていない．「なんでこんなことになったのだろう」と言う．

TBLに取り組んで8年になるが，学習者の反応を見ながらその方法を変更・修正しながら現在の形に至った．「教える」のではなく，自ら「学ぶ」ことを助ける教育方法という実感がある．

試験問題は「肝臓の炎症」のものを配付する*4．

*4：本書では割愛．詳細は『学習指導案ガイダンス』を参考にされたい．

C 協同学習

協同学習の定義について，カール・スミスは「小グループの教育的使用であり，学生が自分自身の学びと学習仲間の学びを最大限にするためにともに学び合う学習方法」としている[2]．安永は「単にグループで話し合わせるということでなく，仲間が心と力を合わせて学び合うという協同の精神に基づくものでなければならない」と述べている．この学習法の詳細は紹介する書籍[2]に委ねるとして，筆者がほとんどの授業で使っている，協同学習の基本的技法を以下に紹介する．

安永が紹介する“基本的な学び合いの技法”のなかでも，基本となるのが，①ラウンド・ロビン，②シンク・ペア・シェアである．筆者はこの2つの技法を授業のあらゆる場面で活用している．この2つの技法は，A．課題を明確に全体に伝える，B．課題について自分で考える(個人思考)，C．そのうえで，学習者同士で教え合う機会をもつ(集団思考)，という3つの過程を大切にするものである．これを2人で行うときは②シンク・ペア・シェアで，3人以上で行うときは①ラウンド・ロビンである．

筆者は反転授業では，事前に自ら調べ理解してきたことが前提としてあるので，すぐにそれをお互いに教え合う，ということで2人ペアになってもらい，シンク・ペア・シェアを活用している*4．

引用文献

2)安永悟：活動性を高める授業づくり，pp67-68，医学書院，2012．

1. 協同学習の利点

このような協同学習の基本的技法を活用することで，多くの利点がある．

① 全員が学習に取り組む(参加型学習)

② 考える，話す，聴く，まとめる，書く，という多様な学習活動を生む
③ 時間を制限するため，短い時間で効率よく取り組み，メリハリがつくれる
④ ラウンド・ロビンや全体討議を取り入れることでさまざまな考え方を知り，思考を深めることができる

まさに，アクティブ・ラーニングである．学習者同士の相互作用で，学習者の主体性を育てる教育方法として有効である．しかも，教員にとっては，特別，高度なテクニックを必要とするものではないというのもありがたい．初心者でも，真似ることができる．やっていくなかで，自分なりの方法が見いだせる．ぜひ，やってみてほしい．

ほかにも，協同学習にはジグソー学習法や特派員などの活用しやすい方法がある．

2. ジグソー法の実際

ジグソー法(ジグソー学習法)は，技術教育でも行っている．バイタルサインの測定法の単元で活用しているのを紹介する(**図 9-5**)．

バイタルサインの測定法を習得する単元である．1 グループ 5 人で編成し，それぞれの専門家を決めて，その技術(例えば，呼吸測定)について，人に教えられるまで，手技を学び，ほかの人に伝えられるように学習指導案を作成する．さらにそれを同じ技術を行うほかのジグソーグループメンバーと共有し，専門家としての知識や技術を正確にかつ，よりわかりやいものにする専門家グループのワークに参加する．そこで，得た知識や技術を，最後に自分のジグソーグループメンバーに技術指導する，というものである．

自分の担当した技術の習得は十分であるが，教えてもらったほかの技術の習得度は低い段階で授業は終了するが，その後も，フィジカルアセスメントに続く授業では同じグループ編成で望み，専門家に都度，教えてもらいながら習得する，という展開をつくっている．

このような展開は，与薬，清潔，移動の単元でも活用できる．

D 反転授業

反転授業とは，「一般に説明型の講義など基本的な学習を宿題として授業前に行い，個別指導やプロジェクト学習など知識の定着や応用力の育成に必要な学習を授業中に行う教育方法」[3)]である．

反転授業には次の 2 つの型がある．

引用文献

3) 山内祐平，大浦弘樹(監)，ジョナサン・バーグマン，アーロン・サムズ(著)，上原裕美子(訳)：反転授業．p.40，p.188，オデッセイコミュニケーションズ，2014．

1. 完全習得型

事前に宿題として，授業をオンラインやDVDで視聴し，内容理解を一定にしたうえで，対面授業に参加し，学習到達の低い学習者に対して，教員の指導や仲間同士の学び合いで，全員の学習の到達度を上げることをめざす．

2. 高次能力学習型

知識を習得する学習をオンライン学習で行い，対面授業では，事例や臨床場面を設定し，オンライン学習で得た知識などを活用し，応用課題に取り組み，教員や仲間との対話型で応用能力の獲得をめざす．

ジグソーグループ	体温測定	呼吸測定	脈拍測定	血圧測定(触診)	血圧測定(聴診)
1	1-体温	1-呼吸	1-脈拍	1-血圧	1-血圧
2	2-体温	2-呼吸	2-脈拍	2-血圧	2-血圧
3	3-体温	3-呼吸	3-脈拍	3-血圧	3-血圧
4	4-体温	4-呼吸	4-脈拍	4-血圧	4-血圧
5	5-体温	5-呼吸	5-脈拍	5-血圧	5-血圧
6	6-体温	6-呼吸	6-脈拍	6-血圧	6-血圧
7	7-体温	7-呼吸	7-脈拍	7-血圧	7-血圧
8	8-体温	8-呼吸	8-脈拍	8-血圧	8-血圧
	体温専門家グループ	呼吸専門家グループ	脈拍専門家グループ	血圧(触診)専門家グループ	血圧(聴診)専門家グループ

バイタルサイン測定法の単元〔4回(単位時間)―8時間使用〕

回	内容	方法
1	ジグソー学習法の導入	講義
	バイタルサインの意味するもの	
	バイタルサインの種類	
	バイタルサインの測定法の紹介	
	残った時間は分担した専門家としての学習	個人ワーク
2	**専門家としての学習と学習指導案作成**	個人ワーク
3	専門家グループ内での発表と意見交換と学習指導案の修正	専門家グループワークおよび個人ワーク
4	ジグソーグループ内で専門家としての技術の指導	ジグソーグループ内での技術指導

図9-5　ジグソー学習法の例(バイタルサイン測定法)

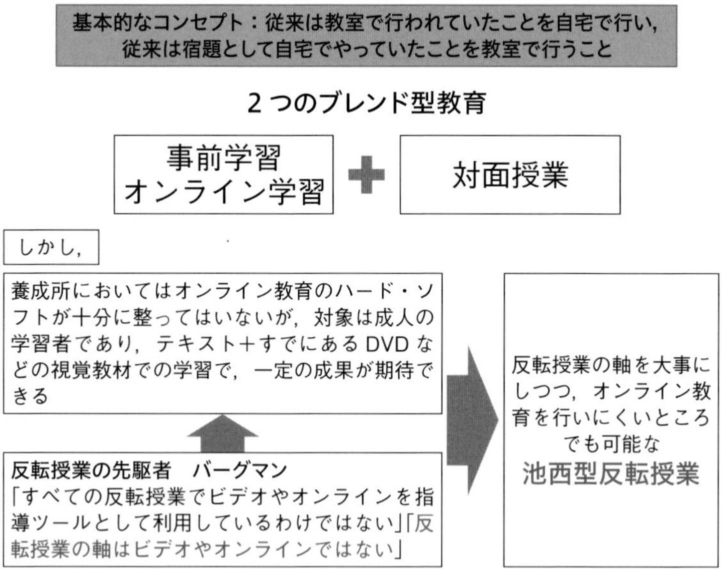
基本的なコンセプト：従来は教室で行われていたことを自宅で行い，
従来は宿題として自宅でやっていたことを教室で行うこと
2 つのブレンド型教育
事前学習
オンライン学習
対面授業
しかし，
養成所においてはオンライン教育のハード・ソフトが十分に整ってはいないが，対象は成人の学習者であり，テキスト＋すでにある DVD などの視覚教材での学習で，一定の成果が期待できる
反転授業の先駆者　バーグマン
「すべての反転授業でビデオやオンラインを指導ツールとして利用しているわけではない」「反転授業の軸はビデオやオンラインではない」
反転授業の軸を大事にしつつ，オンライン教育を行いにくいところでも可能な
池西型反転授業

図 9-6　反転授業の展開

〔山内祐平，大浦弘樹(監)，ジョナサン・バーグマン，アーロン・サムズ(著)，上原裕美子(訳)：反転授業．p.40，p.188，オデッセイコミュニケーションズ，2014．をもとに作成〕

筆者はその両方をめざして，**池西型反転授業**を行っている(図 9-6)．

2021 年現在続いているコロナ禍で，看護教育方法は様変わりをした．2017 年の調査では，ICT 教育を実施している養成所は 3.2%であったが，2020(令和 2)年 10 月の日本看護学校協議会の Zoom*5 による投票機能を活用した簡易調査では，7 割を超える養成所が遠隔授業を実施していると回答した．上記のような簡易調査で，しかも遠隔授業の定義も明確にしないままの不完全な調査であるが，実感としては，この半年で Wi-Fi 環境も整い，ICT 教育を始めたところは間違いなく多い．コロナの終息後もここで得た経験は継続されるものと思われる．

＊5：ズーム，ウェブ会議サービス．2021 年現在，使い勝手のよさから代表的なオンラインミーティングツールとして普及．

しかし，まだまだ，ICT 教育は緒に就いたばかり，と言ってよい．反転授業のオンライン学習に必要なソフトの開発は十分ではない．そこで当面は，筆者が行う池西型反転授業も有用だと思えるので紹介したい．

3. 池西型反転授業

池西型反転授業は，事前課題にワークシートを取り入れ，対面して完全習得型と高次能力学習型の 2 つをめざす教育方法である．

反転授業の軸は大切にするが，用いる教具が違い，本来の反転授

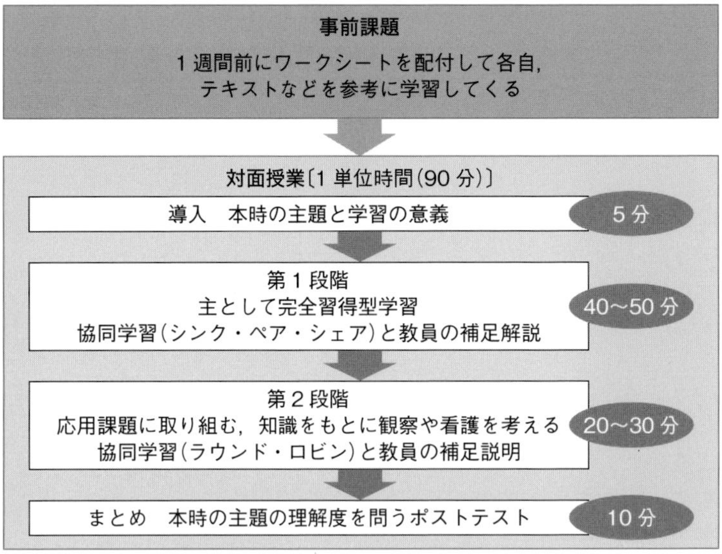

図 9-7　池西型反転授業の展開例

（池西静江，石束佳子，藤江康彦：学習指導案ガイダンス，p.26，医学書院，2019．より作成）

業と区別するため，筆者は池西型反転授業とよぶことにした．

ここ数年，筆者は紹介したような形で，反転授業を行っている（図 9-7）．学生（学習者）は「先生の授業は大変」と愚痴をこぼすが，その意義は理解できるようで，ほとんど欠席することもない．毎回のようにポストテストがあり，これが成績につながるため，休めないことも一因である．授業中の居眠りも見受けられない（これもポストテストや協同学習の効果か），事前課題も程度には差があるが，ほとんどの学習者は取り組んでいる．これはシンク・ペア・シェアで課題に取り組み，理解したことを他者に説明する場面を授業の最初に設定しているため，事前課題をしていないと自分が困る事態になると学習者が理解しているためと思われる．

事前の準備をして，しっかり授業に参加する，そんな授業が反転型授業である．筆者はこの方法に確かな手応えを感じている．学ぶ，ということはこういうことではないかと思う．

E 遠隔授業

2021 年現在，最も関心が高く，しかし，まだまだそれぞれの現場で戸惑っているところがあるのが，遠隔授業であろう．

遠隔授業とは，遠隔教育システムを利用して，離れたところの講師や学生，学生同士をつないで行う授業とまず理解しよう．インターネットを使って行う授業であるが，これには「リアル（同時）配信授業」と学生の都合で好きなときに受講できる「オンデマンド授業」に区分される．ここでは双方向性の授業ができるリアル配信授業を取り上げる．

リアル配信授業は，さまざまなツールを使えば，対面授業に近い授業ができるところが魅力である．ツールには学生の反応を聞けるチャット機能や，投票機能，グループワークができるものもある．問題は，多人数の学生が安定してビデオや音声を受信できるインターネット環境が必要ということである．また，受信する学生が携帯電話回線を使っていると，大量のデータ通信容量が必要である．2020(令和2)年4月から5月にかけての新型コロナウイルス感染症対策本部から出された第一次緊急事態宣言当時は，学校のインターネット環境も不十分で，学生側も通信容量の不足などで，混乱があった．それでも少しずつ環境が整い，安定した遠隔授業ができるようになってきている．

筆者も，その時期に遠隔授業に取り組むためにZoomの勉強をしながら，初めて遠隔授業を行った．決して満足のいくものではなかったが，何かの参考になればと思い，そのときの遠隔授業を紹介する(**表9-4**)．裏を返せば，これくらいの授業であれば，誰でもすぐにできるものと思ってよい．

1年生に実施した，これから始まる技術教育の導入の授業である．単元考察やワーク—シート(WS)づくりの詳細は，拙著を参照いただきたい．また本授業は，鹿児島医療技術専門学校の若手の教員の手助けを得てできた授業である．車椅子移動について，事前に動画を撮ってもらって，それを数分流したのだが，通信容量が多くフリーズするなどのトラブルはあったが，授業の反応もよく，前年の対面授業と変わらない成果を得ることができた．オンライン授業でも，双方向性の筆者のめざす授業が可能であることを実感できた授業であった．

この授業はおおむね1単位時間(90分)で終了となる．チャット機能は，学生の反応は早い．ただ，画面共有や動画切換などの操作には余裕が必要で，少しゆとりをもって時間設定している．そして，2単位時間(180分)通しての遠隔授業は集中しにくいという学生の意見もあり，1単位時間(90分)終了後，休憩＋課題を考える時間を入れて，25分のインターバルをとって，後半の授業を始めた．そして，後半は約60分を使って，ワークシートに当日の学習成果をまとめて記入し，これから始まる技術教育にどんな姿勢でどんな目標をもって臨むか，を各自記載するように指示した．ワークシートは次回登校日に持参するように指示をして，授業を終えた．

学習者の反応は，身近な人の映像や，体験(椅子からの立ち上が

表 9-4　遠隔授業での例(技術教育導入回の学習指導案)

構成	時間	学習内容と学生の活動	指導方法と留意点	操作
			事前「授業参加の確認・出席確認」	
導入	8 分	「**ご挨拶と導入**」説明を聞く	**マイク off，ビデオ on　など注意説明**	
			「**説明**」ご挨拶　自己紹介　看護職のすばらしさ　本時の目標・方法，技術論の導入	→WS を画面表示
第 1 段階	25 分	「**技術の定義・概念の理解**」	「**説明**」事前課題を発表，発表はチャットに書き込むこと(1 分待つ)	→WS を画面表示 →チャット確認(1 分待つ)
		ワーク 1「看護の定義」をチャットに書き込む	「**説明**」日常生活において食べること，寝ること，動くこと，などが健康的にできること A さんをみてみよう．事例読む	
			「**質問**」言葉を調べてわからないことはなかった？ 「**指示**」あればチャットに書き込む(1 分待つ)	→チャット確認(1 分待つ)
			「**説明**」質問に答える	
			「**説明**」事例の確認	
		ワーク 2 チャットに書き込む	「**指示**」ワーク 2「A さんにどうなってほしい？」の回答をチャットに書き込む(1 分待つ)	→チャット確認(1 分待つ)
		回答予想「なんとか食べさせてあげたい」「食べるのは難しい」	「**説明**」看護の定義→食べることを援助	
		ワーク 3 チャットに書き込む	「**指示**」ワーク 3「そのためにあなたに何ができる？」の回答をチャットに書き込む(1 分待つ)	→ここで A さんのスライド挿入表示
		回答予想「食べられるもの(素材・形状など)を探す」「励ます」	「**説明**」援助をするにはなんらかの行為を起こすことが大事．この事例は股関節の拘縮があったが，座位 90°保持を実現，そのうえで食事形態，量などの援助で食事ができ，数年肺炎を起こしていない事例である」	
			「行為」は座位 90°保持，食事の援助	
		ワーク 4 はい・いいえを投票する	「**指示**」ワーク 4「それは看護の仕事？」の投票を指示	→投票機能使用(1 分待つ) はい・いいえ 2 つの選択
		回答予想「はい」 全員説明を聞く	「**説明**」看護とは健康的な「日常生活」ができるように援助する．健康的な日常生活のためには健康の回復・生活援助の 2 つが大事．それを実現するために必要なのが「看護技術」といえる．看護技術の定義を紹介 川嶋みどり先生，物理学者武谷三男先生の定義を紹介　行為を可能にする原理であり，看護を行うのに身につけたいものと理解したい(5 分)	
		「**技術の具体的理解**」	「**説明**」B さんの例で具体的に技術について考えよう．B さん紹介	WS を画面表示
		ワーク 5 考える→投票する 予想回答全員「はい」	「**発問**」ワーク 5「車椅子でお花をみせてあげる行為は看護の仕事？」　投票しよう 「**説明**」それを実現するために必要なのが「看護技術」それは原理・原則があって，応用するもの，それを考えてみよう	→投票機能使用(1 分) はい・いいえ 2 つの選択
第 2 段階	37 分	「**原理・原則の理解**」 説明を聞く 動画視聴	「**説明**」まず，動画をみよう．自分では歩けず，立つにも支えが必要という状態を考えて①患者の移動が少ない車椅子の位置，②立ったときの安定のための看護師の支え，③看護師の腰の負担，など考えてみよう	→動画配信(3 分) →WS を画面表示に戻す

つづく

つづき

構成	時間	学習内容と学生の活動	指導方法と留意点	操作
		回答予想「不安定」「わからない」「上手」「危ない」 説明を聞く	**「指示」**看護師の感想，患者の感想を，ワークシートに記入する（2 分待つ） **「指名」**学生指名 **「説明」**安全・安楽（患者・看護師両方） 患者さんのできることを大切に，技術を提供することが大事．そのために原理・原則が大切．考えてみよう	以下，時間が延長していればチャットは使わない．時間があればチャットを使用
		ワーク 6 発問を考え，投票する	**「発問」**ベッド上の B さん．ベッドサイドの位置を示す．車椅子を置く位置．ア・イ・ウのどれに投票しよう（1 分）	→投票機能使用（1 分） ベッドサイドの位置を示す 3 つ（ア・イ・ウ）の選択肢から選ぶ
		ワーク 7 に理由を書き込む　回答予想 「動線が短い」「車椅子に乗りやすい」説明を聞く	**「指示」**ワーク 7「車椅子の位置について」その理由を考えよう． **「説明」**1 人で立てない B さんの移動が少ない，向きを変えて座れる→ウ．安全	
		体験「立つ動作」 ワーク 8	**「説明」**ワーク 8 をやってみよう． 今，椅子に座っている？　ではそこからまず立ってください．そのときに，頭がどう動くか，足の位置との関連で考えよう．（1 分待つ）　次に，頭を動かさない，天井のほうに引っ張られる感覚で立ってみよう（1 分待つ） **「発問」**どうだった？　ワーク 8 に書き込む	
		回答予想 「頭の位置が前に動く」	**「説明」**頭の動きに気がついた？　頭が足の位置より前に出るような状態になったほうが立ちやすいのがわかった？　人の自然な動きを知って，介助に活かす．看護師も腰に負担がかからない	
		ワーク 9 回答予想 「動き」B さんを上に引っ張らない，前に頭を移動する	**「指示」**体験を踏まえて，ワーク 9 に書き込む． **「発問」**B さんの動きどうだった？ **「発問」**B さんの手の位置どうだった？	→ WS を画面表示
		「B さんの手の位置」看護師の肩にかける 「看護師の手の位置」 B さんの腰付近	**「説明」**動き，立つ動作，自然な動き B さんの手の位置，麻痺がある場合など特に，自分の手で自分の麻痺の手をもってもらうとよい． 看護師の手の位置は腰を持つのが安定する．（重心に近い）	
		「看護師の足の位置」	看護師の足は幅を肩幅より少し広くするほうが安定する このように 1 つひとつの動作に根拠や手順がある．これをまず練習する必要がある	
第 3 段階	7 分	**「技能と技術」** 説明を聞く	**「説明」**WS の右下をみよう 技術と技能（コツ）の違い 技術は原理原則があり，手順もあり，それを知ったうえで，患者の状態を考えて繰り返し実施することで身につくもの．技能は経験知が大事でコツなどで言葉で表しにくい．でも，それを言葉にする努力をすることで技術は向上し，多くの者が活用できる．まずは練習して「技術」を習得したい	→ WS を画面表示

つづく

つづき

構成	時間	学習内容と学生の活動	指導方法と留意点	操作
第4段階	5分	**「技術の要件」** 説明を聞く	**「説明」**最後の課題．ここからは休憩を挟んで調べ学習を入れる．教科書(基礎看護技術)の該当頁を読んで，WSの中ほどの要件を理解する．空白に理解したことを書き留めておくとよい．そして，文中の3つの言葉(漢字2字)に何が入るか考える．この課題に休憩を含めて25分後にまたパソコンの前に座ること	

このあと休憩を挟んで、次の授業に続く

WS：ワークシート

り)やワークシートへの記入，投票機能の活用で，授業に変化があり，楽しく参加できた，という前向きなものであった．

なお，遠隔授業には教室と教室をつなぐ形態，講師と教室をつなぐ形態，講師と学習者をつなぐ形態，学習者同士がつながる形態があるが，筆者が取り組んだのは講師と学習者個々がつながる形態であった．専門職連携教育では，教室と教室をつなぐ形態，学習者間の交流を目的とするなら学習者同士がつながる形態も今後，取り組む必要がある．

レファレンス

▶指導ガイドラインと遠隔授業

看護師等養成所の運営に関する指導ガイドライン(以下，指導ガイドライン)の第5次改正で，養成所においても遠隔授業が認められるようになった．2020年のコロナ禍で緊急事態宣言が出され，その改正に先立ち遠隔授業の実施が認められたが，指導ガイドライン上では認められていなかった．しかしICT活用能力の強化が第5次改正で指摘されたこともあり，やっと養成所でも遠隔授業が認められるようになった．「第六　教育に関する事項　4．教育実施上の留意事項」に，次のように記載されている．

「(3)授業は，施設整備等教育上の諸条件を考慮し，専任教員との対面による授業に相当する教育効果を十分に挙げられることを前提に，多様なメディアを利用した遠隔授業を行っても差し支えないこと」

つまり，双方向性(学習者からの反応を受け止めて授業に反映するなど)が担保されていることが大切な要素であろう．さらに遠隔授業をどの程度取り入れてよいか，ということについては指導ガイドラインでは触れていないが，「学校教育法施行規則等の一部改正する省令の施行等について」(平成11年3月通知)で，大学設置基準が一部改正され，遠隔授業で修得できる単位数の上限は124単位中60単位を超えない範囲としている．したがって，遠隔授業で，対面と同等の効果が挙げられることを前提としても半分を超えることはできないと考えるべきであろう．

Column　LTD 話し合い学習法

協同学習の効果は筆者も実感するところであるが，今後は，協同学習の精神を基盤とした教育方法の1つといえる「LTD 話し合い学習法」を導入していきたいと考えている．それは学生（学習者）の読解力，批判力，討議力（話し合う力）などを高めたいと願うからである．これまで筆者が取り組んできたいくつかの教育方法は，第一に協同学習の精神に基づくものである．第二に，事前に自己学習に取り組み対面授業では発展的課題に取り組むといった反転授業を土台にしている．

本章のタイトルのごとく，「主体的で対話的な深い学び」ができる教育方法である協同学習および反転授業の要素も取り入れて，学生の弱点と思われる読解力，批判力，といった能力を強化することが期待できそうなのが，「LTD（Learning Through Discussion）話し合い学習法」である．

その特徴の1つは「課題文」を教材にするという点である．LTD 話し合い学習法は，予習とミーティングからなる．予習は個人学習で，ミーティングは小集団学習である．予習が必須という意味では反転授業といえる．

予習には，5つの段階，導入，理解，関連づけ，評価，準備がある．さらに細かく8つのステップに分けている．理解の段階が言葉の理解，主張の理解，話題の理解の3つのステップに分けられ，関連づけの段階も2つのステップがあり，知識との関連づけ，自己との関連づけがある．このステップはたしかに，読解力，批判力を高めるために重要なものだと思う．ミーティングにも4つの段階が示されており，導入，理解，関連づけ，評価である．予習にあった準備の段階は次のミーティングに向かうためのものであり，ミーティングにおいては評価で終了する．理解および関連づけのステップは予習と同様である．こうした明確なステップや方法が示されているので，教育現場で実際に応用しやすいと思う．京都中央看護保健大学校の堀川眞知子氏は母性看護学実習で導入しているという．実習での導入ということで LTD-NP（for Nursing Practice）である．堀川氏は，母性看護学実習の学内カンファレンスで取り組んでいる．この実習は経験に偏りがあり，それを補う目的もあるという．まず予習段階で学生は自分の実習を振り返り，所定の記録用紙にまとめる．そして，それを実習グループ内で共有する．予習の8つのステップに沿って読解する．そのうえで，その成果を持ち寄り，カンファレンスで，深めたいテーマに沿って学び合う，というものである．学生同士の学びあい，実習の学びの俯瞰，実践と理論の往還が期待できるという．

このような教育方法は学内での講義・演習で1年次から取り組むことで，より効果が上がると考える．講義・演習の教育方法として，筆者も取り入れてみたいと思う．

◆参考文献

・安永悟，須藤文：LTD 話し合い学習法，ナカニシヤ出版，2014.

10 授業場面で困ること——こんな場合どうする?

授業場面で困ることは，数え上げればきりがないくらいに多い．学習指導案を綿密に仕上げたつもりでいたが，90 分授業が 60 分で終わってしまい，残された時間の使い道に困り，青くなったことを覚えている．自分が一生懸命に取り組む授業であればあるほど，40 人クラスのたった 1 人が居眠りをしただけなのに深く傷つき，今から考えると，その余裕のなさにあきれ返るくらいである．

授業の導入は，これから始まる授業に学生を引き込む大切な場面であるにもかかわらず，挨拶と自己紹介，学習目標の提示に終わることはよくある．授業のまとめで時間切れ，あるいは予想外の意見が出て，まとめられない授業になることもある．発問をしても思うような回答を引き出せず，長々と説明してしまい，結局，意味をなさない発問になってしまった授業を何度も経験した．小さなことだが，板書で漢字をど忘れして学生に聞いた恥ずかしい体験も何度もある．

学生を指名したとき，「私ばかり当てる」と苦情がきたこともある．机間《きかん》指導*1 中に学生の資料を確認していると，「見ないでください」と，隠す学生に戸惑ったこともある．いつも納得のいく回答が返ってくる学生に，視線を送ると，「先生，目でものを言わないでください」と言われたこともある．

そのつど反省し，次の授業では同じ失敗を繰り返さないように努力して解決した問題も多い．それでも繰り返して失敗することもある．

本章では，今でも起こりうる，授業場面で困った事例・場面を整理した．

*1：教員が机の間を巡回し，適切な助言や時には発問を与え，個別学習を深化させる取り組みをいう[1]．それらは，一斉講義の欠点である学生個々の反応や学習の理解度の把握が困難な点を補う教育の方法として用いられるものである．机間指導の目的は，①学習内容の個別支援をする，②学習課題に対する学生の考えや活動を把握して次の授業展開に活かす，③学生に肯定的なストロークを送り，やる気にさせる，④学生の個別の気づきを全体に返し，共通理解を深める，などであり，教育的意図をもってうまく活用する必要がある．

引用文献

1) 池西静江，石束佳子，藤江康彦：学習指導案ガイダンス，p.26，医学書院，2019.

A 看護の心が伝わらず，困った授業場面

こうあるべき，こうあってほしいという教員の願いが強ければ強いほど，空回りし，学生の思いとずれが生じることはよくある．伝えようと焦るより，聞いて，待つことのほうが，学生から思いがけない言葉が引き出せたり，新たな発見があったりする．

授業では，これまでの経験から，リアルな事例を教材にし，学生が頭を動かす発問の工夫，学生主体の演習などに取り組み，看護に興味・関心を抱き，少しでも使命感がわくようにしている．

ある授業場面でのことである．待つことを大切にし，学生参加型の授業をいつものように行い，筆者の心には「やった」と満足感のようなものが膨らんだ．授業が終わりに近づき，学生の今日の感想を聞いたところ，多くの学生からは，私もそんな看護ができるようになりたいという声が返ってきた．

しかし，そのようななか，学生Aさんに発言を求めると，「めんどうくさい」と，今までの授業の全否定ととれるような言葉が返ってきた．「口から物が食べられんようになったら，人間おしまいや」と言い，必死で食べようとする食道癌末期の高齢患者に対して，さまざまな工夫をして少しでも口から食べさせてあげたいと必死にケアし，患者のQOLの向上につながったという事例・看護場面に対して，「安楽死*2という考えもある」と言うのである．

この学生の発言は，凝集性を示していたクラスの雰囲気を一変させた．

ヴァージニア・ヘンダーソンの『看護の基本となるもの』にあるように，相手のニード*3を知るために，患者の皮膚の内側に入り込む，すなわち，足を切断された人の足になり，光を失った盲人の目になり，ものが言えない人の声になり……という，そのような共感性の高い看護師に育ってほしいという筆者の願いが打ち砕かれてしまいそうになった．一瞬，頭が真っ白になったが，教員の予想した回答が得られないときは，それを発問に変えて，学生とともに考えてみようと思い立った．そこで，再度「『食べられんようになったら人間おしまいや』の言葉の背景にある，患者さんの思いはどんなことだと思いますか」と全体に発問を投げかけた．患者に代わって，学生の心を揺り動かす言葉を投げかけたのである．

その後，授業は，患者の思いをみんなで考えるきっかけになり，さまざまな意見が出され，より深く考える授業につながった．Aさんの発言がそれを可能にしたと思える．

B 発問意図と違う回答に戸惑う授業場面

大半の学生からの反応が教員の求めていたものと違うときは，発問の意図が絞られていないときである．教員がおおいに反省すべきで，教材解釈や発問を見直す．大きすぎて漠然とした発問の場合，いくつかの段階に分けて設定するとよい．特に，最初は難しい発問ではなく，簡単に答えられる発問，あるいは，選択肢を提示して，ま

＊2：ここで学生が使った「安楽死」という表現は適切なものではない．安楽死は，苦しい生から患者を解放するという目的で意図的に行われる行為と解釈するが，この場合の学生の言葉は尊厳死，あるいは無理な延命をしない，という意図であったと捉えたい．いずれにしても，患者の生きたいという気持ちが，「口から食べられんようになったら人間おしまいや」という発言に表れていると考えられ，患者の生きたい気持ちを大切に援助することが看護師の使命である，と理解してほしいと願う．

＊3：欲求のことであり，心理学的には行動を起こす動機となるものである．複数形の場合は「ニーズ」と表現する．ヘンダーソンは『看護の基本となるもの』[2]の中で，「人間の基本的欲求(ニード)とは『看護師が援助すべき，あるいは患者が助けなしに自分一人で行えるような状況を作り出すべき患者の行動』である」と述べている．そして人間の基本的ニードに対応するように患者の行動を援助するのが，基本的看護であるとした．さらに，人間の基本的ニードに即して14の基本的看護の構成要素を示している．看護師の役割は，「その人が何を欲しているのかのみならず，生命を保持し健康を取り戻すために何を必要としているかを知るために，皮膚の内側に入り込まねばならない」としている．

引用文献

2) ヴァージニア・ヘンダーソン(著)，湯槇ます，小玉香津子(訳)：看護の基本となるもの，pp13–20，日本看護協会出版会，2006.

ず，こちらの意図に引き込む．続けて，思考を深める発問を重ね，最後に，テーマ(主題)に接近する発問をするなど，工夫が必要である．

綿密な教材解釈と，学習指導案であらかじめ予想回答を用意して授業を進める場合は，突拍子もない回答が返ってくると教員は一瞬，戸惑うが，これには，自分の準備性に自信をもって落ち着いて対応することである．さらに，発問は，さまざまな回答が返ってきて当然であるので，教員の心の準備をしておくと，その突拍子もない発言にも対応できるものである．発言した学生の真意や意図を，落ち着いて再確認してみれば，そこで，学生の勘違いや，あるいは表現の不適切さはあるものの，大きな方向性はこちらの意図を外れていないことが確認できるものである．学生の発言の趣旨をしっかり聞き取るゆとりがあれば，多くは次につなげていける．

最後に，「授業っておもしろい」と教員が感動するような，予想を超える価値ある回答が得られることがある．そんなことがあれば，自己の教材解釈に反映し，次に出会う学生のために活かせるものであることを喜びたい．そのような回答のできる学生は心から褒めたい．学生から学ぶ姿勢こそが，教育の専門職として大切にしたい態度である．

どのような場合であっても，授業は生もの，変化するものである．戸惑うことはあっても，まずは受け止め，落ち着いて，授業を活性化する機会として「危機を好機」にしていく姿勢が大切であろう．

Column 「めんどうくさい」と言う学生Aさん

授業は集団学習の場であり，大きな影響をもつ1人の発言も，教員が主題に戻して進行することで，授業は成立する．しかし，ここで「めんどうくさい」という感覚をもつ学生Aさんを看護師にするにはどうすればよいかも考えてみたい．考えられることは3つある．

1つは，教員集団で，Aさんの理解に努めること．その学生のさまざまな面を知ることである．他の教員に見せる顔や何気ない行動から，他の教員が感じているその学生を知ることである．部分的な理解を全体的な理解にする工夫や努力が大切である．そのために教科外活動の機会も十分活用したい．個別にじっくり話す機会をもつことも重要であろう．

もう1つは授業のなかで学生集団の力を活用することである．小集団学習を取り入れ，その小集団に教員が細やかにかかわることで，少しずつ学生の価値観の変容を図る．身近な学生同士が学び合える環境づくりをすることである．

最後は，まだ若い学生である．自己中心的にしか考えられない学生に，常に援助者としての意識を植え付けるかかわりである．相手はどう思うかを，あきらめずに繰り返し問うていくことが意識の変化を生むと信じる．

C グループワークをうまく進められず戸惑う授業場面

うまく進められないと感じることのなかには，グループワークの成果がうまくまとめられない，また，グループワークに参加しない学生，嫌がる学生がいる，などがある．

まず，グループワークで，学生たちの意見をうまくまとめられない経験は，多くの教員がもっているであろう．多くの原因はグループワークのテーマや課題が絞りきれていないことが多い．教員が一方的に誘導し，まとめようとしても，それは学生が導き出したものではない．学生が答えを出したい，皆の意見をまとめたい，何かを発見したい，わかりたいという思いを喚起するテーマや課題の選択が重要である．

1. テーマとしかけを明快に

このグループワークで何を期待し，何を考えさせたいのかを明確にし，それを可能にするしかけを事前に考えておきたい．

筆者の経験からグループワークのテーマや課題は，①よい例と悪い例の２つを示し，比較検討をする，②複数例の共通事項は何かを考える，③文脈のなかの違和感のあるところから間違い探しをする，など具体的な課題で，学生の学習意欲を引き出すと効果がある．

また，グループワークの方法は，学生におまかせではいけない．伝えたい大切な本質を学生につかませたいのであれば，「みんなのさまざまな意見に共通する事柄は何か．１つにまとめなさい」と課題を与える．ディスカッションを活発に行い，新たな発見をめざすのであれば，「少なくとも，前に出た意見に賛成か，反対か，関連させて自分の意見を述べよ」と討議形式を指定して，相手の意見に絡んで発展させた意見交換を指示するのもよい．そして，グループを丁寧に回り，情報を収集するなかで，教員として教えたいことと，学生の回答とのすり合わせを行いつつ，まとめに向かうのである．

2. 不満を言う学生への対応

もう１つ，グループワークを嫌がり，不満を言う学生がいる．その理由を問うと多くは「自分だけががんばり，ほかの人はしない」といった不公平感である．参加しない学生がいることは問題と受け止めたい．

そうした際のグループワークには協同学習のラウンド・ロビンの技法[3]を活用するとよい．①課題提示，②個人思考，③集団思考，

引用文献

3) 安永悟：活動性を高める授業づくり 協同学習のすすめ，p.39，医学書院，2012.

の手順を踏むことを示すものである．集団思考から入ると，明確な意見をもっていない者や積極性のない者は，誰かが考えてくれると思い，考えることをしない．それでも集団思考は進むように思える．まず，個人で考え，意見をまとめて集団思考に入るのである．そう長い時間はいらない．まず，個人で考える時間を保障するだけで，多くの学生がグループワークに参加しやすくなる．一度取り組んでみるとよい．

舟島は「グループワークとは，基礎的な知識と技術を基に学生間の自由な討議を中心とした相互行為を通し，学生が設定された学習課題の達成とともに能動的な学習態度，問題解決能力など看護専門職に必要な能力を修得するために用いられる授業形態である」[4]と述べている．講義・演習のみならず，臨地実習においても，学生は幾度となくグループワークを経験する．グループワークの成果発表がうまくでき，周りから称賛されたときの達成感は，学習意欲につながるものである．

将来の保健・医療・福祉の現場で活躍を期待する看護学生には，多職種協働・地域連携などチームとしての活動が求められる．

チームの条件として，①共通の目的，②情報の共有，③自己と他者の役割理解，④協働と連携，などがある．グループワークにチームとしての概念を踏襲し，看護基礎教育の当初から，チームワークの形成を図るファシリテーターとしての教員の役割を意識することが重要である．

グループワークを嫌がるから，あるいは，うまくまとめられないから，避けるのではなく，どうすれば，効果的グループワークができるかを考えたい．

引用文献

4)舟島なをみ（監）：看護学教育における授業展開　質の高い講義・演習・実習の実現にむけて，p.152，医学書院，2013.

D 視聴覚教材で居眠りする学生に戸惑う授業場面

プレゼンテーションソフト(パワーポイント)や動画(DVD)などの視聴覚教材は，言葉で言い尽くせない状況を説明し，理解を促すためには有用である．視聴覚教材で学生が眠らないときは，①その教材に興味・関心がある，②試験の範囲である，③その映像から次に実施する看護技術の手順を理解する，などである．すなわち，学生にとってその映像を見ることに明確な意味があるときである．のちにテキストや資料を確認すればわかるパワーポイントや，不必要な説明に時間が多くとられているDVDは，学生の居眠りを誘う．

大切なことはDVDを見る前の問題提起や発問の工夫であり，授業展開における変化である．それにしても視聴覚教材を使うのは10～15分が限界である．それもできるだけ継続して流すのではなく，編集して，ポイントをクローズアップして見せるのがよい．百聞は一見にしかず，見せることの衝撃はあるが，長時間は続かないことを理解したい．

筆者はあくまでも，板書やワークシートを学生とともに作り上げ，できるかぎりリアリティのある看護場面を提示し，学生に活動を生む教材・教具を用いるようにしている．

E アフターコロナ時代の新しい課題と対応

アフターコロナの時代を見据えて，2つの考えるべき課題が見えてきた．

1つは，感染リスクを考慮すると学生の活動を促す協同学習や密着する機会が多い技術演習などがやりにくくなったこと，2つ目は，対面授業と遠隔授業のそれぞれのよいところを活かす授業づくりである．

1. 感染リスクを考慮した授業づくり

まず，最初の課題である．学習環境にデスクパーティションなどの仕切りがある，さらに，ソーシャル・ディスタンスを考慮すると，シンク・ペア・シェアやラウンド・ロビンなどの協同学習が思うように授業に組み込めない．また，技術演習など，ソーシャル・ディスタンスがとれない場面で，どう感染防止に努めるかなど，新たな悩みである．どのような授業形態(講義・演習・臨地実習，対面授業・遠隔授業)であろうと，授業で最も大切にしたいことは，コミュニケーションである．学生と教員，臨地実習においては指導者，学生，教員の三者，そして，さらには学生同士のコミュニケーションは，授業の成立に欠かせないものと考えている．発達論において，人の成長発達は人とのかかわりと個の学習による，と言われる．したがって，感染防止を最大限図りながらも，協同学習や技術演習は進めていきたいと思う．

筆者は，対面授業において，協同学習をまず，最初は小さい集団から再開した．シンク・ペア・シェアである．前後の学生の2人であれば，マスク to マスクで数分の短い時間ですむため可能と考えた．その後，ラウンド・ロビンも取り入れた．そのときの留意点として以下の指導を徹底した．

a) 協同学習時の注意

教員の準備を進めるうえのポイントを示す(**図10-1**)．

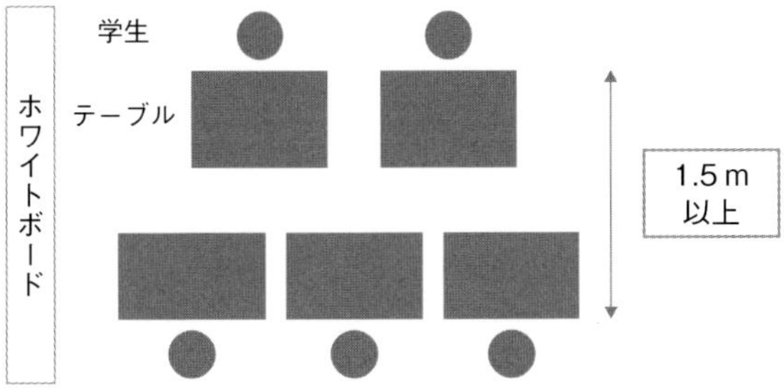

図 10-1　協同学習時に留意する教室設営

- グループ人数を 4～5 名に抑えて，編成する
- 広い教室，空いていれば，2 つの教室を準備する
- 個人ワークを効果的に入れて，グループで話し合う時間はできるだけ短くする(目安 10 分程度)．また，学生への指導として，体調管理，手洗いなど以外で以下の点を徹底する
- マスクを正しく着けること(鼻出しなどはだめ)
- 常時，換気をすること
- 机の配置を真正面にせず，左右にずらすこと
- 隣の机はつけず，前の机とは 1.5 m 以上[*4] 空けること
- 1.5 m 以上空けられないときは，半分[*5] の机にデスクパーティションを設置すること
- 大きな声で会話をしない
- 間仕切り的な効果も期待して，グループとグループの間にホワイトボードを使用する．討議経過，結果を特定の者がホワイトボードで記載する

それでも白熱してくると，学生同士立って近い距離で話すので，教員は討議内容についての指導だけでなく，ソーシャル・ディスタンスの注意も欠かせない．考えられる最大限の感染予防を行いながらも，授業の成立をめざし，学生の活動，そして，コミュニケーションを大切にしたいと考え，協同学習を取り入れている．

＊4：厚生労働省の推奨するソーシャル・ディスタンスは 2 m であるが，声が聞こえにくいなどワークがしにくく，机をずらすなどで工夫をしている．
＊5：全部設置すると顔が見えにくくなり，話し合いがしにくい．聞こえにくい．

b) 技術演習時の注意

同様に以下の点の指導を徹底している．

- 実習室入室前および患者ケア前後には**手指消毒**を徹底する
- 実習室入室時には登校時のマスクではなく**新しいマスク**にする

実習室に入る人数を少なくするために，2 班に分けて，半数には教室での課題を与え，半数ずつ実習室を使用する．その際の留意点は以下のとおりである．

- 密集しないようにベッドの間隔を空けて使用する
- 常時換気する
- 密接になる技術(体位変換など)については，患者役・看護師役はともにマスクを着用し，会話は最小限にする．
- 普段であれば，手袋を着けない場面(食事介助など)でも，可能な限り，簡易な手袋(一般に販売されている薄いビニール製)・エプロンなどを使用する
- 大声を出さない
- 使用した教材・用具などは，学生が代わるたびに，アルコールで消毒する
- 寝具は，患者役の学生が触れる部分はビニールなどで可能な限り覆い，学生が代わるたびに交換する

感染症が拡大するなかでも，最大の努力をしながら，効果的な授業づくりをめざす使命が教員にはあると考えている．

2. 対面式と遠隔式のよいところを活かす授業づくり

新型コロナウイルス感染症拡大をうけて，遠隔授業の取り組みは間違いなく進んだ．これまで養成所においては，看護師等養成所の運営に関する指導ガイドラインで，遠隔授業は認められていなかった．しかし，2022(令和 4)年度施行の第 5 次改正で，第六「教育に関する事項」の 4．教育実施上の留意事項(3)に，

「授業は，施設整備等教育上の諸条件を考慮し，専任教員との対面による授業に相当する教育効果を十分に挙げられることを前提に，多様なメディアを利用した遠隔授業を行っても差し支えないこと」

という項目が追加された．コロナ禍でやむをえずに取り組んだ遠隔授業ではあるが，今後は積極的に取り組んでいく必要がある．

対面授業の価値にこだわっていると，Society 5.0*6 やブーカ(VUCA)*7 の時代に取り残されてしまう．対面授業のよいところと，ICT を駆使した遠隔授業の融合が求められる．それだけに，これからは,「対面授業でなくてもできること」と「対面授業でなければできないこと」の選択も必要になる．

前述したように，授業の成立に欠かせないコミュニケーションや学生の活動を意識するとき，対面授業であろうと，遠隔授業であろうと，一方向性の授業ではいけない．ボブ・パイクの理論では，対面授業では 8 分に 1 回，オンライン授業では 4 分ごとに，質問や反

＊6：サイバー空間(仮想空間)とフィジカル空間(現実空間)を高度に融合させたシステムにより，経済発展と社会的課題の解決を両立する，人間中心の社会(Society)，狩猟社会(Society 1.0)，農耕社会(Society 2.0)，工業社会(Society 3.0)，情報社会(Society 4.0)に続く，新たな社会を指すもの．
＊7：変動性(volatility)，不確実性(uncertainty)，複雑性(complexity)，曖昧性(ambiguity)の頭文字をつなげた，将来予測が困難であることを示す現代用語．

応を挟むことで集中力が保たれるとしている．対面授業では発問づくり，遠隔授業では発問に加えて，反応を引き出し，全体討議にのせるためのさまざまな手法を新たに学ぶ必要がある．筆者は，まだ，ブレイクアウトセッション，投票機能，チャットなどの活用が精一杯である．今後，先駆者たちの教育実践から学んでいきたい．

一方で，遠隔授業のよいところも見えてきた．オンラインでのつながりは，学生個々がよく見える．学生も，教室で何十人を対象として話している対面授業より，自分に話しかけられているような緊張感がある，という．画一的な教育方法を押しつけるのではなく，うまく導入すれば，学生の個別性が浮き彫りになる授業形態となる期待がもてる．

これからは，学生が主体的に取り組む力をどのように育んでいくのかが問われる．情報機器を活用するテクニックだけではなく，学習に向き合う姿勢や，情報の選択・解釈・分析の能力をどのような方法で強化していくのかを，対面授業，遠隔授業を問わず，その方法を考えていかなければならないことを痛感する．

遠隔授業については，少なくとも筆者はそのスタートに立ったばかりである．遠隔授業のよさを引き出せる教育内容，方法について，今後も学習し，情報を発信していきたいと考えている．

◆参考文献

・庄子寛之(編著)：with コロナ時代の授業のあり方，明治図書，2020.

Column　質問しても答えない学生のために

質問しても答えない学生がいる．積極的には答えないが，指名するとよく考えていると感心するような学生もいる．やはり授業は一方向性ではなく学生とともにつくっていきたい．

学生の意見や声を引き出すために，筆者が実施しているいくつかの例を紹介する．

①ワークシートの活用

学生にまず，回答を記入してもらい，机間指導でその内容を確認して，間違っていない，それでよい，という答えを書いている学生を指名して，「それでいいよ」と肯定的なアプローチをしたうえで「それを皆に言ってあげて」と促す．これは間違いなく答えが返ってくる方法である．おそらく，自分の考えが間違っていないだろうか，という不安があって，皆の前では言いにくい，という学生も多いのであろう．

②座席順の活用

全員が考え，答えてもらいたい，というときには，座席の順番で強制的に答えを求める．ただ，そのときには必ず「パス」を認める．ただし，「パスした人はまた次の質問が戻ってくるよ」と言って，順番に指名する．こうすると90分（1単位時間）で全員が発言する機会を与えられる．少なくとも声を出さずに授業が終了することはない，という雰囲気が作れる．問題は一度答えたら，もう指名されないと安心する学生もいるので，そこのところは注意が必要である．

③紙名札の活用

ある教員は，1年生の早い時期には，国会などで指名札として立てている四角柱の紙名札を用意し，そこには，氏名だけでなく，呼び名も学生自身に記入してもらい，発言したくなければ，その四角柱を倒しておき，発言してもいいというサインとして，四角柱を立てておくというようなこともしている．少しずつ名前が覚えられ，発言者も増えていっているということであった．

やはり，間違えても大丈夫というクラスの安心な環境づくりや声を出しにくい学生への配慮の気持ちを少しでも表しながら問うていくのがよいのではないかと思う．そのうえで，明確な誤答はない，さまざまな考えがあってよい．「発問」を効果的に活用したい．

しかし，授業中には積極的に発言せず，時には問われても答えない学生でも現場に出ると，様変わりしたように堂々とスタッフの前で発言している姿を目にすることもある．目的と時と場所が整えば，いつかそのようなときがくることを信じて，問い続けようと思う．

11 授業力を磨く——研究授業の実践と評価

第5章で述べた看護教員に求められる能力のなかでも，教員として，獲得すべきなのは教育実践能力であろう．そして，教育実践能力の中核になるのが，授業力である．看護教員の「心得十か条」(19頁)でも「授業力で勝負しよう」と提言している．

筆者は長年教育現場に身をおいてきたが，教員が自分の授業を終えて教務室に戻り，うまくいかなった授業を振り返り，授業に自信がない，授業がうまくできない，教員としてやっていけるだろうか，という不安を訴える場面に多く遭遇してきた．看護教員としての自信をもつためには，授業力を磨くことが不可欠である．

授業力を磨くためには授業研究*1，かつ，小・中・高校では当たり前に実施されている研究授業*2を組織的，継続的に実施していく必要がある．筆者は，1998(平成10)年から公開授業*3に取り組み，その後，スーパーバイザーを得て，研究授業に取り組んできた．教育の専門家である向山*4は「授業名人には絶対の条件がある．それは研究授業の回数である」[1)]と述べているが，筆者も研究授業の回数が，授業力の向上につながるという手応えを感じている．

よい授業をするには，まず，教材研究が必要である．そして，その教材を授業でどう活用するかを考え，学習指導案を練る．そのうえで，その成果を公開授業という形で，教員間で共有する．その後，授業を振り返り，授業者の工夫について教員が学び合う場をつくる．この繰り返しの体験こそが，授業力を磨くことにつながるのである．しかしこのプロセスを，教員1人で行うのは大変であり，よい知恵も浮かばない．したがって，仲間づくりや指導者の存在を保障する体制づくりが継続の秘訣である．小・中・高校のように当たり前に，組織的，継続的に研究授業を行うようになれば，教員の授業に対する不安や戸惑いは早い時期に解決するものと思う．同時に中堅・ベテラン教員の授業力は数段向上するものと思う．

できるだけ多くの学校で研究授業に取り組み，教員が授業力を磨くことができるように，筆者のこれまでの取り組みを紹介するとともに，2013(平成25)年から学科顧問として，新人のFD研修を企

＊1：さまざまな授業について分析・調査し，その特質を明らかにする取り組みであり，授業を研究すること．東京大学の藤江康彦氏によるコラム「『研究授業』のすすめ」(学習指導案ガイダンス，p.136，医学書院，2019.)も参照されたい．
＊2：授業者が課題(研究的視点)をもって，授業に取り組むこと．研究的(探求的)に授業をすること．
＊3：授業者が自分の勉強を目的に人に授業を見てもらうこと．授業を公開し，他者から助言を受けること．
＊4：向山氏は教師として「黒帯」程度の実力をつけるならば，「研究授業100回」と提案している．

引用文献

1) 向山洋一（編）：研究授業のやり方見方＝小事典，pp.174–180，明治図書出版，1998.

画運営している鹿児島医療技術専門学校の研究授業の成果を紹介する．紹介するのは令和元年度に実施した新人教員研修における取り組みの実例である．新人期(教員歴３年目－研究授業３回目)でもこれだけの授業づくりができることを知ってほしい．

A 研究授業とは何か――その要件

「研究授業とは，先行実践を踏まえ，なんらかの新しい問題提起を第三者への伝達を意識して，授業を計画し，実施し，授業の振り返りを行うことである」[2)]．したがって，研究授業に必要なのは以下の３点である．

引用文献

2)向山洋一(編)：研究授業のやり方見方=小事典, p.180, 明治図書出版, 1998.

① 第三者へ伝達するという意図から，参観者の存在が不可欠であり，同時に，参加者も他者の授業から学ぶという姿勢でもって，公開授業を行うことが必要である
② 自らが授業を振り返るとともに，参観者からの助言をもらうために，学習指導案をわかりやすく作成する必要がある
③ 可能であれば，新しい知見を求めて，先行実践や文献検討を基に，教材研究や授業展開上の工夫を行い，それを他者とともに学び合う場にすることをめざす

看護基礎教育における研究授業は，まだまだこれからの課題である．教育学のように明確な先行実践報告は少なく，先行実践を踏まえて新しい問題提起をするという研究的趣旨の実践は現状では困難であることから，③については可能であれば，とした．

上記を踏まえ，養成所で行う研究授業の成立要件として，以下の２つを挙げたい．

① 参観者とともに授業力向上に向けて，学び合うために公開授業を行うこと
② 自らが授業を振り返るとともに，参観者からも助言が得やすいように学習指導案を作成すること

B 研究授業で授業力を磨くために

研究授業は１回実施してそれで終わりというものではない．前述した向山の言葉にもあるように，回数を重ねることで成果が得られる．継続するためには，①授業者をサポートする体制づくり，②授業者が研究授業の成果を実感できるようにする，という２つの事柄

が不可欠である.

1. 授業者をサポートする体制づくり

授業を公開して，他者から助言を受け，授業力の向上を図るということが当たり前に感じられる，日頃からの学校の風土づくりである．最初から研究授業を行う，と構えなくてよい．普段の授業を自由に参観できるという風土づくりから始めたい．そうすることで，もっとよい授業をしたいという意欲が向上するであろうし，他者からの助言が，次の授業づくりの参考になることに気づくであろう．

1人で考え，悩むのではなく，教員集団として取り組める，ともに考える仲間づくりが重要である．特に，まだ経験の乏しい教員は，日々の授業準備に追われて授業を実施している．準備に追われれば，なかなか納得のいく授業にはなりにくい．その結果が学生の反応に現れれば自信喪失にもつながる．この悪循環を絶つ1つの方法としては，学習指導案を1人で考えるのではなく，仲間の知恵や助けを借りることであろう．先輩教員の経験知に基づく助言，ともに悩み自分とは違う意見を言ってくれる同僚，それらの力を借りやすいように仲間づくりを行うことであろう．専門領域別に複数の教員が配置されている場合は，その複数教員で仲間をつくるのもよいであろう．専門領域別の仲間がつくれない場合は，よい学習指導案をつくりたい仲間を集めてもよい．新人看護教員には，学校が指定して仲間をつくってあげるのもよい．1人ではないと思えること，相談できる仲間の存在は大きい．

さらに，授業者が納得のいく授業を行うために最も重要な学習指導案について，スーパーバイズが受けられるシステムである．研究授業を行うときには，教材研究や授業の経験の豊かな教員，あるいは教務主任の職責にある者などが，積極的に相談にのるということもよいが，経費が許せば，学外の人で学習指導案について，しっかりとした知見をもっている人，スーパーバイザーの存在がありがたい．教育方法学を教授するよい先生が身近にいれば，それが最もよいように思える．

そして，研究授業を教員のキャリアアップに向けたFD研修として，学内での位置づけを明確にしておくことも必要であろう．具体的には研究授業後に，協議会をもち，学びを共有する．授業者への礼を尽くすということの1つは授業での学びを授業者にフィードバックすることである．研究授業を通して得られた学びを共有する場面があれば，授業者も自分の授業が他者に与える影響を実感でき，次への意欲につながる．同時に，参観者も研究授業を通して得られたことを仲間と共有することができる．

研究授業は必ず，公開授業とこの協議会をセットで開催したい．

A 校で行った協議会のテーマ例

- 二層性の学生集団に対する授業方法について
- 実習・演習などの小集団学習活動を支援する指導方法について
- 学生の主体性を引き出す教授方法について
- 看護に役立つ「人体の構造と機能」をどう教授するか
- 発問と思考により学習者の活動を生むために
- デモンストレーションの効果的な方法について
- 演習時の学生の動かし方について
- チームティーチングにおける教員の役割について

2. 授業者が研究授業の成果を実感できるようにする

授業者がまた研究授業をしたいと思えるには，研究授業の成果が次につながるという手応えがあることが重要であろう．そのためには，授業者が研究授業のテーマ(課題)を明確にもち，それに取り組み，助言を受けるようにすることである．自分の授業を振り返り，改善点を自ら明確にするなかで，研究授業のテーマはみえてくるものと思う．

また，授業を客観的に振り返ることができるように学習指導案をしっかり書くことも，授業の手応えを感じ，次につなげるために重要であろう．そして，研究授業のあとには，参観者からの**労をねぎらう気持ち**と次につながる**建設的な意見**が聞けることであろう．互いの努力を認め合う発言が仲間から聞けることは，授業者を勇気づける．

「どうすれば学生に考えさせる授業ができるだろう」「どうすれば，学生の興味・関心を喚起させることができるだろう」と，それぞれ，教員のもつ授業上の課題がある．それを明確にして研究授業に取り組むのである．まず，教材研究に取り組む，次に学習指導案を練る，そして，模擬授業を行いさらに学習指導案を練る．このプロセスには前述したように仲間の存在，A 校ではその役割を専門領域別会議が担当する(**図 11-1**)．

同時にスーパーバイザーの存在が不可欠である．1 人では行き詰まって投げ出したくなるときもある．そんなときに仲間や，スーパーバイザーの存在が突破口を開いてくれる．

A 校では，スーパーバイザーとして新井英靖氏(茨城大学・教育方法学)に長年お世話になった．新井氏の助言で今も役立つ名言が

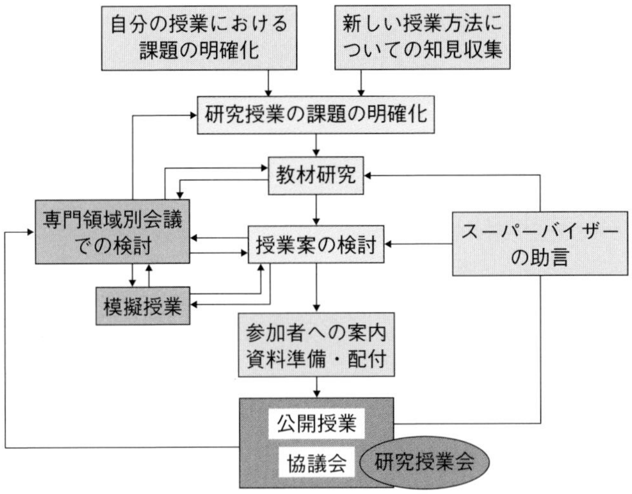

図 11-1　A 校の研究授業の過程

数多くある．なかでも授業の本質に触れる言葉を紹介したい．

- 教材は型の模写だけでなく，文化的遺産としてのエッセンスが必要である
- ロールプレイは専門職として意識づけるために文脈の構成が大切である
- 生活概念とうまく絡ませながら考えさせ，知識の引き出しを順引き・逆引きしながら，看護のストーリーのなかに織り混ぜる
- 授業の導入はこれから学ぶ内容にとどまらず，学習者を授業に引き込むことが大切

など，数えればきりがない．

研究授業*5 の本番では，教員全員に声をかけ，授業を参観してもらう．公開授業である．その後，授業の振り返りを授業者の意図を汲みながら，教員全員で公開授業の手応えや新たな発見を共有する機会として協議会を開催する．

公開授業と協議会は引き続き行い，長い拘束にならないように公開授業(90 分)＋ 45 分程度の協議会＝研究授業会を年に数回開催している．

C 研究授業の効果

研究授業を継続して実施することの効果は数多く挙げられる．授業者，参観した教員，学習者，そして学校という視点でその効果を列記してみる．

＊5：他の教員に授業を観てもらう，これは緊張することである．公開授業を前に何度もお手洗いに立ち，落ち着かないふうで，緊張すると言っていた教員も，不思議と本番では落ち着いて見事に授業を行っている．これは公開授業の不思議の1つであるが，これはおそらくしっかり授業準備(学習指導案を検討し，模擬授業を行う)を行ったことの成果だと思う．同時に，授業本番では自分のことのように緊張して授業を聴講してくれる仲間の温かいまなざしに励まされるのだと思う．みんなで考え，つくった授業だからそんな気持ちになれるのだろう．

1. 授業者

なんといっても実施した授業者の手応え，効果ははかりしれない．まずは，納得できる自分の学習指導案が作成できること．教員のなかには，学習指導案の書き方に戸惑う声や書かねばならないといった心理的負担を感じる者もいる．しかし単元考察から丁寧に学習計画を立てる作業は，自分の教えたい内容を整理する有効な手だてである．この思考作業を仲間の助言を得ながら進めることができるのである．完成した学習指導案は，これからの自分の授業を見直すときのよい指標にもなる．これらは，まさに教員としての財産である．

また，学習者の反応がモチベーションを上げてくれる．学習者は教員をいくつもの目で見ている．教員ががんばって授業に取り組む姿勢を成人の学習者は敏感に受け止める．励ましの言葉や，尊敬のまなざしを向けてくれる．同時に，学習者も授業に真摯に向かい合ってくれる．教員にとって学習者のよい反応は何より次に向かう意欲を喚起してくれる．同時に，この取り組みを通して教員間のコミュニケーションが深まることも忘れてはならない手応えであろう．

2. 参観した教員

一生懸命考えた学習指導案に基づく研究授業は，ベテランで経験豊かな教員といえども，新たな学びがある．ただし，単に参観するだけでは学びは少ない．目的を明確にして参観することが肝要である．事前に配付される学習指導案にさっと目を通して，自分の興味・関心のあるところを明確にして，それを意識して授業に参加する．他者の授業を観てあげるのではなく，他者の授業から学ぶ姿勢が重要であろう．

3. 学習者

研究授業は時間が経つのが早いと学習者は言う．それだけ授業者の授業の準備性がよく，内容が精選されているのだろう．学習者にとって，いつも以上にわかる，おもしろい授業になっているのである．

また，授業者の真剣な取り組み姿勢は学習者によい刺激を与える．研究授業の実施と参観者がいることのガイダンスは事前に行うが，それだけで欠席，遅刻，居眠りをする者は少なくなり，集中して授業に取り組む．それもあって，時間が経つのが早く感じられるのだろう．

4. 学校

学校にとって，教授-学習活動は学校運営の中核である．よりよい教育実践をめざし，教員，学生が一体になって取り組むのである．そのための風土づくりやシステムづくりを行い，継続的に研究授業に取り組めるようにすることは，自校の教育の質向上に必ずつながるものである．そして，その研究授業の取り組みの様子を学校のホームページに掲載して，自校の教員の熱心な取り組み姿勢や授業評価を，広く世の中に紹介するとよい．学校の姿勢や授業評価は学校自己評価の有効なデータであり，その公表は学校の評判を上げるものになる．

D 研究授業の実際

2019(令和元)年度における新人教員研修会研究授業の取り組み例を紹介する．

1. 新人教員研修会

a) 研修目標

① 講義・演習・臨地実習の学習指導案および評価についての検討を行い，自らの授業力の向上を図る

② 研修会の主体的運営を通して，よりよい教育実践に向けた自己研鑽能力を育成する

③ 新人教員同士の交流を深め，新しい環境における戸惑いや困っていることについて話し合い，適切な問題解決を図る

b) 運営に関すること

① メンバー：原則として，入職３年までの新人期の専任教員とする

② 企画・運営責任者：学科顧問

③ 学習指導案のスーパーバイザー

④ 定例会：月１回程度２時間

⑤ 期間：４月～翌年の３月

c) 展開

① ４月に年度の研修計画を立てる

② その後は研修計画に沿って，新人教員の代表者が連絡調整し，研修会を企画・運営する

③ 研修会記録を残し，企画・運営責任者に報告する

d) 研修会運営費用

講師を招くときは，起案し，教員研修費などから講師料などの支払いを請求することができる．

2. 研究授業の実際

a) 授業の構成

授業者：今村　恵

科目：成人看護方法論Ⅳ(救急看護)　1単位30時間

単元：循環血液量減少性ショックの初期対応　8時間(4単位時間)

学習者：鹿児島医療技術専門学校　看護学科(○期生)　56名

授業期間：令和元年9月～令和2年1月(2年後期)

ワークシート1「事前学習課題」(**図11-2**)，2「授業ワークシート資料」(**図11-3**)，そして単元学習指導案，本時の学習指導案・略案，本時の学習指導案・細案をそれぞれ準備した*6．

本研究授業を取り組むにあたり，4月から月1回の新人教員研修会のメンバーとともに，単元考察，本時の学習指導案，教材となる事例検討(教材研究)，そして模擬授業を実施して，公開授業に至ったものである．

授業を行った教員は専任教員養成講習会終了後3年目の教員*7で，3回目の研究授業である．本教員のすばらしいところは次項で示す「学生」への暖かいまなざしと，熱心な「教材研究」能力である．筆者はこの2つはよい授業に欠かせないところだと考えている．したがって，「学習者観」をみると，とおりいっぺんの学習者観ではなく，目の前の学生をとてもよく見ている，よい授業につながる要素であると思う．

藤江は「教育学の知見から，よい授業には，まず，学習者を知る段階が必要」「まずは，学生が何を考えて授業に参加しているか，教師の用意した教材や教師の働きかけがどういう経験になっているかなど，学生の内面を知る心がけが大切」[3]と述べている．個々の学生を，そして，学習集団をしっかり見るところがよい授業のスタートであろう．

さらに，頭が下がるほどの「教材研究」を行っている．まず，「教材づくり」だが，ニュースやネット検索など，さまざまにアンテナを張り，教材になるものを探している．今回は「リアルさ」にこだわって時間をかけて，教材を探した．熱傷については「京都アニメーション放火事件」後で，大勢の方が死傷したニュースが毎日のように報道されていた．しかし，その時点ではまだ，わかっていないことも多く，教材には取り上げにくかった．しかし，間違いなく

＊6：ワークシートづくりを含めたこれらの概要については『学習指導案ガイダンス』で詳説しているので参照されたい．

＊7：新人教員研修会も3年目になり，もう立派な一人前の教員である．3年間の努力で，現在は授業づくりに戸惑う教員の相談にも乗れる実力をつけてきた．学習者をみる優しいまなざしと，誠実な努力が教員としての成長を確実なものにしたのだと思う．取り組んだ研究授業の資料を読者のために，本書で惜しげもなく提供・共有してくれた．これからの活躍が楽しみな教員である．

引用文献

3) 池西静江，石束佳子，藤江康彦：学習指導案ガイダンス，p.125，医学書院，2019．

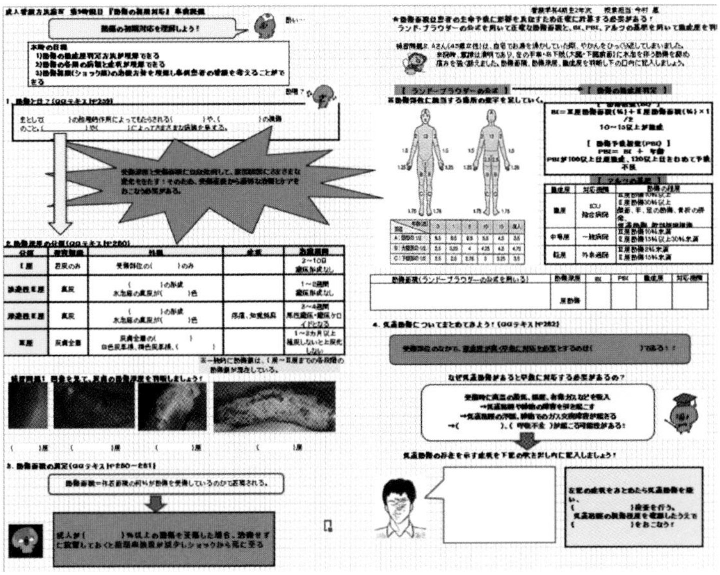

図 11-2　ワークシートの見本①(事前学習課題．原寸は A3 版)

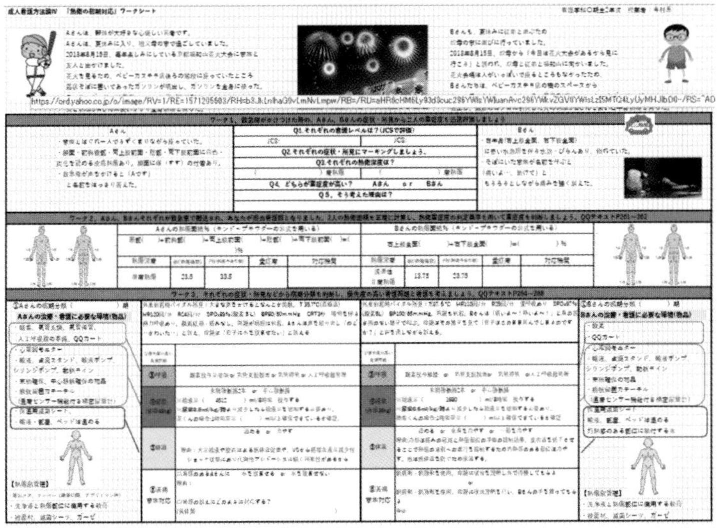

図 11-3　ワークシートの見本②(授業中配付．原寸は A3 版)

学生の関心は高くなっていると思う．そこで，2013(平成 25)年に起きた「京都福知山花火大会露店ガス爆発事故」を検証するテレビ番組をヒントに今回の「教材」を作った．まさにリアルな教材である．教えたいことは，見た目の判断だけでなく，重症度を適切に判定し，必要な対処・看護が考えられるようになってほしい，ということから，被害にあった 2 人の事例を「教材」にした．そして，画像の取り込み，ワークシート作成，事前課題の作成，学習指導案の作成と次々に準備し，20 人の教員が参加するなかで，立派に研究授業を行ったのである(図 11-4)．

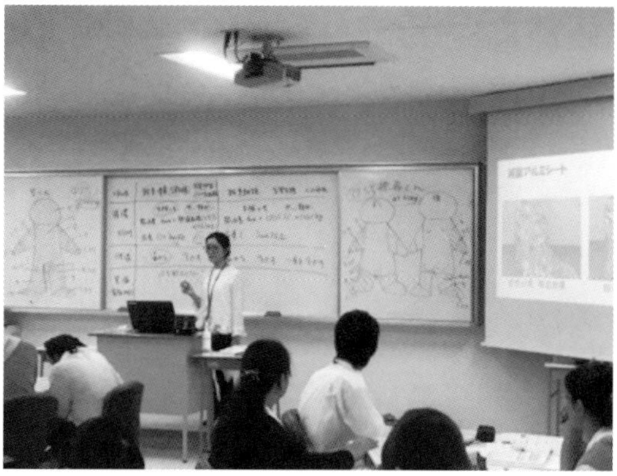

図 11-4　研究授業の風景(熱傷)

b)学習者観

対象学生は 2 クラス計 56 名である．1 組は 28 名で，男性が 5 名，女性 23 名(2 名は社会人経験者)であり，明るく活発なクラスである．2 組は，男性 6 名，女性 22 名で全員が新卒者であり，おとなしくまじめな学生が比較的多い．

本科目の 1・2 時限目で鹿児島の救急医療体制を自分たちで調べた際，高齢者の単独世帯数増加や医療施設の偏在化，離島の医師・看護師不足など多くの課題を知り使命感をもった学生も多く，また 3 時限目のダックス・コワート氏の事例を通し救急看護師に必要な倫理的配慮の必要性を感じた学生が多かった．さらに BLS・ALS 後のレポートから演習を通して「技術の未熟さ」や「救命」へ携わることの責任感を強くもった学生も多かった．これらのことから，対象学生集団の本科目を学ぶ意欲は高いと考える．

そのようななか，意識障害時の初期対応やショックの徴候理解の講義を行ったが，病態生理を理解するのに時間を要した．これは，解剖生理を苦手とする学生が多いことが原因と考えられる．しかし，心原性ショック時の初期対応に関しては，成人看護方法論Ⅰ・Ⅱや健康回復援助論(PBL)で心筋梗塞や，心不全患者の看護を学んでいたためか比較的病態の理解がスムーズであり，その対応を考えることができていた．

本単元の「循環血液量減少性ショック」に移行しうる「熱傷」「急性腹症」「熱中症」「吐血」「外傷」は，自己の経験やテレビドラマなどからある程度想像しやすいと考えられる．また，これらは程度の差はあるが学生の身近に起こりやすい事象でもあり，対応方法などへの興味・関心は高いと考える．なかでも「熱中症」対応は一般市民向けにテレビなどで特集されることもあり，ある程度知識もあることが予測される．

c) 学生の反応

授業のねらいどおりの学生の反応が見られた．
具体的な学生の反応は以下のようであった．

- 熱傷の怖さ
- 熱傷の重症度の判断の大切さ
- 生き残ったＢさんに対して，看護師のかかわりの効果があったことを聞き，嬉しかった
- 家族のつらさははかりしれない

d) 参加者（教員）の反応

研究授業後の協議会では，教員から効果的な教材活用，指導技術の効果について，称賛の意見がたくさん出された．

- 教材づくりの努力をねぎらう意見はほとんどの教員から出された
- 教材の使い方，動画の効果
- 展開の工夫，グループワークの発表方法など参考になった
- 本人および家族の声を出すことの効果の大きさ

このような教育実践を新人期から積み重ねておけば，授業力は磨かれる．その継続こそが肝要である．

◆参考文献

・斉藤喜博：人と教育双書─授業　新装版，国土社，2006.

Column　鹿児島での入院患者体験

2018（平成30）年2月のこと．筆者（池西）は，東京から鹿児島へ飛行機での移動中に突然，左前胸部から側胸部にかけての強い疼痛で目が覚めた．鹿児島まであと30分くらいのところであった．

しばらく様子をみていても，治まるどころか胸痛はひどくなり，息ができない状態になった．脈拍は頻脈だが，整脈だったので心筋梗塞ではなさそうと自己判断．キャビンアテンダントに異常を伝え，車椅子と救急車の手配をお願いした．空港から脳外科が専門の救急病院に移送され，右下葉の胸水貯留が指摘された．その後，筆者が所属する鹿児島医療技術専門学校の教員が駆けつけてくれて，呼吸器専門医のいる病院がよいということで関係者と相談のうえ，転院の手続きをしてくれた．1泊予定の仕事の旅だったため，入院生活に必要なものは何もなかった．それらもすべて，鹿児島の教員が現地で手配してくれた．こんなに人の温かさを感じたことはなかった．

それからが大変だった．担当医師も筆者の仕事を知っており，検査データなどは即提示してくれた．入院時検査では好中球，CRPが上昇していたので，処方された抗菌薬が効けば1週間程度で退院できるだろうと思っていたが，1週間が過ぎてさらに抗菌薬を変えても症状は軽減せず，結局，外科的に胸腔ドレナージを挿入し，胸水を抜くことになった．しかも多胞性の胸膜炎を起こしており，1か所では十分な排液ができずに肺が膨らまず，さらに1か所を加えて2つのドレーンを留置することになった（写真左）．

呼吸困難，胸痛，発熱，抗菌薬による食欲不振．ドレーンが入ったことで仰臥位になれず眠りにくい夜……．このときにお世話になった看護師の言動，洗髪や注射などの技術，患者の気持ち，検査・治療のこと，そして自らの検査データ，X線写真などはすべて，その後，筆者が看護を教えるうえで，患者体験という貴重な教材になった．

病室の窓から見えた桜島（写真右）は，ときどき激しく噴火していた．

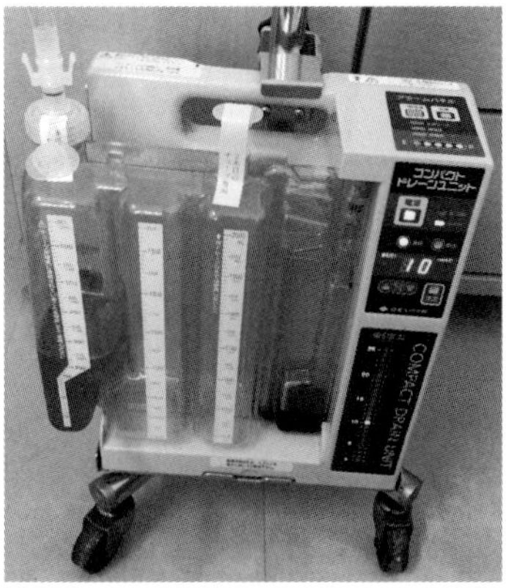

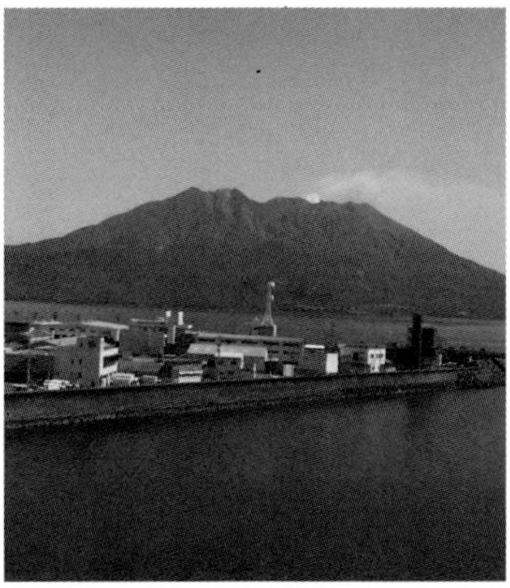

12 技術教育を考える

専門学校の教育で大切にすべきものに「技術教育」がある．学校教育法を見ても，専門学校に期待されるのは「実践的な職業教育，専門的な技術教育」である．そうであれば，看護専門学校において，技術教育にもっと力を注ぐべきではないかと筆者は考える．そこで本章では，あらためて技術教育について考えてみたい．

A 看護師教育の技術項目と卒業時の到達度

2019(令和 2)年に看護師等養成所の運営に関する指導ガイドライン(以下，ガイドライン)が改正され，「看護師教育の技術項目と卒業時の到達度」も変更された(**表 12-1**)．

これまで 142 だった技術項目が，今回の改正で，テクニカルスキル(手技)[*1] に限定し，内容を整理し，71 項目になった．技術項目は少なくなったように見えるが，実際は，例えば，7. 排泄援助(床上，ポータブルトイレ，オムツ交換等)と，これまで各々技術項目としていたものを「排泄援助」とまとめたことで，技術項目数が減少したこと．さらに，前述したようにテクニカルスキルに限定したことで，例えば，患者の食事摂取状況をアセスメントできる，という

＊1：看護におけるテクニカルスキルとは，「看護技術」の個別・専門的な手技を指す．

レファレンス

▶ 専修学校の定義

学校教育法第 124 条・125 条・126 条で，専修学校とは，「職業若しくは実際生活に必要な能力を育成し，又は教養の向上を図ることを目的として次の各号に該当する組織的な教育を行うもの」．

1　修業年限が 1 年以上であること
2　授業時間が文部科学大臣の定める授業時数以上であること
3　教育を受ける者が常時 40 人以上であること

専修学校には，高等課程，専門課程又は一般課程があり，そのうち高等学校を卒業した者を対象とする専門課程を設置する学校を専門学校と称することができる，としている．

表 12-1　看護師教育の技術項目と卒業時の到達度

項目		技術の種類	卒業時の到達度	
			演習	実習
1．環境調整技術	1	快適な療養環境の整備	Ⅰ	Ⅰ
	2	臥床患者のリネン交換	Ⅰ	Ⅱ
2．食事の援助技術	3	食事介助（嚥下障害のある患者を除く）	Ⅰ	Ⅰ
	4	食事指導	Ⅱ	Ⅱ
	5	経管栄養法による流動食の注入	Ⅰ	Ⅱ
	6	経鼻胃チューブの挿入	Ⅰ	Ⅲ
3．排泄援助技術	7	排泄援助（床上，ポータブルトイレ，オムツ交換等）	Ⅰ	Ⅱ
	8	膀胱留置カテーテルの管理	Ⅰ	Ⅲ
	9	導尿又は膀胱留置カテーテルの挿入	Ⅱ	Ⅲ
	10	浣腸	Ⅰ	Ⅲ
	11	摘便	Ⅰ	Ⅲ
	12	ストーマ管理	Ⅱ	Ⅲ
4．活動・休息援助技術	13	車椅子での移送	Ⅰ	Ⅰ
	14	歩行・移動介助	Ⅰ	Ⅰ
	15	移乗介助	Ⅰ	Ⅱ
	16	体位変換・保持	Ⅰ	Ⅰ
	17	自動・他動運動の援助	Ⅰ	Ⅱ
	18	ストレッチャー移送	Ⅰ	Ⅱ
5．清潔・衣生活援助技術	19	手浴・足浴	Ⅰ	Ⅰ
	20	整容	Ⅰ	Ⅰ
	21	点滴・ドレーン等を留置していない患者の寝衣交換	Ⅰ	Ⅰ
	22	入浴・シャワー浴の介助	Ⅰ	Ⅱ
	23	陰部の保清	Ⅰ	Ⅱ
	24	清拭	Ⅰ	Ⅱ
	25	洗髪	Ⅰ	Ⅱ
	26	口腔ケア	Ⅰ	Ⅱ
	27	点滴・ドレーン等を留置している患者の寝衣交換	Ⅰ	Ⅱ
	28	新生児の沐浴・清拭	Ⅰ	Ⅲ
6．呼吸・循環を整える技術	29	体温調節の援助	Ⅰ	Ⅰ
	30	酸素吸入療法の実施	Ⅰ	Ⅱ
	31	ネブライザーを用いた気道内加湿	Ⅰ	Ⅱ
	32	口腔内・鼻腔内吸引	Ⅱ	Ⅲ
	33	気管内吸引	Ⅱ	Ⅲ
	34	体位ドレナージ	Ⅰ	Ⅲ
7．創傷管理技術	35	褥瘡予防ケア	Ⅱ	Ⅱ
	36	創傷処置（創洗浄，創保護，包帯法）	Ⅱ	Ⅱ
	37	ドレーン類の挿入部の処置	Ⅱ	Ⅲ

つづく

つづき

項目	技術の種類		卒業時の到達度	
			演習	実習
8. 与薬の技術	38	経口薬(バッカル錠，内服薬，舌下錠)の投与	Ⅱ	Ⅱ
	39	経皮・外用薬の投与	Ⅰ	Ⅱ
	40	坐薬の投与	Ⅱ	Ⅱ
	41	皮下注射	Ⅱ	Ⅲ
	42	筋肉内注射	Ⅱ	Ⅲ
	43	静脈路確保・点滴静脈内注射	Ⅱ	Ⅲ
	44	点滴静脈内注射の管理	Ⅱ	Ⅱ
	45	薬剤等の管理(毒薬，劇薬，麻薬，血液製剤，抗悪性腫瘍薬を含む)	Ⅱ	Ⅲ
	46	輸血の管理	Ⅱ	Ⅲ
9. 救命救急処置技術	47	緊急時の応援要請	Ⅰ	Ⅰ
	48	一次救命処置(BLS)	Ⅰ	Ⅰ
	49	止血法の実施	Ⅰ	Ⅲ
10. 症状・生体機能管理技術	50	バイタルサインの測定	Ⅰ	Ⅰ
	51	身体計測	Ⅰ	Ⅰ
	52	フィジカルアセスメント	Ⅰ	Ⅱ
	53	検体(尿・血液等)の取扱い	Ⅰ	Ⅱ
	54	簡易血糖測定	Ⅱ	Ⅱ
	55	静脈血採血	Ⅱ	Ⅲ
	56	検査の介助	Ⅰ	Ⅱ
11. 感染予防技術	57	スタンダード・プリコーション(標準予防策)に基づく手洗い	Ⅰ	Ⅰ
	58	必要な防護用具(手袋，ゴーグル，ガウン等)の選択・着脱	Ⅰ	Ⅰ
	59	使用した器具の感染防止の取扱い	Ⅰ	Ⅱ
	60	感染性廃棄物の取扱い	Ⅰ	Ⅱ
	61	無菌操作	Ⅰ	Ⅱ
	62	針刺し事故の防止・事故後の対応	Ⅰ	Ⅱ
12. 安全管理の技術	63	インシデント・アクシデント発生時の速やかな報告	Ⅰ	Ⅰ
	64	患者の誤認防止策の実施	Ⅰ	Ⅰ
	65	安全な療養環境の整備(転倒・転落・外傷予防)	Ⅰ	Ⅱ
	66	放射線被ばく防止策の実施	Ⅰ	Ⅰ
	67	人体へのリスクの大きい薬剤のばく露予防策の実施	Ⅱ	Ⅲ
	68	医療機器(輸液ポンプ，シリンジポンプ，心電図モニター，酸素ボンベ，人工呼吸器等)の操作・管理	Ⅱ	Ⅲ
13. 安全確保の技術	69	安楽な体位の調整	Ⅰ	Ⅱ
	70	安楽の促進・苦痛の緩和のためのケア	Ⅰ	Ⅱ
	71	精神的安寧を保つためのケア	Ⅰ	Ⅱ

卒業時の到達レベル
＜演習＞
Ⅰ モデル人形もしくは学生間で単独で実施できる
Ⅱ モデル人形もしくは学生間で指導の下で実施できる
＜実習＞
Ⅰ 単独で実施できる
Ⅱ 指導の下で実施できる
Ⅲ 実施が困難な場合は見学する

ような思考・判断を求める項目は，技術項目から外したことで技術項目数が減少したのである．したがって，卒業時に習得すべきテクニカルスキルは，決して減少しているわけではない．

さらに，これまでは卒業時の到達度は，Ⅰ　単独で実施できる，Ⅱ　指導の下で実施できる，Ⅲ　学内演習で実施できる，Ⅳ　知識としてわかる，の4段階で表していた．そして，学内演習か，臨地実習かについては，明確にしていなかったため，臨地実習で実施できることを期待して，積極的に学内演習に組み入れていなかったこともあった．しかし，このたび，演習・実習別に到達度が設定された．演習ではⅠ　モデル人形もしくは学生間で単独で実施できる，Ⅱ　モデル人形もしくは学生間で指導の下で実施できる，のいずれかである．実習では，Ⅰ　単独で実施できる，Ⅱ　指導の下で実施できる，Ⅲ　実施が困難な場合は見学する，である．臨地実習においては，対象の状態，実習環境もさまざまであり，見学に終わることもやむを得ない．そのぶん，学内演習では，必ず実施することを前提に，単独で実施できるか，指導の下で実施できるか，とレベル差をつけて，到達度が設定された．

したがって，学内演習で71の技術項目をどう教授するかを考えなければならない．同時に，看護師教育の技術項目と卒業時の到達度については，少なくともこのレベルまでは到達してほしい，というもので，最低レベルを示していると考えたい．各学校の設立趣旨や学習環境の強みを活かし，この技術項目については，より高い目標をめざす，と考えることは可能である．看護師教育の技術項目と卒業時の到達度を参考にしながら，各学校で可能な限り高い到達レベルをめざしたいものである．

B 技術教育の現状と課題

専門学校教育において，もっと技術教育に力を注ぐべき，と前述したが，なかでも，筆者は，タスクトレーニングを充実する必要性を感じている．手順に沿って正確に実施すること，そして，それを繰り返し練習することで，多様な状況下でも正確に，安全に実施できるレベルにまで「技術」の水準を上げるのが，タスクトレーニングである．最近は，特にこの「繰り返しの練習」に取り組めていないように思う．それが一因で，看護技術に自信がもてずに卒業し，現場に出て，苦しむ結果につながっていると筆者は推察している．

臨地実習はその特徴から，全員に同じように技術項目を実施する機会を設定することは困難である．しかも，繰り返しの実施となるともっと困難さが増す．したがって，確実に，繰り返して練習するタスクトレーニングは学内演習で十分に取り組む必要がある．しかし，限られた修業年限のなかで，教員数や教材もおそらく十分ではなく，さまざまな制限があるなか，なかなか思うように学内演習ができないのであろう．しかし，できない理由を挙げてあきらめるのではなく，どうすれば学生全員の技術力を上げうるのか，特に，専門学校教育においては，その方法を考え，工夫する必要がある．

そこで，現状はどうなっているのか，何を実施し，何を実施できていないのか，それはなぜか，などを把握し，対応を考えていくことが必要である．日本看護学校協議会が行った技術教育の実態調査の結果を基に考えてみる．

日本看護学校協議会では，2019(令和元)年に「看護基礎教育検討会報告書」が出されたのち，会員校(看護師3年課程に限定)を対象に，新しく示された技術項目の実施率について調査した．学生全員が実施していると回答した学校の割合を実施率として表した．

結果，100%の実施率だったのは「57．スタンダード・プリコーションに基づく手洗い」の1項目のみであった．90%以上の実施率だったのが**表12-2**のように71項目中17項目(24%)であった．

表12-2　実施率90%以上の技術項目

項目名		実施率
57	スタンダード・プリコーション(標準予防策)に基づく手洗い	100.0%
50	バイタルサインの測定	98.7%
13	車椅子での移送	97.3%
58	必要な防護用具(手袋，ゴーグル，ガウン等)の選択・着脱	96.8%
52	フィジカルアセスメント	96.3%
16	体位変換・保持	95.0%
24	清拭	94.6%
15	移乗介助	94.1%
28	新生児の沐浴・清拭	93.2%
1	快適な療養環境の整備	92.9%
21	点滴・ドレーン等を留置していない患者の寝衣交換	92.8%
19	足浴・手浴	92.3%
55	静脈血採血	92.1%
69	安楽な体位の調整	91.2%
14	歩行・移動介助	90.9%
48	一次救命処置(Basic Life Support：BLS)	90.6%
2	臥床患者のリネン交換	90.2%

対象：看護師3年課程の日本看護学校協議会会員校360課程
回収数：234課程，回収率：65%
実施率は，学生全員が実施していると回答した養成所の割合を示す

71 項目は学内演習で全員が実施し，その評価までが必要と指導ガイドラインで示されている技術項目である．そう考えると学校差は大きく，技術項目の実施率には大きな課題があるといわざるをえない．

一方，実施率が 30%未満だった技術項目について，なぜ実施でき，なぜ実施できないかを調査した結果から，対応を考えてみたい．

実施率が 30%未満の技術項目は 8 項目あった．「11．摘便」「37．ドレーン類の挿入部の処理」「39．経皮・外用薬の投与」「45．薬剤等の管理(毒薬，劇薬，麻薬，血液製剤，抗悪性腫瘍薬含む)」「46．輸血の管理」「56．検査時の介助」「66．放射線の被ばく防止策の実施」「67．人体へのリスクの大きい薬剤のばく露予防策の実施」であった．実施率の低い技術項目について，実施できている理由を聞くと多くは「病院との連携(人的・物的)」であった．また，実施できない理由は「時間がない」「教員の不足」「教材がない」であった．

「56．検査時の介助」「66．放射線の被ばく防止策の実施」「67．人体へのリスクの大きい薬剤のばく露予防策の実施」については，実習施設との連携を図りながら，協力いただく病院に出向いての見学や実施，あるいは，臨床から教材と講師を派遣していただき，学内での実施などの工夫が必要ではないだろうか．「11．摘便」「37．ドレーン類の挿入部の処理」「39．経皮・外用薬の投与」「45．薬剤等の管理(毒薬，劇薬，麻薬，血液製剤，抗悪性腫瘍薬含む)」「46．輸血の管理」などは教材の開発が不可欠であろう．すでに開発されている教材もある．しかし，全員が実施するなら，学生 4 人に 1 つくらいの数を揃える必要がある．そうなると費用もかかる．もっと安価な教材開発や学校間で共同購入，あるいはレンタルの利用も考えたい．

いずれにしても，まず，学生全員が何度も実施できるように，教材の数を揃え，病院との連携を図るなどの必要がある．そのうえで，限られた時間のなかで，全員が実施できるように教育方法の工夫も必要であろう．

C 技術教育の教育方法

技術教育の方法について，3 つの視点で考えてみたい．

1. 技術教育の進め方

筆者は技術教育の進め方を技術習得過程と重ねて，**図 12-1** のように考えている．

技術教育の基本となるのは前述したとおりタスクトレーニングだ

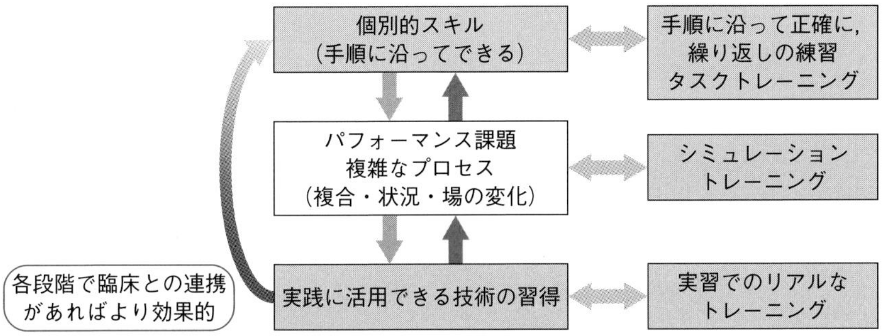

図 12-1　技術習得過程と教育の進め方

と考える．しかし，単純な繰り返しの練習はなかなかできるものではない．そのため，手順を覚えるまでは繰り返しの練習を課題にし，その後，場面や状況を取り入れたシミュレーショントレーニングを導入する．あるいは，時期によっては臨地実習での経験が可能であれば，実習でのリアルな経験をトレーニングにする．当然，手順をかろうじて覚えたくらいのレベルで，そのような応用編に取り組めば，うまくできないことも多い．そこで，その場面の振り返り（ディブリーフィング）のなかで，タスクトレーニングの必要性に気づくように指導する．このように往還的に実施経験を積むことが効果的ではないかと考える．武谷は「技術とは人間実践における客観的法則性の意識的適用」[1]という．こう考えるとき，タスクトレーニングで手順に沿って正確に実施し，それを繰り返し練習することで，多様な状況下でも正確に，安全に実施できるレベルに到達できても，それは看護技術としては十分ではない．川嶋は客観的法則性について「科学における普遍的法則とは異なり，経験法則を含む幅広い概念である」[1]としている．そのような「客観的法則性」を意識的に適用し看護を行うには，さまざまなトレーニングが必要で，それがシミュレーショントレーニングであり，臨地実習での経験であると筆者は考える．したがって，看護技術教育には，少なくとも「タスクトレーニング」と「シミュレーショントレーニング」と「臨地実習」が必要である．昨今，シミュレーショントレーニングについては，さまざまな書籍も出ており，取り組みも盛んになっている．ここでは今，強化が必要と筆者が考えるタスクトレーニングに焦点を当てて，以下にその方法を記すことにする．

引用文献

1)川島みどり：看護の技術と教育　看護の時代 3，p.106，勁草書房，2002.

2. 反転授業のすすめ

反転授業，池西型反転授業については，第９章を参照されたい．従来型の授業をまだ行っているところもある．時間が十分にあれば，従来型でもよいが，そうでなければ，反転授業を勧めたい．要は，学内演習ではできるだけ実施回数を増やす，というものである．その意図は，人がやっているのを見た段階では，簡単にできそうと思う．しかし，自分が実際やってみることで，なかなかうまくできないことを自覚するのである．実施回数が1回だけだと，1回だからできない，何度かすればできるようになるだろうと思ってしまう．何度か実施するうちに，難しさに気づき，自ら練習することの意義を確認できるようになると，筆者は経験からそう考える．

上手なデモンストレーションを見せてもらい，自分が実際やってみることをせずに「やっておきましょう」と自己課題にしてしまうと，前述したように，簡単だと思い，実施せずにすませる学生も出てくる．それは困るので，実技試験を行う，という対抗手段を取り入れると，何度か練習はするが，試験に合格するとそれで終わりになってしまう．このことはおそらく多くの教員が経験していると思う．自ら，技術を習得し，さらにそれを磨く気持ちに仕向けることが重要であり，それなくしては「多様な状況下でも正確に，安全に実施できるレベル」に到達するのは難しい．そう考えて，対面授業では「なかなか難しい．がんばって練習しなくては」と思えるように，実施回数を可能な限り増やす授業づくりを提案したい．

そのための授業づくりが反転型授業である(図12-2)．

テキストを読んでわかること，覚えるべき手順は事前学習にしておく．そのうえで，1単位時間(90分)あるいは2単位時間(180分)を使って，繰り返し練習する時間を設定するのである．そうすることで，うまく要領よくできる者もいるが，なかなかうまくできずに，必死の形相を呈する者も出てくる．それが大切なのである．したがって，学内演習を全員が可能な限り，回数多く実施する時間にしたいと思う．

ほかにも，筆者の周りには，ジグソー学習法を取り入れて技術教育をしている教員もいる．第9章で紹介したものを参照してほしい．1つの技術項目であっても繰り返し練習して，人に教えるレベルにまで達することを期待する方法である．ほかにも，異なる年齢の学習集団をつくり，技術教育をしている学校もある．例えば，いくつかの技術項目について教員が技術習得状況を評価し，優れた者に技術指導員の資格(免許)を与え，後輩や仲間に積極的に教えるというシステムである[*2]．免許更新制で，卒業まで継続できた場合は，卒業後それを就職先の病院に紹介するというもので，技を磨き，人に教えることで，より自分の技術を確実なものにするしかけである．

従来型の教育方法ではなく，できるだけ多くの回数，練習ができる機会になるように授業を変えていくことを提案したい．

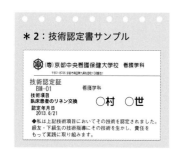

＊2：技術認定書サンプル

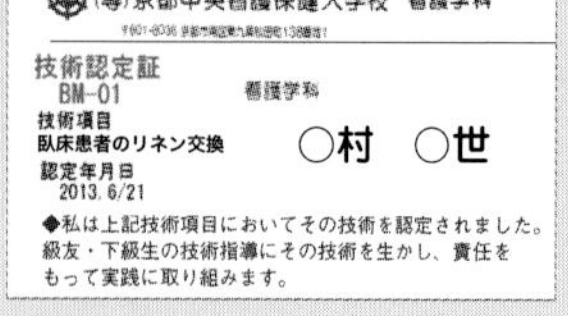
(専)京都中央看護保健大学校　看護学科

技術認定証
BM-01
看護学科

技術項目
臥床患者のリネン交換
○村　○世

認定年月日
2013. 6/21

◆私は上記技術項目においてその技術を認定されました。級友・下級生の技術指導にその技術を生かし、責任をもって実践に取り組みます。

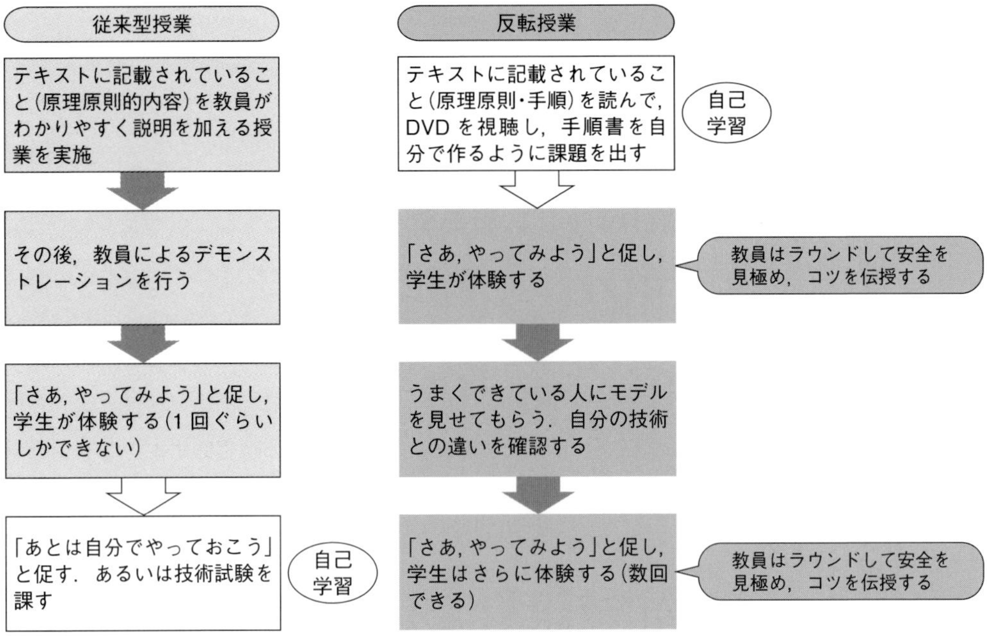

図12-2　従来型授業と反転授業の技術教育例

3. 評価の方法

本書の読者である現場の先生方から多くの質問が寄せられているのが「評価」のことである．71項目について，「単独で実施できる」「指導の下で実施できる」と評価するのは困難であるが，どうすればよいか，という質問である．たしかに限られた時間のなかで，すべての技術項目について，教員が評価することは難しい．

評価方法は，①**教員評価**，②**相互評価**，③**自己評価**の3つがある．各学校でこの技術は教員が評価をする，この技術は相互評価で，この技術は自己評価で，と決めるとよい．おそらくこれまでも学校では，教員が技術評価をするものを決めているとは思うが，その見直しは必要かもしれない．

相互評価あるいは自己評価では，「単独で実施できる」のⅠレベルの技術項目(ガイドラインでは51項目)について，行動目標評価で，チェックリストを作成すれば，実施できるか否かの評価は可能であろう．しかし，「指導の下で実施できる」のⅡレベルの技術項目(ガイドラインでは20項目)については，相互評価，自己評価だけでは，難しいと思える．その際，Ⅱレベルの「指導の下で実施できる」と設定した技術項目に，相互評価，自己評価を導入し，まずは「単独で実施できる」を評価し，その評価で「できない」と評価された者は，そのあと練習を重ねて，教員が再評価をするという段階的に活用することも考えていくとよい．Ⅱレベルの「指導の下で実施できる」という技術項目のなかにも，手技が正確かどうかを見るのであれば，チェックリストで相互評価は可能なものはある．例えば，「口腔内・鼻腔内吸引」「経口薬の投与」「坐薬の投与」など，可能な技術項目もある．

いずれにしても大切なのは，手順に沿って，行動目標を作成し，1つひとつの行動ができたか，できなかったかをチェックリストで評価できるように，まずは71項目について作成する努力をする必要がある．標準的なものは，すでに書籍などで示されているものも多いが，学校のこだわりや教員のこだわりを反映して，チェックリストを作成していきたい．そのような取り組みが，71の技術はすべてマスターして卒業する，という学生への意識づけにもつながると考える．

D パトリシア・ベナーの教え

1970年代に米国のドレイファス兄弟が，人間が技能を習得するうえでどのような段階を経ているのかを研究した(ドレイファスモデル)．その成果を看護に導入し，1980年代に医療改革を提唱したのがパトリシア・ベナーである．本章の最後にその教えを示す．

技術熟達の5ステージ(the five Dreyfus model stages) [*3]

* 3：ステージ1と2は看護基礎教育のゴール．ステージ3～5は，卒後の現任教育および自己研鑽での目標である．

- ステージ1「**初心者**」：状況についての経験がないので，ガイドラインに則った行動．
- ステージ2「**新人**」：ガイドラインに則った行動ではあるが，経験したことについては一定の状況判断に基づく行動ができる．
- ステージ3「**一人前**」：スピードや柔軟性には欠けるが，看護場面での統率力はあり，多くの偶発的出来事に対処し，管理することができる．
- ステージ4「**中堅**」：状況を全体的に捉え，予測される正常な像が出現しなくても認識し，格率により何を考慮すべきかの方向性を示すことができる．
- ステージ5「**達人**」：状況を理解して適切な行動をとるのに，分析的な原則には頼らない．状況を直感的に把握し，問題状況に正確にねらいを定める．

看護を教えるすべての人にとって，最初の指針になるものではないだろうか．さまざまな教育方法・技法，学生とのかかわりなどを読んだあとにも振り返ってほしい．看護を教える人にとって，さらなる指針になるものと思う．

◆参考文献
・長谷川美津子：[特集]看護が直面する課題解決と共同学習　理論物理学者・武谷三男と看護師たちの対話に学ぶ，看護実践の科学，45(6)，14–50．2020．
・パトリシア・ベナー(著)，井部俊子(監訳)：ベナー看護論　新訳版，医学書院，2005．
・パトリシア・ベナー，モリー・サットン，ヴィクトリア・レオナード，他(著)，早野 ZITO 真佐子(訳)：ベナー　ナースを育てる，医学書院，2011．
・パトリシア・ベナー，パトリシア・フーパー - キリアキディス，ダフネ・スタナード，他(著)，井上智子(監訳)：ベナー　看護ケアの臨床知―行動しつつ考えること　第2版，医学書院，2012．

Column　指導ガイドライン別表13-2について

筆者は看護基礎教育検討会の看護師ワーキンググループの構成員でもあったので，そちらで強く主張すべきだったと反省するところであるが，私見として，技術項目3の「食事介助」については，卒業時到達度をもう少し高く設定すべきであったと思っている（本書では表12-1として紹介している）．技術項目3は「食事介助（嚥下障害のある患者を除く）」となっているが，在宅の場面では嚥下障害がない人の食事は家族やヘルパーなどが介助する．入院患者でも最近は看護補助員が行うことも多い．嚥下機能の低下した人への食事援助が看護師の役割ではないかと考えている．もちろん指導ガイトラインは，いわば**最低ライン**を示していると考え，自校の到達度を考慮するとよいのである．

技術項目の卒業時到達度は，指導ガイドラインを参考にしながら，読者の皆さまがそれぞれに自校用のものを作成することをお勧めしたい．

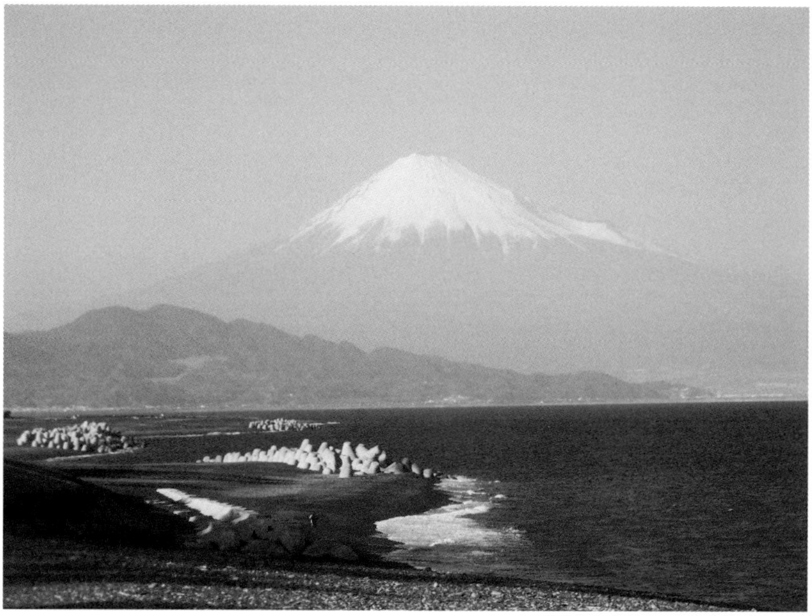

ベナーの教えをあなた自身のあゆみと重ねてみませんか

〜本書中盤にさしかかっての振り返りとして〜

13 臨地実習の効果的な指導法

臨地実習*1は，看護基礎教育において不可欠，かつ最も効果的な授業形態である．しかし，実習施設の確保が徐々に難しくなっていること，患者権利擁護などで，限られた時間や体験になっているために，最大限の工夫をしてその効果を高める必要がある．

*1：看護基礎教育に欠かせない授業形態である．そこに看護の対象がいて，看護活動が行われている場で行う授業である．病院，診療所，訪問看護ステーション，地域包括支援センター，保育所，など実習目標達成に向けて各学校が工夫して必要な施設確保を行っている．実習施設として備えるべき条件などは，「看護師等養成所の運営に関する指導ガイドライン第八　実習施設等に関する事項」で細かく規定している．

A 臨地実習の意義

①看護の対象がいる，②看護活動が行われている，③看護の指導者がいる，という3つの条件を満たす「場」で，学生が看護の体験学習をするのが臨地実習である．何にも勝る授業形態であることは容易に理解できる．

図13-1は教育学者のエドガー・デールが1969年に発表した「経験の円錐モデル」を一部改変したものである．百聞は一見にしかず，という諺があるが，経験はそれをはるかに超えるものである．

看護の対象を理解し，対象のニードを把握することにより，個別

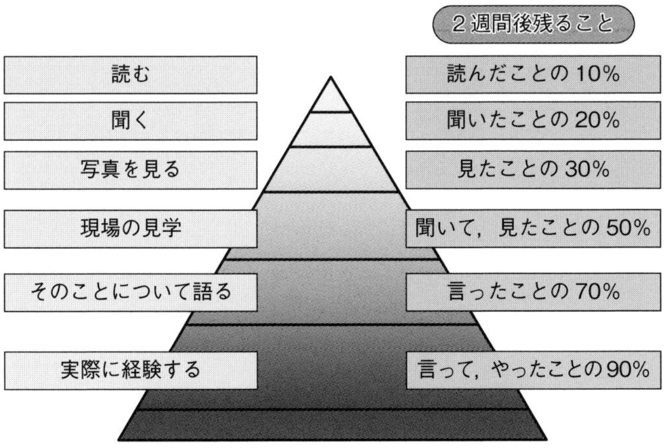

図13-1　経験の円錐モデル

〔阿部幸恵（編著）：臨床実践力を育てる！　看護のためのシミュレーション教育，p.13，医学書院，2013．を参考に改変〕

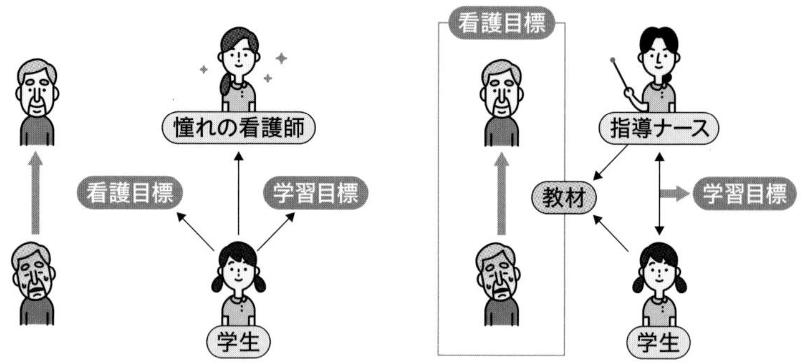

図 13-2　目標の二重構造

な看護活動を行い，その看護活動により得られる対象の反応は，まさに看護を考える貴重な「教材」であり，臨地実習は教材の宝庫という言い方もできる．

また，日進月歩の医療の現場に身をおくことは，看護師に求められる実践能力(知識，思考・判断，行動)の獲得に向けて，これほど効果的な学習の場はない．

B 臨地実習の特徴 ──目標の二重構造とその指導

舟島は，臨地実習を「学生が既習の知識と技術を基に，クライエントと相互行為を展開し，看護目標達成に向かいつつ，そこに生じた看護現象を教材として，看護実践に必要な基礎的能力を修得するという学習目標達成を目指す授業」[1)]としている．

すなわち，看護学生は臨地実習において，①看護師をめざすための「学習目標」と，②担当した対象の健康状態の改善，QOL の向上をめざす「看護目標」の２つの目標をもつことになる(目標の二重構造：図 13-2)．教員・指導者は，看護目標の達成に向かいつつ，そこに生じている看護現象を教材化し，学生が学習目標を達成できるようにサポートすることが求められる．

この目標の二重構造とその指導から臨地実習の特徴を理解するために，事例を紹介する

【事例】 老人ホーム実習，A さん(元教師)

看護目標「自尊感情を高め，心豊かな生活を送ることができる」
学習目標「老年期の理解や対象に応じたかかわりを学ぶ」
看護現象（教材）「尿意に乏しくおむつを着用していたので，時間排尿を促すかかわりを行い，なんとかおむつを外すことができた．しかし，活発だった A さんから笑顔は消え，あまり部屋から出ることがなくなった」

引用文献
1) 杉森みど里，舟島なをみ：看護教育学　第 6 版，p.254，医学書院，2016.

［指導場面］

教員：「なぜ活動が低下し，笑顔が消失したと思いますか？」

学生：「排尿のことが，気にかかるのでしょうか？」

教員：「では，どうしましょう？」

学生：「もう一度，話をしてみます．A さんが何を望んでおられるかを，私が理解します」

教員：「そうですね．それが大切です．ここで学習目標に戻ってみましょう」

学生：「老年期の理解です」

教員：「老年期の特徴はどんなことでしたか」

学生：「老年期は，適応力の低下のため，環境の変化に対応できず感情が不安定になり，うつ状態を呈することがあります」

教員：「そうでしたね．何か，気づきませんか？」

学生：「おむつを外すという環境の変化に，A さんはうまく対応ができなかったのかもしれません」

教員：「自尊感情を高めるために，おむつを外せるようにかかわることは大切なことです．しかし，A さんは今，何を望んでおられるのか，そして，高齢者は一般に急激な変化には対応しにくいことを考慮して，ケアを考えられるとよいですね」

このように，看護目標達成に向けた活動（看護現象）を教材にして，学習目標の到達をめざすのが臨地実習の特徴といえる．それができるように指導していきたい．

C 変化する臨地実習とその指導

1. 第 5 次指定規則改正による変化

臨地実習は今，大きな転換期を迎えている．

第一に，保健師助産師看護師学校養成所指定規則（以下，指定規則）第 5 次改正で，「臨地実習の総単位数 23 単位から，各教育内容の単位数の合計を減じた 6 単位については，学校又は養成所が教育内容を問わず定めることができるものとする」となったことである．これからの臨地実習は，従来以上に各学校・養成所の特徴が出る，と理解したい．

第二に，これまでは，看護師等養成所の運営に関する指導ガイドライン（以下，指導ガイドライン＊2）で，「病院以外の実習単位数は，在宅看護論の実習を含め，指定規則に定める単位数の 1 割から 3 割程度の間で定めること」という規定があったが，この上限がなくなった．しかも，基礎看護学・成人看護学の実習施設はこれまで主たる実習施設ということで，条件を満たした病院でなければならなかったが，その縛りがなくなったことで，基礎看護学・成人看護学

＊2：指導ガイドライン　第八　実習施設等に関する事項　5．看護師養成所(1)「病院に加えて，診療所，訪問看護ステーション，保健所，市町村保健センター，精神保健福祉センター，助産所，介護老人保健施設，介護老人福祉施設，地域包括支援センター，保育所，その他の社会福祉施設等を適宜確保すること．ただし，基礎看護学及び成人看護学実習においては，学生一人につき，一ヶ所以上の病院において実習を行うこと」と規定している．

も含めて，多様な場での臨地実習が認められるようになった．前述したように，学校，養成所の特徴が出る臨地実習になる，ということである．これらの変化は今後の看護師の活動の場の広がりや地域の医療ニーズに対応することを意識した改正であろう．

第三として，これからの看護師に強化すべき能力として，臨床判断能力，多職種連携・協働能力が挙げられており，これまで多くの学校で行ってきた，1人の患者を受け持ち，熟考型の，思考を重視した実習方法にも大きな変化が求められる．

内容，方法ともに考えなければならない，むしろ，考えてよい自由度が大きくなった，と受け止めたい．

第四に臨地実習の指導について考えたい．

在院日数の短縮，病院の急性期医療の進展など，医療の現場は大きく変化している．また，患者の権利擁護の視点で，学生ができる経験には制限がある．そんななか，さまざまな角度から情報を収集し，看護問題を明確にして計画を立てて実施するという熟考型の看護過程を重視した実習が困難になってきた．せっかく看護を経験的に学べる貴重な機会である．こんな「本物が体験できる場」はほかにはない．急性期医療を行う病院においては，看護過程にこだわるよりも，今，求められている臨床判断能力の育成に力を注ぐべきではないかと考える．患者の状態を的確に捉え状況判断をして，どんな方法で看護を行うとよいのかを瞬時に考え実践する，臨床判断能力の育成が当面の課題である．熟考型の，思考過程だけにこだわっていてはいけない(**図13-3**)．

2. 医療提供体制の変化への適応

また，チーム医療[*3]あるいは，保健医療福祉の連携が推進されるなか，受持ち患者の看護に終始すると，患者-看護師関係のみに目がいってしまうことにならないだろうか．現に，学生は病棟の指導者の顔だけを覚え，病棟のほかのナースとも話もせず，まして，薬剤師，栄養士，理学療法士といった医療チームのメンバーとの接点はほとんどなく実習が終了する．これからの社会が求める看護師を養成するために，このような実習でよいのだろうかと危惧を抱く．

看護を取り巻く環境の変化を受け止めて，受持ち患者看護一辺倒の実習からの脱却を試みる必要がある．

そこで，今後求められる実習指導の方法として，今，この患者はどんな状況にあり，どんな看護が必要かを考え，それはなぜか(根拠)を明確にする．そのうえで，その場に身をおき，体験(できなければ見学であってもよい)して，その体験から学ぶ(リフレクショ

＊3：専門分化が進み，さまざまな職種の協働なくして医療もできなくなっている．チーム医療は，医師を中心としたチーム編成であるが，看護師，助産師，薬剤師，作業療法士，理学療法士，臨床検査技師，栄養士など多くの職種がチームをつくり，医療を行っている．

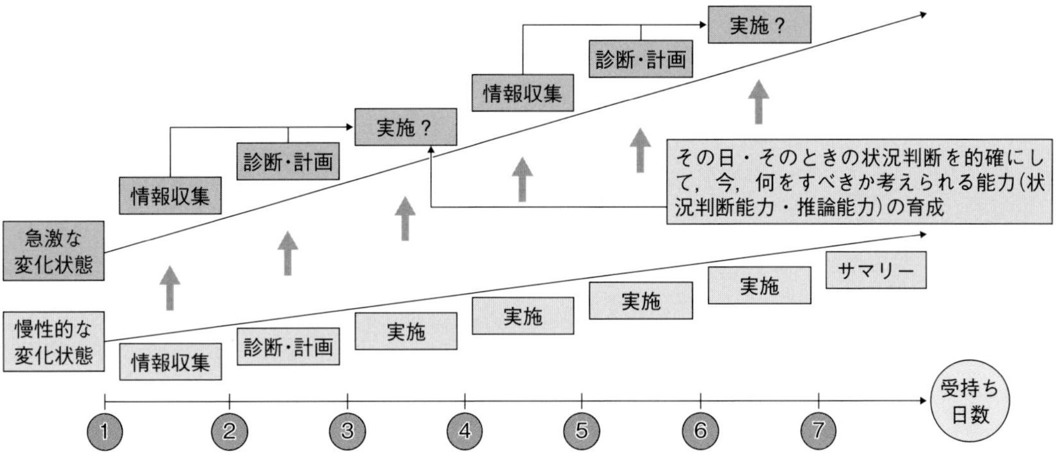

図 13-3　看護過程の展開の限界

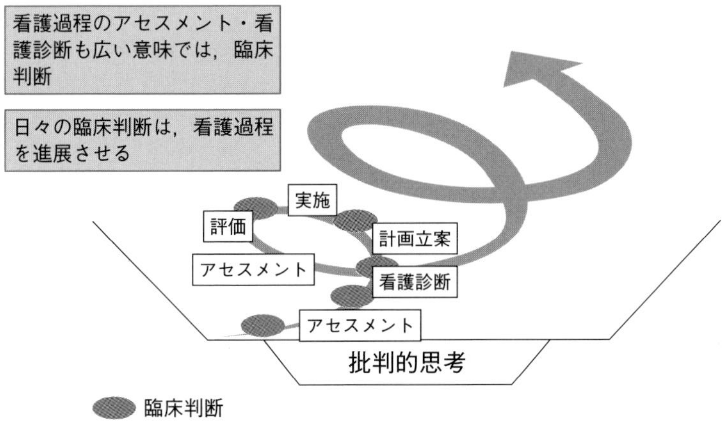

図 13-4　看護過程と臨床判断，それらを支える批判的思考のイメージ

〔池西静江：今こそ考える，これからの「看護過程」の考え方，教え方，看護教育，57(6)：420，2016．より作成〕

ン)，この学習過程を大切にする指導が重要性を増す．しかし，筆者は看護過程教育を推進してきた教育実績のなかで，看護過程教育が不要とは考えていない(**図 13-4**)．指導ガイドラインの第 5 次改正においても，別表 13「看護師に求められる実践能力と卒業時の到達目標」(**表 14-2**，143 頁)が示されており，そこではⅡ群に「根拠に基づき看護を計画的に実践する能力」は依然大切にされている．

老人保健施設等でリハビリテーション期や慢性期の者を担当するときは，これまでのような熟考型看護は効果があると筆者は思う．1 人を受け持ち，ケア＊4 の心で，健康回復に向けた援助を行う，その結果患者の健康状態がよくなり退院に至る．こんな嬉しいことはない．このような貴重な経験は，これからの看護師人生の拠りどころになるものであり，大切にしたいと思う．

＊4：単なる世話，よかれと思ってする行為を指すのではなく，相手のことをひたすら思い(専心)，相手を尊重し，相手の成長を願う態度と行動をいう．

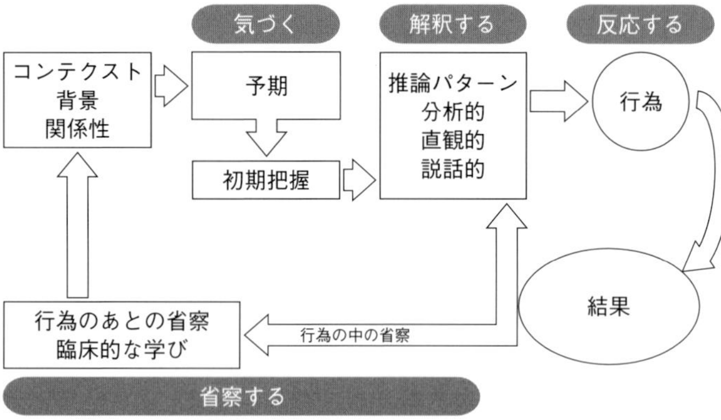

図 13-5　臨床判断のプロセス

〔Tanner C: Thinking like a nurse: A research-based model of clinical judgment in nursing. Journal of Nursing Education, 45(6)：204–211, 2006. より，Tanner 自身の改変を反映〕

しかし，急性期，周手術期のような急激に健康状態が変化する患者の看護については，今，この状況で何をすべきかを考え，行動する能力を育成することが重要と考える．

その意味で，看護過程のみならず，臨床判断能力の育成もめざした臨地実習を考えたい．

3. 臨床判断

臨床判断について，基本的な考え方を示しておく．

臨床判断モデルで筆者が用いているのはタナーの臨床判断モデル[2]である(**図 13-5**)．定義は以下のとおりである．

「患者の健康に関するニーズや心配，懸念，また健康の問題に対しての解釈をしたり結論づけたりする．もしくはある行動をとるかとらないかということを決定する．また標準的なアプローチをそのまま使うのか，それを修正して使うのかを決めていく．またもし必要であれば新しいアプローチを考えて，それを実践していくか．患者さんの反応によって決めていく行為そのプロセスは気づき，解釈，反応，省察からなる」．

これを読む限り，経験知のない初学者の学生に臨床判断を求めるのは難しいことのように思う．しかし，そのような能力が看護師に必要であるのは間違いない．看護基礎教育では，臨床判断につながる基礎的能力の育成ということになる．そこで，筆者は**図 13-6** のような教授–学習活動をめざしたいと考えている[3]．

学内の講義・演習で，専門基礎分野の知識を看護に活用できるように教授する．それを学内演習でのシミュレーション教育で何度か

引用文献

2) 松谷美和子(監訳)：クリスティーン・タナー氏講演録より　臨床判断モデルの概要と，基礎教育での活用．看護教育，57(9)：700–706，2016.

引用文献

3) 池西静江：なぜ，臨床判断能力か．看護教育，61(2)：103，2020.

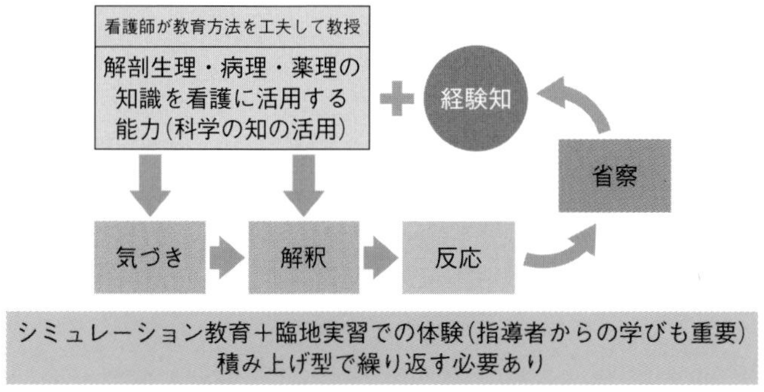

図 13-6　臨床判断の基礎的能力を育成する教授-学習活動

体験をする．同時に，臨地実習においても，この場面をどう考えるか，場面を切り取り「教材」にして，協同学習の手法を取り入れ，考える機会をつくる．あるいは，学生の知識や経験では考えられないような高度な判断，あるいはこれまでのつながりで考えられる臨床判断については，思考発話で語る指導を行うこと，いずれにしても，臨地実習では，学生の反応を期待するというより，気づきを得て，解釈し，看護師(指導者)の反応をリフレクションにより学ぶ，という展開が効果的である．

D 臨床判断能力を育成する指導方法

経験知が必要な臨床判断，それにつなげるために，まず，経験から学ぶ方法として，リフレクション，そして，看護現象(場面)の教材化と発問，ロールモデルと思考発話の３つの指導方法を駆使する必要がある．それらについて紹介する．

1. リフレクション

“経験”から学ぶことを意図した教育の方法がリフレクションである．ベナーは“経験”について「単に時間の経過や長さを指すものではない．現実の多くの実践状況に出会って，あらかじめもっている概念や理論を洗練することである」[4]といっている．言葉を変えると「経験とは今，目の前で起こっている現象を過去の体験や既存の知識を活用して新たな状況に対応すること」[4]である．

大事なのは，単にその場に身をおくという意味合いの強い“体験”とは違って，経験知を含めた既存の知識をもって，目の前の看護現象に出会い，既存の知識を活用して事にあたって，初めて“経験”と呼べるようになる，ということである．

引用文献

4) パトリシア・ベナー(著)，井部俊子，井村真澄，上泉和子(訳)：ベナー看護論　達人ナースの卓越性とパワー，p.25，医学書院，1992．

デービッド・コルブの「経験学習モデル(学習サイクル)」で考えてみると，

① **具体的経験**：学生がさまざまな状況下で，具体的な経験をする

② **省察**：自分の経験を多様な観点から振り返る

③ **概念化**：他の状況でも応用できるよう，概念化する

④ **試行**：概念化したものを新しい状況下で試してみる

経験したことから学ぶためには，経験 ⇒ 省察 ⇒ 概念化 ⇒ 試行 ⇒ 経験を繰り返す機会が重要で，こうすることで経験が経験知になる．

それを学ぶ方法がリフレクションである．

次に，リフレクションの定義を確認する．東は，「自己の実践を振り返り，実践に潜む価値や意味を見いだし，それを次の実践に活かすことにより，さらに状況にあった意図的な実践を行うためのプロセス」[5]としている．実践の場で複雑な問題に対応できる思考や能力を育成するためのスキルとして身につけたい学習方法であり，教育方法である．

さらに，リフレクションには2つの種類がある．①行為の**なかの**リフレクション(reflection-in-action)と②行為に**ついての**リフレクション(reflection-on-action)である．その関係を**図13–7**に表した．

前述したように，学生には経験知はほとんどない．学内での既習の知識を活用して未熟ながらも直接的に経験する．その後で経験を振り返ってリフレクションをする．それによって，活かせる経験知ができ，次には質の違う経験になることが期待できる．それを繰り返すなかで，経験のなか(行為のなかで)でリフレクションができるようになる．

そのリフレクションを効果的なものにするために，リフレクティブサイクルにおける指導のポイントを**表13–1**に整理する．

例として，基礎看護学実習で学生が書いたリフレクションシートを参照されたい(**表13–2**)．自分の行った行為と自分の傾向性をしっかり振り返り，今後につながるリフレクションができている．そして，このリフレクションシートへの教員のコメントが優れていた．そのコメントは「あなた自身の振り返りはとてもよくできています．がんばりました．でも，そのとき患者さんはどんな気持ちだったのでしょうか，いつも患者さんの気持ちを考えられる看護師をめざしましょう」であった．

行った看護実践のなかから印象に残った場面をリフレクションシートで振り返り，実践を意味づける，こんな実習指導を心がけると学生は「経験」から多くの大切なことを学ぶことができる．

引用文献

5) 東めぐみ：看護リフレクション入門，p.29，ライフサポート社，2009.

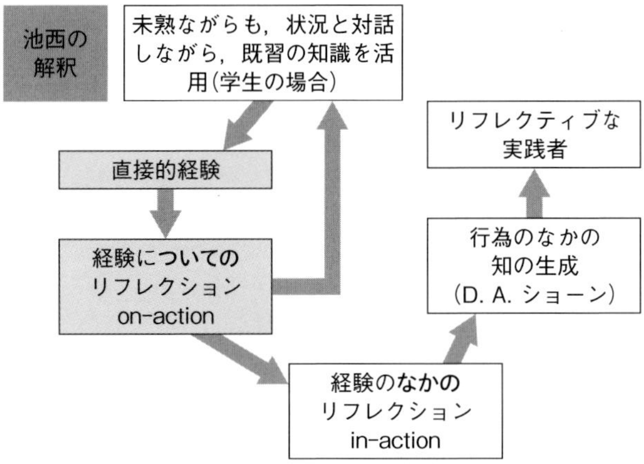

図 13-7　2 つのリフレクションの関係

（池西静江，石束佳子：臨地実習ガイダンス，p.46，医学書院，2017．をもとに作成）

表 13-1　リフレクティブサイクル指導上の留意点

ステップ		内容	指導上の留意点
step 1	場面の描写	患者さんとのかかわりのなかで，気にかかった事柄を選び，①状況描写，②どんな状況で起こったか，③そのときの自分の行動も記載しよう	• 経験したことのなかで，特に気にかかることが抽出できているか 描写はあとで，他の人が見てもわかるように記述できているか • 重要な背景に見落としがないか • 観察した事実，その状況と自分の感じたことを整理して記述できているか
step 2	感情の描写	そのとき自分が何を感じ，どう考えたか記載しよう	
step 3	初期評価	その状況は何がよかったか，もしくは問題があったか，評価しよう	• その状況において何がよくて何が問題であったかを理由とともに考えられているか • 否定的なことに終始せず，肯定的に捉えられているか • 評価を通して自分に向き合えているか
step 4	分析(批判的)	よかったところは何がよかったのか，問題のあるところは，何が問題でそうなったかを考えよう	• いくつかの視点で分析できているか • 実践が結果に与えた影響を正しく認識できているか • 状況に関連する判断は適切か • 自分の感情がケアに与えた影響が捉えられているかなど
step 5	総合	step 4 の分析をもとに新たなものを見いだそう．どうすれば改善できるかも考えよう	• 分析から得られた結果を総合して，次の新しい考えを発見できているか
step 6	行動計画	次の行動につなげよう	• 具体的な行動につながるものか

（池西静江，石束佳子：臨地実習ガイダンス，p.46，医学書院，2017．をもとに作成）

2. 看護現象の教材化と発問

臨地実習はいうまでもなく授業の 1 つの形態である．そうであれば，実習指導に欠かせないのは教材である．例を示したように，看護目標の達成に向かいつつ，そこに生じている看護現象を教材化し，学生が学習目標を達成できるように指導することが最も効果的であろう．いくつかの指導場面を紹介する．

表 13-2　基礎看護学実習リフレクションシート

<table>
<tr><td colspan="2">学籍番号(　　　　　　　　　　　)　学生氏名(　　　　　　　　　　　)
特に印象に残った状況(場面)を抽出して，下記の様式に沿って，振り返りましょう．</td></tr>
<tr><th>上記のテーマで印象に残る看護場面を状況描写する(ありのまま)</th><th>そのとき自分が感じたこと</th></tr>
<tr><td>※どんな状況で起こったか・どんなことが起きたか・そのときの自分の行動など
ベッド上で臥床している患者さんを車椅子に移乗後，足浴用バケツで足浴をしようとした場面　患者さんの車椅子移乗に時間がかかり，やっと移乗できたが，あわてて足浴用バケツをセッティングして，健側の足を私の右手で少し持ち上げ，左手でお湯の温度を確認，その後，患者さんに湯加減を確認して，バケツに健足を入れた．次に，患足を入れようと両手で患足を持ってお湯につけ始めたが，お湯があふれそうになり，なんとか両足を入れたものの，お湯の中で洗うとお湯がこぼれそうだったので，結局つけただけで，洗うことができずに終わった．</td><td>※感じたままに記載しよう
車椅子への移乗時にベッド上移動で端座位になってもらう方法がうまく説明できず，時間をとってしまい，時間が気になってあわててしまった．早く足浴をしなくてはと思ったが，それでも湯温は確認しなければ……と思い，空いていた左手でお湯をかけたが，ピッチャーから思いのほかたくさんのお湯が出て「しまった」と思ったが，患者さんはその失敗に気づいていないようで，目を閉じていたので，「よかった」と思い，そのまま湯につけた．そのときは焦っていたので，健足が入った段階のお湯の量を確認せず，患足をつけなくてはと思い，つけ始めてお湯が多いのに気づき，どうしたらよいか，戸惑ってしまい，パニックになってしまった．</td></tr>
<tr><td>評価―その場面はよかったのか，問題なのか
足浴の目標達成ができず，問題であった．</td><td>分析―よかったところは何がよかったか．問題であれば何が問題でそうなったか
※できるだけ書籍を読み，知識に基づき要因分析しよう．
よくない結果に至った要因は，①早くしなくてはと焦りがあり，1つひとつの動作を行うときの状況確認・判断ができなかった，②自分の失敗を隠そうとする心の動きが，確認作業を怠る要因になった，③練習は洗面器で行ったが，実際はバケツで，お湯の量がわかりにくいものだった，④丁寧にという思いで，健足まで利き手で保持し，あいた左手でお湯を操作したため，お湯が一度にたくさん出てしまった，④洗えなかったことで，焦りと失敗したという思いが錯綜し冷静な判断ができなくなった．</td></tr>
<tr><td colspan="2">総合―さらによくするために，あるいは問題の解決のために，どうすればよいか
①時間的ゆとりをもって準備から後片づけを行う必要がある．　②時間のないなかで「焦り」が強くなる自分の傾向性に気づき，途中で深呼吸や，患者さんにお断りして「一呼吸」おく必要がある．　③失敗と思ったときは，恥ずかしさが加わり，的確な状況判断ができなくなるため「お湯がたくさん出すぎました」と勇気をもって事実を言葉にすることで自分も落ち着いて次の対処が考えられる．　④丁寧に行うことは，患者の状態を理解したうえで行動につなげるものである．健足の保持は，特に必要ではない．むしろ，患者のもっている力を信頼し，活用する姿勢が丁寧なケアにつながることを心する．　⑤お湯の多さに気づいた時点で，別の対処を考える必要がある．例えば患足をタオルの上に置き，そばのピッチャーでお湯をくみ出すなどである．落ち着いて可能な対処を考える必要がある．　⑥麻痺のある患者の移動動作について，自分でもやってみてわかりやすく説明できるようにしないといけない．今回の大きな学びは，焦り，恥ずかしさという思いは適切な判断を欠く要因であることを認識し，そのとき率直に言葉にする，深呼吸をするなどの対処方法を身につける必要がある，という点である．</td></tr>
</table>

【場面 1】

成人看護学の生活指導が必要な患者の看護を学ぶ実習である．

下肢壊疽で，切断術が避けられない状態の糖尿病患者さんが血糖コントロール目的で内科病棟に入院していた．カーテンを閉めて，頭から布団をかぶって，人を拒否している様子の患者さんにどう接してよいかわからず，病室に行けない学生 A さん．教員は，この場面を，そこにいたほかの 2 人の学生に示し，「ミニカンファレンスをするよ」と声をかけて，「患者さんはどんな気持ちだと思う？」「あなたならどうする？」と発問し，約 20 分間の話し合いの場を設定した．学生たちは「患者さんは不安なのだと思う」「A さんを嫌がっているのではないと思う」「しばらくそばで座っていて何ができそうか，考えてみたらどうか」「足の血流が悪いので，足浴，できなければ湯枕で温めてみることを勧めてみたらどうか」という意見が出された．

この話し合いの結果，学生Aさんは湯枕を足から少し離したところに入れてみることにした．患者さんに声をかけ，そっと布団の中に湯枕を入れたら，しばらくして「暖かいわー」という声が聞かれ，「暖かいと気持ちいい」という声まで聞けた．これをきっかけに，患者さんとのコミュニケーションがとれるようになった．翌日は足浴をしながら，今，どんな生活をしているか，困っていることは何か，について，患者さんから話を聞くことができた．

教員のかかわりは，コミュニケーションを拒否する「看護現象」の教材化とそれを「患者さんはどんな気持ちだと思う」「あなたならどうする？」という2つの発問を投げかけ，グループで考える機会をつくったのである．実習目標到達への第一歩を後押しすることができた．

【場面2】

基礎看護学実習で，変化する患者の病状とそれに伴う患者心理を理解することをめざす実習である．

右心不全で，下肢浮腫が強く，倦怠感を訴え，ほとんどベッド上で動けない患者を受け持った学生Bさん．午前の検温を行い，体温36.7℃　脈拍120/分　呼吸14/分でした．と検温の数値だけ報告し，食事に行こうとしていた．

教員はその報告場面を見て，検温の場面を教材化して，患者さんの病状把握と患者の心理の理解が必要と考えた．そこで，学生Bさんに「検温に行ったときの患者さんの様子はどうだった？」と発問し，倦怠感が強い様子でだるそうにしていたこと，下肢が腫れて重くて，動きたくないと言っていたこと，こちらから，問いかけないとほとんど話してくれないこと，などを引き出した．そこで，それを検温時にきちんと報告する必要があることを伝えた．

さらに「患者さんは動くと脈拍はどうなる？」と発問し，活動が思うようにできない患者さんのつらさの理解につなげた．

ここでは検温時の看護現象を「教材」にして，実習目標の到達に向けた指導を行った．ほかにも，看護現象(場面)の教材化と発問については，拙著『臨地実習ガイダンス』を参考にしてほしい．

また実習の目的・目標のまとめ方の例として，筆者が用いている精神看護学実習の一覧を紹介する(**表13-3**)．

3. ロールモデルと思考発話

同じ場にいて，同じ対象をみるにもかかわらず，看護学生の視点と看護師の視点は違う．例えば川崎病の患児を担当しても，看護学

表 13-3　精神看護学実習の目的・目標

実習目的：受持ち患者とのかかわりを通して，患者理解を深めるとともに，自己を理解し，自己活用することができる能力を養う．
実習目標 1.：かかわりを通して，受持ち患者を理解する．
①受持ち患者と行動をともにし，患者の言動，人とのつきあい方，過ごし方を通して生活する力や困りごとを把握することができる．
②把握した生活する力や困りごとについて，受持ち患者と確かめ合うことができる．
③受持ち患者が自分の病気をどのように受け止めているか理解することができる．
④発症の契機と入院に至った経緯を把握するとともに，症状や病態，治療について理解することができる．
⑤受持ち患者の入院の理由を考えることができる．
⑥受持ち患者のその人となり(居方・言動・振る舞い・人格など)に影響を及ぼしたと思われる環境(人や場など)について考えることができる．
⑦受持ち患者が自分の将来をどのようにしたいと思っているかを理解することができる．
⑧受持ち患者のニード・課題がどのようなものかを考えることができる．
実習目標 2.：受持ち患者とのかかわりを通して，自己を理解するとともに自己活用について振り返ることができる．
①人間関係技術の基本を実施することができる．
②プロセスレコードを通して，自分自身の対人関係上の特徴や物事への取り組み方を考えることができる．
③相手の状況を思い描きながら，そのときその場で見聞きしたことや自らの気持ちを相手に伝える手がかりを見いだすことができる．
④自分の対応が患者の安心感や信頼感につながったか振り返ることができる．
⑤自分の態度が患者の自尊感情の回復につながったか振り返ることができる．
⑥他者の助言を患者理解に活用することができる．
⑦学生-受持ち患者関係を考えることができる．
発展目標：その人自身がニードや課題に気づき，満たしていく過程をサポートするとは，どのようなことかを理解することができる．

生は当てた聴診器に神経を集中しているかもしれない．しかし，それをそばで見守る教員あるいは実習指導者は，皮膚の状態や目の充血などを含めて，患児の様子をみている．そのように経験の深い教員・実習指導者と初学者の学生とでは，同じ場に居て，同じ対象(患児)にかかわっていても，見えるものは違うし，そこから考えられることも違う．それに伴い，行動にも違いがある．その違いが「教育」の必要性と認識したい．学生が，看護師のように考えられるように，「発問」も大切なスキルであるが，「発問」にも限界がある．学生の理解の範囲をはるかに超えるような「発問」では，指導効果は上がらない．

その場合は，まず，プロの技を見せる(ロールモデル)，そして，プロの思考を語る(思考発話)ことが効果的といわれる．プロである教員・指導者が何をみて，どう考えたか，そして，行動の意味を語って教えるのである． 池田は思考発話とは「指導者自身が患者の個別性や状況に応じた看護を実践するときの認知過程をそのまま語りながら指導するもの」と定義づけている[6)]．そして，そのスキルは，臨床判断能力の開発につながるともいっている．

教員，指導者の状況の捉え方や対応の仕方，予測などを思いつくままに口に出して伝えることで，思いもしなかったことに気づかされ，自らの課題を明確にできる．ロールモデルについては，『臨地実習ガイダンス』でファッション誌に登場するモデルに例えて３つのロールモデルを示しているが，「読者モデル」でも，「一流モデル」でも「カリスマモデル」でもよい．それぞれのモデルから，学生は

引用文献

6)池田葉子：臨床判断能力開発のための「思考発話」，看護教育，57(9)：716–719，2016.

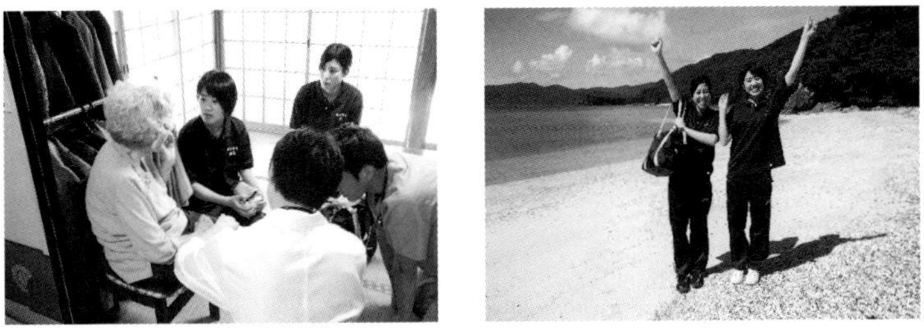

図 13-8　訪問診療同行(鹿児島医療技術専門学校)

身近な目標を，あるいはがんばりたい目標を，あるいはあこがれる目標を見いだし，学習を継続するのである(**図 13-8**).

◆参考文献

・ドナルド・ショーン(著)，佐藤学，秋田喜代美(訳)：専門家の知恵　反省的実践家は行為しながら考える，ゆみる出版，2001.

Column　ボウダラ——実習での教員の存在

精神看護学実習では，できるだけ受持ち患者と学生の相互関係を大切にしたいと考えている．筆者は同じフロアにはいるが，遠くで患者と学生の様子を見守るようにしている．筆者がその傍に行くと，時折，生じ始めていた患者と学生との関係を壊してしまうことがあるからだ．どうしても患者は筆者と話してしまうようになるのである．遠くで見守っていると，学生の受持ち患者ではないほかの患者が筆者に話しかけてくれる．そのようなときに筆者もまた，ほかの患者と関係性を築くように努力することで，自らの実践力を磨くのである．

あるとき，学生が「どうして先生のところには患者さんが大勢集まって来るの？」と問うた．筆者は「ボウダラかな」と返答した．学生が不思議そうな顔をしたので，「ボーッとして，ダラーとしているの」と言った．「不安と緊張の鎧をまとっていたら，怖くて近寄れないわね」「患者にとって，安心で安全な環境をつくるということかしら……」

皆さんはどのようにされているだろうか．

Column 看護学原論の学生レポート

筆者が担当する看護学原論の授業は，1年生の前期・後期を通して開講し，「看護についてさまざまな視点から考える」ことを意図として授業を構築している．理論学習においても，具体的な事例や場面を教材にして，看護に興味がもてるように授業づくりを行うとともに，先輩の看護研究発表会を聴講する機会を通して，さまざまな看護実践に触れる時間，さらに，基礎看護学実習での体験から看護を考える時間も設定している．その取り組みのなかで，1年後期に設定している基礎看護学実習を終えて，看護について考えたことをレポートしてもらっている．そのなかに，対象との出会いを通して看護について考え，自分に向き合い葛藤することで，少しずつ他者性が芽生え，看護職としての姿勢や考え方を培う機会になっていることが感じられた1年のAさんのレポートを紹介する．

基礎看護学実習を終えて

自分の身近では考えられなかった，複数の病気をもって療養生活を送る患者さんを担当させていただき，さまざまな苦痛をもって生活されている「人」がいる，ということを実感した．そんなさまざまな苦痛を抱える人のことを，私は理解できるのだろうかと不安になり，自分が患者さんと同じような病気や状態になったとしたら，どうなるだろう，と考えてみたが，それまでの生き方，経験が違うので，同じような受け止めや気持ちにはなれないのだろうと思った．そう考えると，何の経験もない，未熟な私に患者さんを理解することなど，無理なのではないかと思った．しかし，多くの看護師は，言語・非言語的コミュニケーションを用いて，その人を理解するための情報を得て，これまでの経験値や勉強によって得た知識をフル回転して，理解に努めて，看護を実践しているのだろう．

そうだとすると，今の私にできることは，出会った一人ひとりの患者さんのことを大切に思い，理解する努力を怠らないようにするしか，ないのかもしれない．しかし，担当した患者さんに専心すればするほど，その人が終末期であれば，患者さんが亡くなったあとも，私は，一生忘れないであろう．これは，一見，よいことのように思われるが，悲しみ続けることは，他の患者の看護に影響しないのだろうかとも思う．

ナイチンゲールは，自分より患者を優先すると述べている．正直，自分を抑えて，しなければならないことなのか．私にそんなことができるのだろうか．

はじめはもっと，看護というものを簡単に考えていた．ただ，患者さんの身の周りの世話をするだけのことだと．しかし，1年たった今，看護とは何か，1つの答えとして出るものなのか，深く，難しい．けれど，そんなことを考えることはおもしろい．さらに追究していきたい．

14 看護教育課程を理解する

学校とは，**教育目的**を達成するために，一定の場所において人的・物的諸条件を整えて，定められた教育課程に従って，組織的，計画的に教育を行う機関である.

したがって，学校教育に携わる者は以下の２点を忘れてはいけない.

- 教育活動は合目的的活動である
- 定められた教育課程に従って，組織的，計画的に教育を行う

学校教育においては，教育目的を具体化した**教育目標**を達成するために，教育内容を精選し，学習者のレディネス(準備性)を考慮し，教育成果が期待できるような効果的な教育計画が不可欠である．その教育計画を教育課程，あるいはカリキュラムという．教育課程とカリキュラムはおおむね同義に使われている.

看護教育に携わる者にとって，看護教育課程についての理解は必須の知識といえる.

本章では，初めて看護教育に携わるという方のために，教育課程理解のための基礎知識とその実際をできるだけ具体的に説明する.

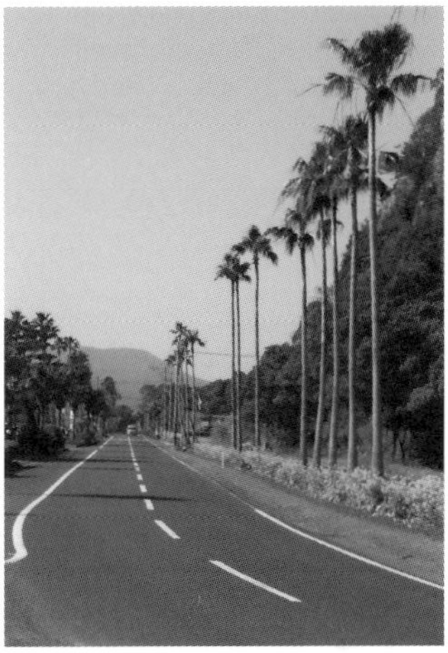

教育目的への道のりは，看護師を育てること．常にゴールをめざして

A 教育課程理解のための基礎知識

1. 教育課程とは何か

a) 語源

同義語と考えてよい用語にカリキュラム(curriculum)がある．ある一定の目標(goal)に向かうコースを表す言葉で，currere(クレーレ．「走路」を意味するラテン語)を語源とする.

b) 教育課程の定義

いくつか先人による定義をまず紹介する.

- 教育目的を達成するために構造化された一組の教育的経験，学習活動である[1].
- 学生たちが，学校の教育目的に即して望ましい成長・発達(変化)

引用文献

1) 天野正輝(編著)：教育の基礎理論，p.73，文化書房博文社，1987.

引用文献
2)杉森みど里，舟島なをみ：看護教育学　第6版，p.82，医学書院，2016.
3)小山眞理子(編)：看護教育講座2　看護教育のカリキュラム，p.2，医学書院，2000.
4)日本看護学校協議会：カリキュラム編成ガイドライン&地域・在宅看護論の教育内容，p.8，2020.

を遂げるために必要な諸経験を，彼らに提供する意図的，組織的な教育内容の全体計画である[2)].

- どのような能力をもつ人を育てたいか，という目標に向かって，学習者の身体的・精神的成長に合わせて，教育内容および，学習経験を積み重ねていくための教育計画，教育実践評価の一連の過程をいう[3)].

本書では，筆者の所属する日本看護学校協議会において2020年に定義した「**学習者が教育目標を達成できるように，学習内容を吟味し，順序性を考慮した学校全体の教育計画をいう**」[4)]を，前提として使用することにする.

c) 教育課程の意味の再確認

上記の定義を受けて，以下3点の意味を再確認したい(**図14-1**).

① 教育の中核をなすもの
② 学習者の学習の道標になるもの
③ 学校の(学習者の)目標達成のためのプログラムといえるもの

d) 教育課程の編成

＊1：編成のプロセスは4段階に分けることもできる.

以下の①～⑤の段階がある＊1.

① 教育目的・目標を明確にする
② 必要な教育内容を抽出，精選して，まとまりをつくる
③ 学習者の発達(変化)に合わせて，学習の順序性や配列などを設定する
④ 意図に沿った教育活動を行う
⑤ 教育活動の成果を評価する

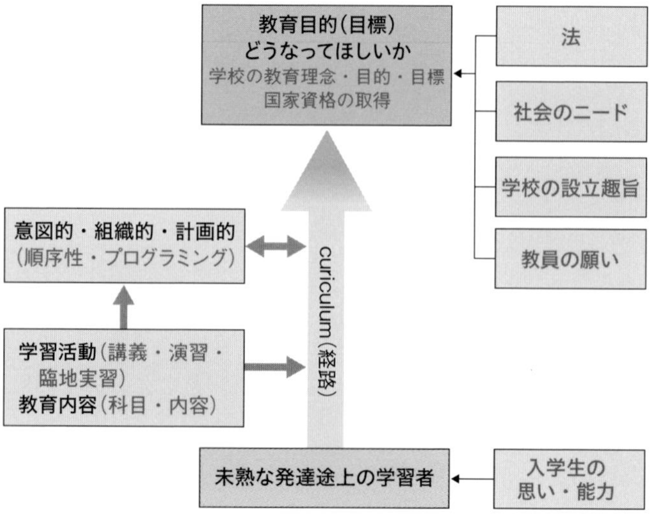

図14-1　看護基礎教育カリキュラムのイメージ図

e) 教育課程(カリキュラム)の３つの次元

以下の３つのレベルに分けて考えられる[5].

①意図したカリキュラム：法や規則，指導要領などで，国レベルで設定したカリキュラム(教育内容)を指す(**国レベル**).

②実施したカリキュラム：実際に各学科で教員により実施されるカリキュラム．学校の考え，地域の特性，教員の考えや教材や教具の選択の結果，学習者に与えたカリキュラムである(**教員レベル**).

③達成したカリキュラム：実施したカリキュラムを通して，実際，学習者が獲得した内容をいう(**学習者レベル**).

この３つの次元を捉え，看護基礎教育におけるPDCAサイクルに活用したい．つまり教育課程は計画にとどまるものではなく，よりよい教育を実施するためのマネジメントの視点で，P(plan；企画・計画)，D(do；実行)，C(check；点検・評価)，A(action；点検に基づく改善をめざす)を関連させて，一かたまりとして捉えたい.

PDCAサイクルで捉えると，「①意図したカリキュラム」は「P」で，「②実施したカリキュラム」は「D」で，「③達成したカリキュラム」は「C」である．そして，③で評価した結果を基に改善をめざす「A」となる．この繰り返しで，よりよい教育の実現が可能になると考える.

f) カリキュラムの類型

以下の２つの考え方があることを理解したい.

①教科中心カリキュラム：教科中心，教員主導型，将来のための知識・技術の獲得をめざす．カリキュラムによる型のはめ込みにならないようにしたい.

②経験(学習者)中心カリキュラム：学習者中心，学習者主義，生活改善のための知識・技術の獲得をめざす．創造的で個性の発揮が期待できる．しかし，設定されたゴールへの到達が難しい場合がある.

近年は，②の学習者中心のカリキュラムが望ましいと考えられて

レファレンス

▶ カリキュラムマネジメント

近年，看護教育でも注目されているカリキュラムマネジメントとは，「各学校が，学校の教育目標をよりよく達成するために，組織としてカリキュラムを創り，動かし，変えていく，継続的かつ発展的な課題解決の営み」と定義されるものである(田村知子先生の講演資料による)．地域包括ケアシステムのなかで，各自治体・コミュニティの自律がより求められるなか，学校組織としても地域のニーズを把握してカリキュラムに反映する取り組みが求められている.

引用文献

5) 田中耕治，水原克敏，三石初雄，他：新しい時代の教育課程　第３版，pp.13-15，有斐閣アルマ，2012.

いる．周到に計画されたカリキュラムであっても，学習者がそのとおりに学ぶわけでなく，学習者の経験を大切にするというカリキュラムの方向性が求められている．

g) 履修と修得

①**履修**：学習者が所定の教育課程をその能力に応じて，一定年限，履修すること．所定の目的・目標を達成したか否か，つまり履修の成果を問うものではない．義務教育制度は履修主義であり，成果の程度は問われない．[6)]

②**修得**：学習者が所定の教育課程を履修して，目的・目標に定める一定の水準に達したか(成果)を問うもの．したがって，修得できない場合は**原級留置**や**再履修**が必要になる．看護基礎教育はこの修得を求めるものである．＊2

引用文献

6) 田中耕治，水原克敏，三石初雄，他：新しい時代の教育課程　第3版，p.164，有斐閣アルマ，2012．

＊2：厚生労働省の「保健師助産師看護師学校養成所指定規則」及び「看護師等養成所の運営に関する指導ガイドライン」(2020年)による．

h) 学年制と単位制

①**学年制**：各学年での教育課程の修了でもって，学年が進み，所定の年限で卒業を迎えるもの．進級できないとき(原級留置)は，再度，その学年のすべての学修が必要となる．義務教育は学年制である．

②**単位制**：授業科目ごとに取得する単位数が決まっており，卒業要件である単位数を取得することで卒業を認めるもの．大学は単位制である．看護基礎教育も単位制である．

2. 看護教育における授業形態

まず「看護師等養成所の運営に関する指導ガイドライン　第六　教育に関する事項，3．単位制について」から引用する．

(ア)保健師養成所，助産師養成所，看護師養成所(3年課程及び2年課程)

1単位の授業科目を45時間の学修を必要とする内容をもって構成することを標準とし，授業の方法に応じ，当該授業による教育効果，授業時間外に必要な学修等を考慮して，1単位の授業時間数は，講義及び演習については，15〜30時間，実験，実習(臨地実習含む)及び実技については30〜45時間の範囲で定めること．

以上の事柄が教育課程を理解するうえで重要な前提である．

授業の形態としては，講義＊3，演習＊4，実技＊5，臨地実習＊6などがある(**図14-2**)．

＊3：座学で教員によって，説き聞かせることを中心とする授業形態．
＊4：教員の指導のもとで，学生が主体的に学習課題に取り組む授業形態．繰り返し練習するという意味でも使うことがある．
＊5：技術などを実際に行うことを期待する授業形態．
＊6：看護の対象がそこにいて，看護職者により看護活動が行われている場での経験型学習を主体とした授業形態．

a) 教育内容と(学習)単元と科目

教えたい内容の関連を考えて，かたまりをつくったものを**単元**(学

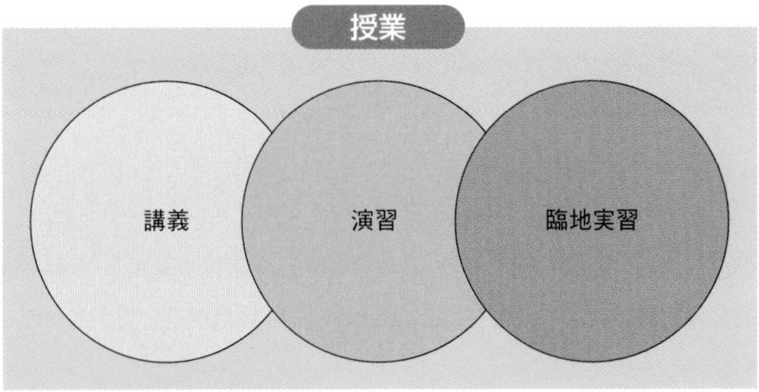

図 14-2　看護基礎教育の授業形態

習単元)という．単元をいくつか集め，適切な単位を配当(1 単位あるいは 2 単位)したのが，**授業科目**である．次の例のように考えるとよい．

科目名：生活援助技術Ⅱ(30 時間 1 単位)
単元：①食事，②排泄
内容：①食事の意義，②食事のアセスメント，③食事の援助，④排泄の意義，⑤排泄のアセスメント，⑥排泄の援助，など

b) 教育理念と教育目的と教育目標

①教育理念：自校の教育の哲学(フィロソフィー)を文章にして表したもの．看護及び看護教育についてのものの観方，教授–学習活動など教育についての観方などを含むもの．

②教育目的：「教育という行為ないしは実践において，教育する側が教育を受ける側のなかに実現しようとめざす価値である」[7]と定義される．筆者は，教育理念を背景に，何のために，どんな看護師を育てるのかを表現する．抽象的表現にとどめ，方向性を指し示すもの，と考えている．

③教育目標：「組織的な教育活動を通して実現されることが望ましい成果であり，教育計画の立案・カリキュラム開発・授業案の設定や教育成果の確認等に際し，基本的な基準となる」[7]と定義される，目的を達成する下位の概念である．具体的なゴールが示されるため，複数の項目で示される．後述するディプロマ・ポリシーに示される卒業時の到達目標であり，学生を主語に表現する．

引用文献
7) 細谷俊夫，河野重男，奥田真丈，他(編)：新教育学大事典 2，p.94，第一法規出版，1990.

3. 看護教育にかかわるポリシーの理解

学校教育法施行規則，大学設置基準等改正により 2017(平成 29)年

度より，大学においては大学教育の改革に向けて，3つのポリシーの策定と公表が義務づけられている．加えて，4つ目のポリシーであるアセスメント・ポリシーを加えた4つのポリシーを理解しておきたい．

以下は，中央教育審議会大学分科会大学教育部会，ディプロマ・ポリシー，カリキュラム・ポリシーおよびアドミッション・ポリシーの策定および運用に関するガイドラインを一部改変し，日本看護学校協議会で作成したカリキュラム編成ガイドラインに掲載したものである．

a) ディプロマ・ポリシー(学位授与の方針)

養成所の教育理念に基づき，どのような力を身につけた者に卒業を認定するのかを定める基本的な方針であり，学生の学修成果の目標となるものである．なお，教育目標は，ディプロマ・ポリシーで示された卒業時の到達目標，と解釈する．

b) カリキュラム・ポリシー(教育課程編成・実施の方針)

ディプロマ・ポリシー達成のために，どのような教育課程を編成し，どのような教育内容・方法を実施し，学修成果をどのように評価するのかを定める基本的な方針である．

c) アドミッション・ポリシー(入学者受け入れ方針)

養成所の教育理念，ディプロマ・ポリシー，カリキュラム・ポリシーに基づく教育内容を踏まえ，どのような入学者を受け入れるかを定める基本的な方針であり，受け入れる学生に求める学習成果(知識・技術，思考力・判断力・表現などの能力，主体性をもって多様な人々と協働して学ぶ態度)を示すものである．

d) アセスメント・ポリシー(教育の検証・評価の方針)

学生の学習成果の評価(アセスメント)について，達成すべき質的水準および具体的実施方法などについて定めた学内の方針である．

B 看護教育課程について

1. 看護基礎教育制度と看護教育課程

看護職者をめざす看護基礎教育制度はさまざまある．文部科学省所管の大学・短大，高校，厚生労働省所管，そして，都道府県所管の養成所などがある．さらに准看護師から進学する看護師2年課程の教育など複雑な教育体制がある(**図14-3**)．

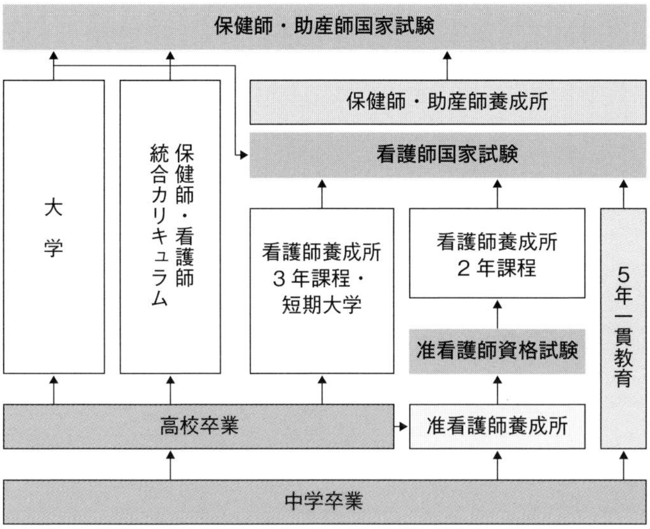

図 14-3　看護基礎教育制度と教育課程

今，大切なのは，地域の医療ニーズに応えるために，さまざまな教育制度の特徴を活かしつつ，いかにその質向上を図るかである．

2. 看護教育課程の変遷

保健師助産師看護師学校養成所指定規則(以下，指定規則)の改正は社会のニーズ，医療情勢の変化などに対応して行われている．これまでの5回の改正内容と教育内容や時間(単位)数などを**図 14-4**に示す．

1951(昭和 26)年に文部省・厚生省合同省令第1号として公布された指定規則は，終戦後に GHQ 主導で，医学モデルから脱することなく，職業訓練的意味合いの残るものであった．

1967(昭和 42)年の第1次指定規則改正では，WHO の健康大憲章の制定以降の健康概念の拡大，と同時に総合看護の概念が広く知られるようになり，医学モデルからの脱却をめざし，看護の対象である人間の成長，発達を軸にした看護学を体系化した．

1989(平成元)年の第2次指定規則改正では，高齢者の増加を受けて，老人看護学が新設された．科目の構成を基礎科目，専門基礎科目，専門科目に大きく分類し，専門科目はすべて看護学として整理された．そして，看護学は「概論」「保健」「臨床看護」で構築された．

1996(平成 8)年の第3次指定規則改正は，平成6年の「少子・高齢社会看護問題検討会報告書」を受けて，在宅看護論，精神看護学を新設するとともに，教育内容の表示，単位制を導入することで，

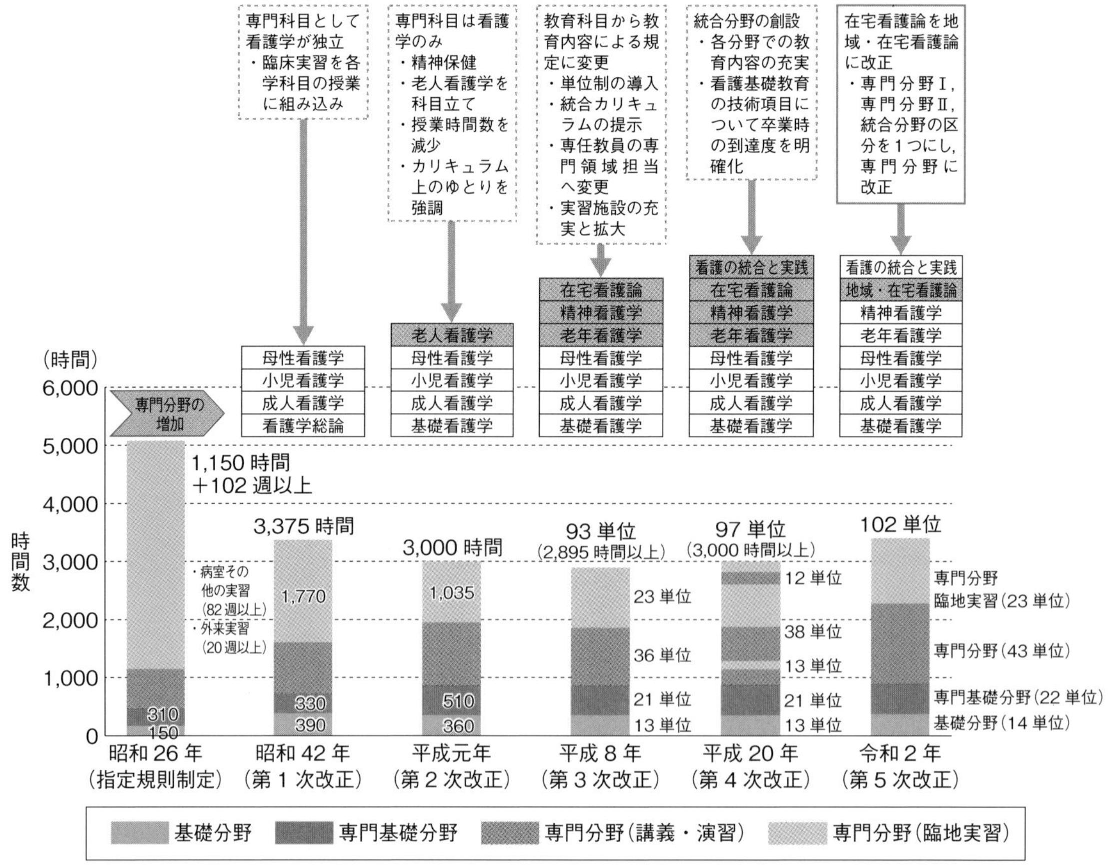

図 14-4　看護師 3 年課程教育内容の変遷

各学校の特徴が出しやすいものになった．

2008(平成 20)年の第 4 次指定規則改正は，社会の変化というより，教育の評価から改正に至ったという要素が強い．第 1 次指定規則改正と第 3 次指定規則改正の教育課程を比較してみると，①臨地実習時間が大幅に減少した，②専門分野の領域が看護学総論・成人看護学・母性看護学・小児看護学の 4 つだったものが，7 つ(基礎看護学・成人看護学・老年看護学・母性看護学・小児看護学・精神看護学・在宅看護論)に増えており，対象特性に応じて細かく分けられた．加えて，③患者の権利擁護の観点から，臨地実習での経験が少なくなったことが要因として挙げられるが，新人看護師のリアリティショックから，離職率が増え，看護基礎教育と臨床とのギャップが問題視された．そこで，専門分野の 7 領域はそのままに，基礎看護学を他領域と区別して専門分野Ⅰとし，在宅看護論と看護の統合と実践を合わせて，統合分野を創設し，看護実践能力の向上をめざすものにした．

2020(令和 2)年の第 5 次指定規則改正は，まさに社会の変化によるものである．図 14-5 の人口構造の変化を見れば，これまでの社会のしくみを見直す時期に来ていることが理解できる．人口が減少する一方，高齢者の人口割合はあまり減少せず，大きく減少するのは生産年齢人口である．生産年齢人口の減少が，社会のしくみに大きな影響を与えることは自明の理である．生産年齢にある人々が主に税金を納め，社会保険制度を支えているのである．公助(社会福祉等の制度)や共助(社会保険制度，特に医療保険，介護保険)の限界を認識し，それに代わる自助，互助の推進が，これからの社会には不可欠である(図 14-6)．自助は自ら，健康や生活を守るために行う活動，互助は，近隣の助け合いのようなインフォーマルな助け合い

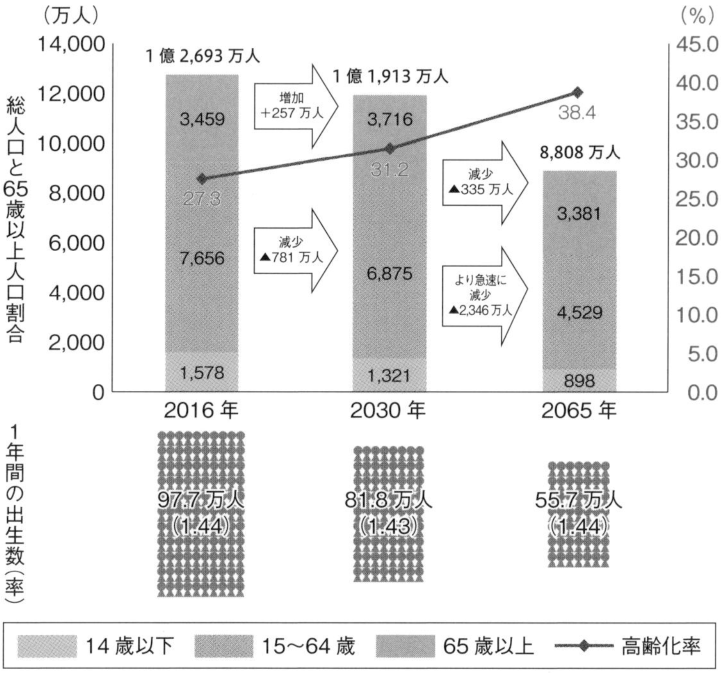

図 14-5　今後の人口構造の急速な変化

〔総務省「人口統計」，国立社会保障・人口問題研究所「日本の将来推計人口(平成 29 年推計)：出生中位・死亡中位推計」(各年 10 月 1 日現在)および 2016(平成 28)年人口動態統計より作成〕

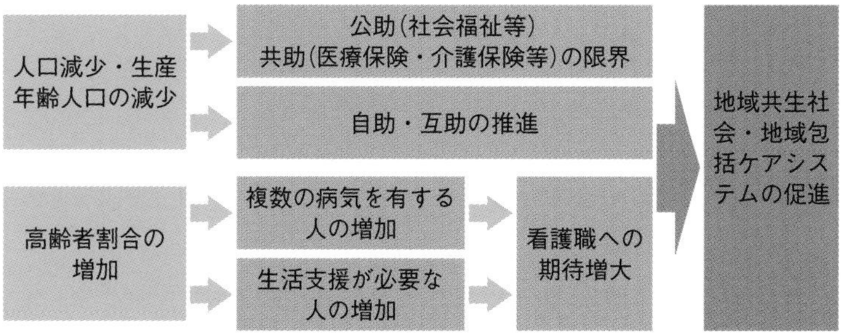

図 14-6　これからの社会をどう支えるのか

をいう．このような社会のしくみを支え，地域包括ケアシステムを推進する能力を看護基礎教育でもつけていく必要がある．

こうした社会の変化を受けて，これまでの在宅看護論を「地域・在宅看護論」に名称を変更した．看護活動の場の広がりと，地域に必要とされる看護職の養成が求められるようになった．そのために，自由度を増し，学校が教育内容や方法を柔軟に考えられるようにしたのが，第５次指定規則の改正である．なかでも，自由度が最も大きくなったのが，臨地実習で，備考五にあるように「臨地実習の総単位数 23 単位から，各教育内容の単位数の合計を減じた６単位については，学校又は養成所が教育内容を問わず定めることができるものとする」とした(**表 14-1**)．

さらに，養成所のカリキュラム編成にあたっては，厚生労働省医政局長通知「看護師等養成所の運営に関する指導ガイドライン」で，

表 14-1　保健師助産師看護師学校養成所第５次指定規則別表三

教育内容		単位数
基礎分野	科学的思考の基盤	14
	人間と人間生活・社会の理解	
専門基礎分野	人体の構造と機能	16
	疾病の成り立ちと回復の促進	
	健康支援と社会保障制度	6
専門分野	基礎看護学	11
	地域・在宅看護論	6(4)
	成人看護学	6
	老年看護学	4
	小児看護学	4
	母性看護学	4
	精神看護学	4
	看護の統合と実践	4
	臨地実習(23 単位以上)	
	基礎看護学	3
	地域・在宅看護論	2
	成人看護学	4
	老年看護学	
	小児看護学	2
	母性看護学	2
	精神看護学	2
	看護の統合と実践	2
計		102(100)

備考
一．単位の計算方法は大学設置基準の規定例による
二．他職種等との単位互換
三．統合カリキュラムを実施する場合括弧内の数字によることができる．（文言一部修正）
四．複数の教育内容を併せて教授することが教育上適切と認められる場合において，臨地実習 23 単位以上，および臨地実習以外の教育内容 79 単位以上(うち基礎分野 14 単位以上，専門基礎分野 22 単位以上，専門分野 43 単位以上)であるときは，この表の教育内容ごとの単位数によらないことができる．
五．臨地実習の総単位数 23 単位から，各教育内容の単位数の合計を減じた６単位については，学校又は養成所が教育内容を問わず定めることができるものとする．

細かく規定されているので確認したい．同時に，名称変更した地域・在宅看護論の教育内容については，「カリキュラム編成ガイドライン＆地域・在宅看護論の教育内容」*7 を参照されたい．

＊7：厚生労働省の委託を受けて，日本看護学校協議会が作成．ウェブ公開している http://www.nihonkango.org/report/pdf/report_200603.pdf

3. 看護基礎教育と法

図 14-7，8 を見ると，文部科学省，厚生労働省のいずれに所管する学校であっても，指定規則は遵守すべきことであるが，看護師等養成所の運営に関する指導ガイドライン（以下，指導ガイドライン）は厚生労働省，さらには，都道府県の所管する養成所で遵守すべき内容であることに注目して，それらの内容を理解したい．

例えば，「指導ガイドラインの第五　教員等に関する事項」の中に，「看護師養成所の専任教員となることのできる者は，次のいずれ

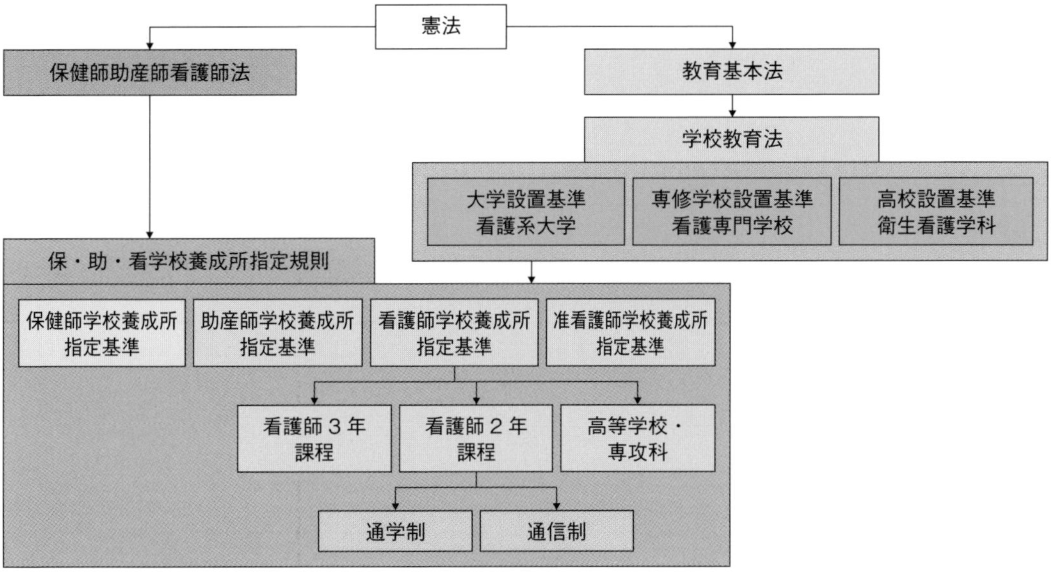

図 14-7　看護基礎教育と法

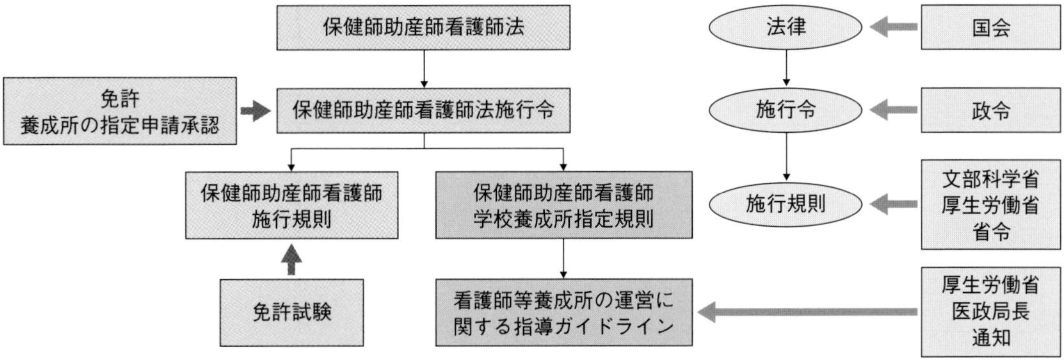

図 14-8　保健師助産師看護師法と看護基礎教育

にも該当する者であること」として，「保健師，助産師又は看護師として5年以上業務に従事した者」と規定している．これは指導ガイドラインの規定であり，都道府県所管の養成所の教員資格要件である．

このような法のしくみを知って，看護教育課程を理解することで，前述した教育課程の3つの次元の1つ目の意図したカリキュラム(国レベル)の理解が深まると思う．それが，実施したカリキュラム(教員レベル)を考えていくうえでの前提となるものである．

C 今求められる看護基礎教育

1. 指導ガイドラインに示される「看護師教育の基本的考え方」

①人間を身体的・精神的・社会的に統合された存在として，幅広く理解する能力を養う．

②**対象を中心とした看護を提供するために**，看護師としての人間関係を形成する**コミュニケーション能力**を養う．

③**看護師としての責務を自覚し，対象の立場にたった，倫理に基づく看護を実践する**基礎的能力を養う．

④科学的根拠に基づいた**看護の実践に必要な臨床判断を行うため**の基礎的能力を養う．

⑤健康の保持増進・疾病の予防，健康の回復にかかわる看護を，健康状態やその変化に応じて実践する基礎的能力を養う．

⑥保健・医療・福祉システムにおける自らの役割および他職種の役割を理解し，**多職種**と連携･協働しながら**多様な場で生活する人々へ看護を提供する**基礎的能力を養う．

⑦専門職業人として，最新知識・技術を自ら学び続け，**看護の質向上を図る**基礎的能力を養う．

第5次指定規則改正で強調されたのが，**太字**の語句である．

それらから，今後，より看護師に求められ，強化すべき能力と考えられるのが以下の5点である．

① コミュニケーション能力[*8]

② 倫理的判断能力

③ 臨床判断能力

④ 多様な場で活躍する能力

⑤ 多職種連携・協働能力

さらに，これからの医療が，病院中心から，地域・在宅中心に，そして，医療者主導から，住民とのパートナーシップに基づくものに変化していくとき，看護師に求められる能力，具体的に養成した

＊8：ここにはICT活用能力も含まれていると考えたい．

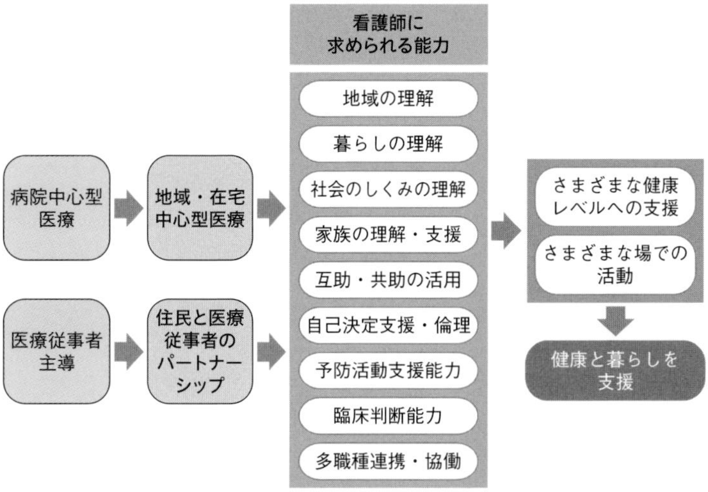

図 14-9　これからの看護師に必要な能力

い能力は**図 14-9** のようではないかと考えている.

生産年齢人口の減少はこれまでの社会のしくみを大きく変えることになる. 公助(社会福祉等)・共助(医療保険・介護保険等)の限界を表し, 自助, 互助の重要性を増す必要性があることは前述した. そのため国は, 医療提供体制を見直し, 地域包括ケアシステムを推進している. 地域包括ケアシステムの推進を受けて, 療養の場が多様化し, これまで以上に, 地域において, 自宅あるいはさまざまな介護施設等で治療とともに, 療養生活を継続することになる. したがって, これからの医療は**病院中心型**から**地域・在宅中心型**に, 医療従事者主導から, **地域住民と医療従事者のパートナーシップ**に基づくものに変化する必要がある. そうであれば, これからの看護師に求められる能力として, 病院中心型医療ではその必要性が少なかった地域, 社会の理解を看護に活用する能力が求められる.

そして第 5 次改正で,「地域・在宅看護論」に名称変更された意図として, 看護の対象を在宅療養者のみならず, 地域に暮らすすべての人々であると位置づけた, 疾病や障害の予防活動の重視がある. また, 地域での暮らしを支えるには, 日々の生活と同時に長いスパンで, 個々の生活信条や生活習慣, 価値観などをしっかり理解してかかわらないといけないという意図で,「生活」から「暮らし」を支援する, という観方の重要性も示された. 同時に, 地域での暮らしは社会の最小単位である家族とともにあるため, 家族の理解もこれまで以上に重要になる. パートナーシップに基づく関係構築が重要であれば, 対象の自己決定を支援する能力も求められる. ほかにも, 地域の暮らしを支援するには福祉分野の専門職との多職種協働は欠かせない.

このように看護師が，医療職として地域に暮らす人々を「看る」ためには，その臨床判断能力を高める必要がある．

2.「看護師に求められる実践能力と卒業時の到達目標」と「看護師教育の技術項目と卒業時の到達度」

指導ガイドライン別表13に「看護師に求められる実践能力と卒業時の到達目標」が示されている(表14-2)．加えて，同別表13-2に「看護師教育の技術項目と卒業時の到達度」を示している(表12-1，104頁)．これらも参考に，教育の内容や方法を検討していく必要がある．

「看護師に求められる実践能力と卒業時の到達目標」は，最初に示されたとき(平成23年)は，73項目の到達目標であったが，このたびの見直しで48項目に減じられた．これは「あいまいな表現を明確にし，重複をしている項目等の整理・統合及び今後の重要性を鑑み，地域包括ケアシステムについての学習が充実するように，構成要素及び卒業時の到達目標に追記した」によるものである(令和元年看護基礎教育検討会報告書一部改変)．

これを構造化すると，図14-10のようになると筆者は考える．対人サービスである看護の土台に位置づくのがヒューマンケアの基本的能力で，その上に中核となり，柱になるものとして，根拠に基づき看護を計画的に実践する能力があり，それを実施するにあたり，個別なニーズに対応するのに，①健康状態に応じた看護実践能力と，②対象特性に応じた看護実践能力，が必要と考える．②対象特性に応じた看護実践能力というのは，5つの実践能力の中では明らかになっていないが，現行の看護教育課程では，それが重視されており(小児・成人看護学など)，それを考慮して重要な能力の1つとして取り上げることにした．そして，チーム医療を担う視点，専門職業人として研鑽能力をⅠ・Ⅱ・Ⅲ群の実践能力を発展させる意味合いで，上に位置づけた．

示された実践能力は，ICNの看護師の実践能力も踏まえていること，厚生労働省科学研究による調査において検証されており，妥当なものと考える．指導ガイドラインで示される実践能力の卒業時の到達目標を1つの指標と捉えて，育成に努める必要性がある．

3. 看護実践能力を育成する看護教育課程

能力を育成する教育とはどのようなものか．これまでの教育は知識を習得する教育を行ってきた．能力は，知識＋思考＋行動の3つ

表 14-2　看護師に求められる実践能力と卒業時の到達目標

実践能力	構成要素
Ⅰ群　ヒューマンケアの基本的な能力	A　対象の理解
	B　実施する看護についての説明責任
	C　倫理的な看護実践
	D　援助的関係の形成
Ⅱ群　根拠に基づき看護を計画的に実践する能力	E　アセスメント
	F　計画
	G　実施
	H　評価
Ⅲ群　健康の保持増進，疾病の予防，健康の回復にかかわる実践能力	I　健康の保持・増進，疾病の予防
	J　急速に健康状態が変化する対象への看護
	K　慢性的な変化にある対象への看護
	L　終末期にある対象への看護
Ⅳ群　ケア環境とチーム体制を理解し活用する能力	M　看護専門職の役割と責務
	N　安全なケア環境の確保
	O　保健・医療・福祉チームにおける多職種との協働
	P　地域包括ケアシステムにおける看護の役割
Ⅴ群　専門職者として研鑽し続ける基本能力	Q　継続的な学習
	R　看護の質の改善に向けた活動

※このあとに，48 の卒業時の到達目標が明記されている．

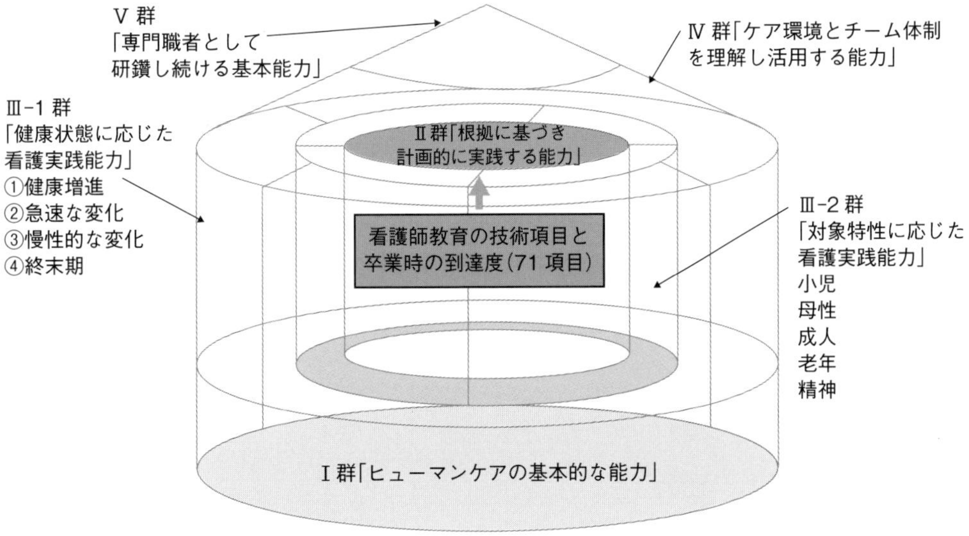

図 14-10　看護実践能力の構造図（池西案）

の要素がうまくかみ合って，獲得するものといえる．そうであれば，これまでの教育に加えて，思考力を育成する教育が重要であろう．

田中ら[8]のいう「生きて働く学力」がそれに該当すると考えるが，

引用文献

8）西岡加名恵，石井英真，田中耕治（編）：新しい教育評価入門　人を育てる評価のために，p.85，有斐閣，2015.

表 14-3　領域横断の考え方

指定規則の別表三で規定されている教育内容における看護の領域ごとの講義・実習だけでなく，領域を横断して授業科目を設定したり，指定規則の教育内容ごとの単位数にとらわれず単位を設定することにより，教育効果を上げることも可能である．特に，臨地実習においては，実習施設や対象者の特性に合わせて領域を横断して教育内容を組み合わせて実習を行うことにより，教育内容が変わるたびに実習施設が変わることや実習施設確保等の課題が解消され，実習期間を有効に活用することが可能である．

〔看護教育の内容と方法に関する検討会報告書(平成 23 年 2 月)より〕

田中は，それは「真正の課題」に取り組ませることによって培われると述べている．真正の課題，リアルな課題といえば，臨地実習が想起される．また，臨地実習のみならず学内でのシミュレーション(虚構の世界をつくる)教育の充実が必要であろう．新井は考える力をつけるには「他者性」[9]を育成する必要があるとして，他者性(こんなとき私ならどうするか，と考えること)を育成するのが，シミュレーション教育であるとしている．

そして，教育課程という視点でみると，集大成的な位置づけの臨地実習ではなく，講義-演習-臨地実習-講義といった往還的な教育課程編成の検討も重要であろう．また，看護教育課程の変遷で述べたように，専門領域が４つから７つに増えたなかで，看護基礎教育として大切にしたいことが分散されたように思うところがある．その意味で，「看護教育の内容と方法の検討会報告書」及び「看護基礎教育検討会報告書」に示される「領域横断」の考え方を導入した教育課程も検討の余地があると考える．実践能力を育成するには，これまでの知識を習得する，技術を繰り返し練習して手順を習得する，という従来の教育方法だけでは難しい．シミュレーション教育の積極的導入が必要であるとともに，臨地実習や演習・講義の往還的な教育課程編成，そして，領域横断の考え方(**表 14-3**)を導入した教育課程の検討などが必要である．

領域横断科目を導入したカリキュラム編成例は本章末尾に示す．

D 看護教育課程編成のプロセス

1. 看護教育課程の構成要素

教育課程編成にあたっては，**表 14-4** のような構成要件[10]が絡み合って存在するために，それらを理解しておきたい．同時に，教育課程編成にあたり，前述した３つのポリシーの考え方を整理したので，これも参考にしてほしい(**図 14-11**)．

引用文献
9) 新井英靖，荒川眞知子，池西静江，他(編著)：考える看護学生を育む授業づくり，p.82，メヂカルフレンド社，2013．

引用文献
10) 田中耕治，水原克敏，三石初雄，他：新しい時代の教育課程　第３版，p.171，有斐閣アルマ，2011．

表 14-4　教育課程編成の構成要素

構成要素		主な内容
基本要件	理念・教育目的・目標	設立趣旨，看護・教育の考え方，価値
	構造(scope と sequence)	学習内容の決定，単元の配置，進度(順序性)
	履修原理	履修主義か修得主義か，必修か選択か
教育条件	時間配分	1 単位時間，教育内容の配当時間，年間の流れ
	学習集団の条件	集団の規模，年齢構成，経験
	教員集団の条件	人数，担任制か教科担当制，ゲストティーチャーの有無
	教材・教具，施設・設備	教室の種類，教具など
前提条件	入学生の様子	学力，目的意識，ニーズなど
	関係者や地域社会	地域文化，ニーズ
	学校の特色	伝統など

赤字は指定規則や指導ガイドラインに明確な規定があるもの
下線は第 5 次改正で少し柔軟に考えられるようになったもの
(参考：田中耕治，水原克敏，三石初雄，他：新しい時代の教育課程　第 3 版，p.171，有斐閣，2010. より一部改変して作成)

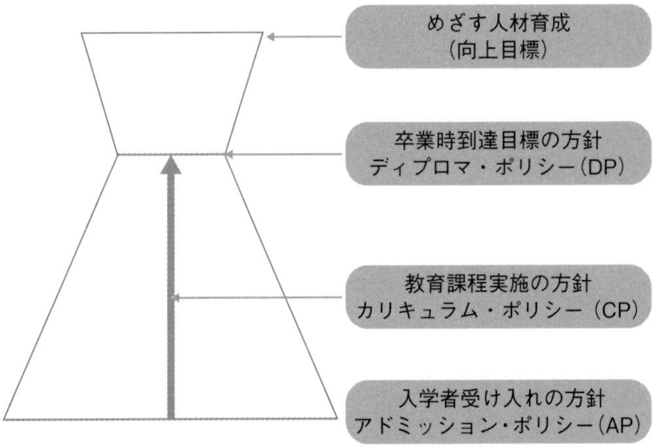

図 14-11　AP-CP-DP の関連

2. 編成プロセスの段階

a) 方向づけの段階

最初に取り組むべきは「方向づけ」の段階である．ここは，どんな人材に育成したいか，という大きな方向性を明確にしながら，何のために，という目的，そして，具体的に卒業時に身につけておきたい能力を，**目標**(**到達目標＝教育目標**)として明らかにする．そうすることで，どのような方向性をもって，何のためで，どんな人材を育てるかを明確にするのである．当初述べたように，教育活動は合目的的活動である．とするなら，ここは学校の教職員が一丸となって，十分なコンセンサスを得られるように検討することが大切である．

具体的には，ニーズと制約を考慮して教育理念・目的・目標を設定するのである．

教育理念，目的，目標の定義は，133 頁を参照されたい．そして，ニーズと制約についても整理しておきたい．教育課程編成において，社会のニーズに応える教育はもちろん重要であるが，教育活動におけるさまざまな制約も考慮して，実現性のあるものにしていくことも必要である．制約になりうることに，学校経営上の資源である「ひと，もの，かね」についても考えておかないと，机上の空論になってしまう．

そのうえで，教育理念，目的・目標については明文化して，常に意識して教育活動ができるように，学習者は学習活動ができるように，誰もが見えるように公表しておきたい．そして，評価活動にもつなげる必要がある．こうした一連のプロセスの概観として**図 14-12** を示す．

b) 形成段階

ここは 2 つの内容がある．1 つは教育内容を抽出する，スコープ(scope)の設定である．そして，抽出した教育内容の配列や学習の順序性を考えるシーケンス(sequence)の設定である．

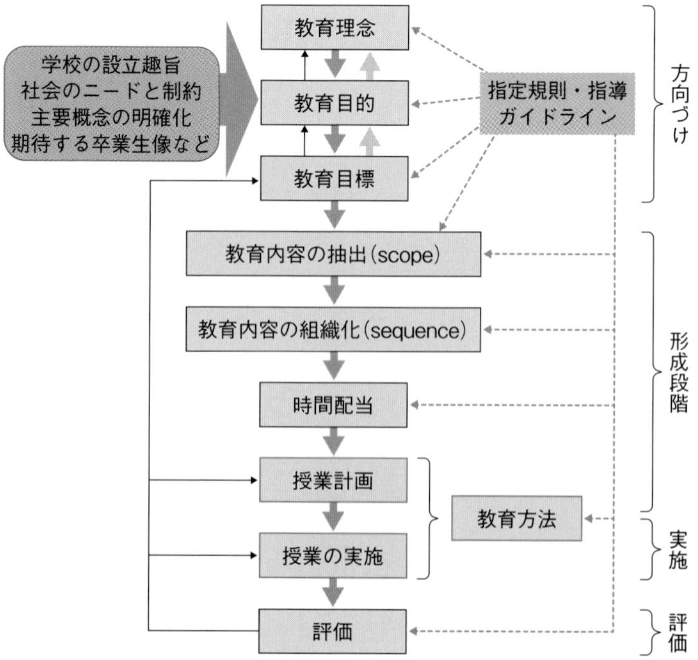

図 14-12　看護教育課程編成のプロセス

3. 教育内容の抽出(scope)

目標が明確になれば，次にその目標を達成するために何を教えるべきか，つまり教育内容の選択(抽出)を行う．内容を選定し，領域や学習の範囲を明確にするが，その領域や学習の範囲を指す用語がスコープである．

教育内容の抽出には，一般的に教育目標を分析する方法がよく用いられる．前述したように教育は合目的的活動であり，具体化された教育目標を達成するために教育を行うと考えるなら，この教育目標を達成するためはどんな具体的目標が必要かを検討し，内容を抽出する目標分析法が一般的に活用される．

スコープの方法としては，以下のようなものがある．

a) 演繹的方法

1)目標分析法

前述したように，教育目標のキーワードを大切にしながら細分化して具体的な目標を設定し，そのうえで，その目標達成のためにどのような教育内容が必要かを考える手法である(**図14-13**)．筆者はよく活用する分析法であるため，筆者の実施した具体例を示す(**表14-5**)．

2)概念分析法

看護学を学ぶのに不可欠な概念，例えば「人間」「健康」「環境」「看護」「学習」などの主要概念を規定して，それを理解するのに必要な学習内容を抽出する手法である．杉森の成書[11)]に例が示されているので参考にするとよい．

3)教科書分析法

小・中・高等学校においては文部科学省の指定の教科書があり，その教科書を使って内容を分析する方法である．

看護基礎教育においては，指定教科書といわれるものはなく，そ

引用文献

11)杉森みど里，舟島なをみ：看護教育学　第6版，p.120，医学書院，2016.

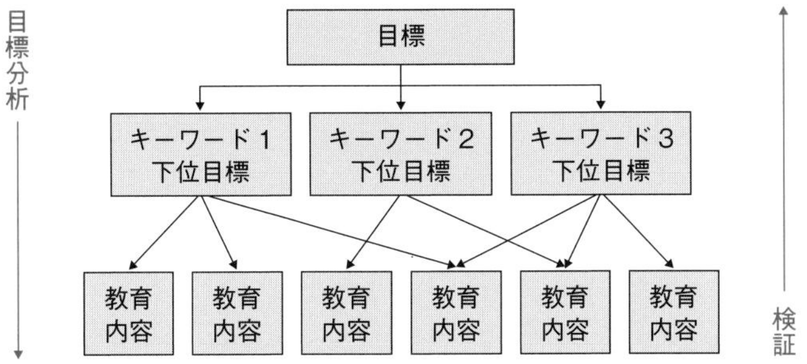

図14-13　スコープの設定(目標分析法)

表 14-5　目標分析法によるスコープの例

教育目標	中位目標	下位目標	教育内容
1. 人間愛を基調として，対象者を深く理解し，よりよい人間関係を築くことができる	一回性の生を生きる人間を唯一無二の存在として理解することができる		発生，生命の誕生，生命倫理，人間尊重
	人間を身体的・精神的・社会的・文化的側面から理解することができる	人間の身体的側面を理解できる	解剖，生理，栄養，代謝，成長，発達，加齢現象，性，生殖
		人間の精神的側面を理解できる	心の発達(発達段階と発達課題)，ストレスコーピング，パーソナリティ，心の働きと脳(記憶，知能，思考，欲求など)，心の健康
		人間の社会的側面・生活者としての側面を理解できる	生活，生活基盤，ライフスタイル，職業，生活習慣，集団，家族，グループダイナミクス，社会システム，生活を守る法，地域，地方公共団体，国家
		文化的背景が人々の生活・健康に及ぼす影響が理解できる	宗教，民族，文化
	人間の全体性について理解することができる		システム理論
	共感的態度で他者の話を聞くことができる		共感的理解，傾聴
	対象者と援助的なコミュニケーションをとることができる		援助的コミュニケーション，人間関係論

れぞれの出版社が内容を吟味して作成しているものであり，厳密な意味では，教科書分析法は使えない．しかし，前述の 1)，2)と組み合わせて検討するという補助的な手法として活用は可能であろう．補助的手法ということであれば，国家試験出題基準もそのような使い方ができるものであろう．

b) 帰納的方法

活動分析法，社会帰納法や問題領域法など

その方法はいくつか紹介されている．いずれも，具体的事象を分析して，それを構造化して教育内容を抽出する方法である．帰納的方法は，時間を要する分析法であるが，新たな教育内容を抽出し，今までにない教育課程編成をめざすときには積極的に導入してみたい．

スコープで単元レベルの教育内容を抽出したときには，次にしておきたいことが，教育内容のまとまりづくりである．バラバラに抽出された教育内容(単元レベル)を，さらに意味あるまとまり(科目と考えてよい)にしていく段階である．ここでは，無駄な重複や漏れがないようにまとまりをつくる．

そして，構成された教育内容が，教育目標を達成するのにふさわしいものになるように，系統的，発展的に分類していく．具体例を示すと，抽出された教育の内容が，「身体的・生理的な知識」「身体

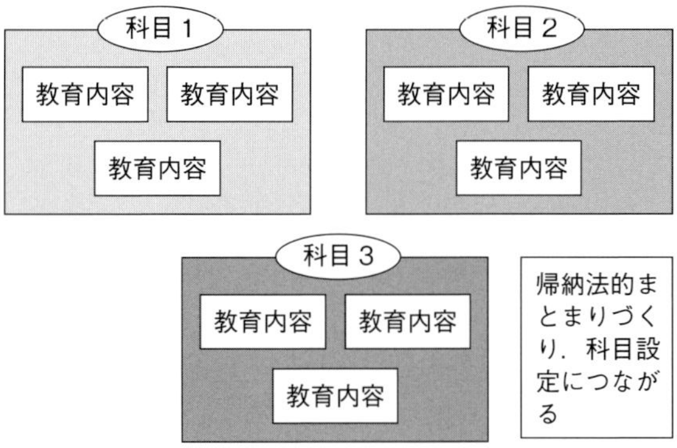

図 14-14　教育内容のまとまりづくり

査定の方法」「アセスメント」であれば，これをまとめて「フィジカルアセスメント」という意味あるまとまりをつくる(**図 14-14**).

さらに，指定規則別表三(**表 14-1**，138 頁)，指導ガイドライン別表 3 と照合し，分野，領域，単位数の確認をする．看護基礎教育は「看護師にする教育」といってよいものである．それであれば，看護師国家試験受験資格の取得は必須条件といってよい．受験資格を取得するためには，「指定規則別表三」に定める内容を学修する必要がある．したがって，その基準を満たすように，分野，領域，単位数などについて検討する．

例えば，基礎分野には，①科学的思考の基礎，②人間の生活と社会の理解，の内容を踏まえて科目を設定し，14 単位以上設定する，となっている．それを考慮し，教育内容から意味あるまとまりをつくり，設定した科目を振り分けて，規定に達しているかの確認は必要である．このようなプロセスを経て，教育内容の抽出ができる．

4. 教育内容の配列や学習の順序性を考えるシーケンスの設定

何を教えるか(教育内容)が設定できれば，次にどの順番で教えるか，配列を設定する．これがシーケンス(sequence)の設定である．

シーケンスの意義は，卒業時の到達目標(DP)を意識して学習の順序性や配列を考えるなかで，目標達成の道筋が示され目標達成しやすくなること，そして，スコープで設定された教育内容や範囲の重複や過不足を確認することで，目標達成に向けた効果的な教育課程編成が可能になることである(**図 14-15**).

配列の原理といわれるものはいくつかあるが，確立されたものはない．参考になる考え方を紹介する．*9

＊9：佐藤浩章：今からはじめたい　カリキュラム評価と開発の基礎知識，評価編，照林社看護教員実力アップセミナー資料，2019．を基に池西が作成

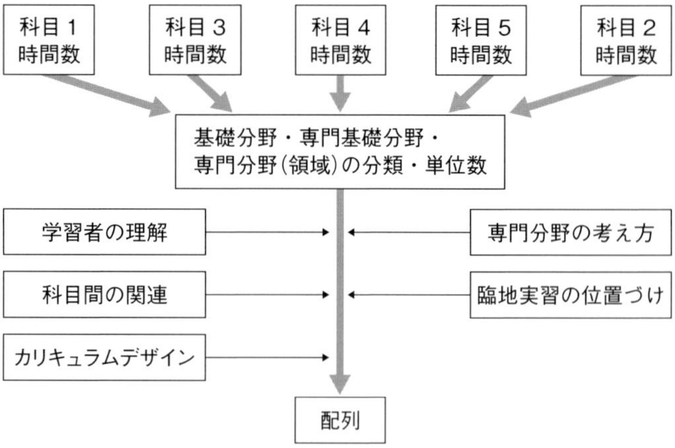

図 14-15　配列を考える

表 14-6　教育目標と配列の原理

領域に分けた目標	参考にしたい配列原理	配列原理の具体例
認知領域の目標 「看護に必要な基礎的知識を習得する」といった目標	間隔を空けた反復や複数の視点からの反復	解剖生理学などで習得した知識を，病理や各看護学で，そのつど，繰り返し活用して，理解を深める
精神運動領域の目標 「確実に看護技術を習得する」といった目標	日常的な反復，認知領域との関連づけ	1 つの技術習得において，エビデンスを学び，そのうえで，実技演習は教科外を含めて，毎日のように実施するよう指導し，確実な技術習得をめざす
情意領域の目標 「人間尊重の精神を身につける」といった目標	定期的な注意喚起，ストーリー化と定期的なリフレクション	実習の終了時に，あるいは学年の終了時などの機会を捉えて，自らの看護実践を振り返り，自らの態度面の目標達成を確認する時間を設定し，次につなげる機会をつくる

a) 目標のめざすもの(領域)に分けた配列の原理

まずは，目標からみる原理である(**表 14-6**)*9．知識をつける，あるいは，技術を習得する，といった目標ごとに，どんな配列が妥当か，という例である．解剖生理学の学習内容の中には，覚えるべき内容も相当ある．知識をつけて，それを活用してほしい，という目標であれば，一定間隔を空けて繰り返し反復するような配列が望ましいといわれる．そのように目標によって，効果的と考えられる配列原理があることを参考にしたい．

b) 経験をどう効果的に配列するか

次は，経験の配列法について考えてみる．これまで，看護基礎教育では，臨地実習を集大成的位置づけで配列することが多かった．経験の配列でいうと TEA(理論 → 経験 → 省察)である．近年，アーリーエクスポージャー(early exposure)の必要性がいわれ，入学当

ETA/EAT/TEA
E：経験，A：省察，T：理論

ETA	EAT	TEA
経験 ↓ 理論 ↓ 省察	経験 ↓ 省察 ↓ 理論	理論 ↓ 経験 ↓ 省察

図 14-16　経験の配列の考え方
（日本看護学校協議会：カリキュラム編成ガイドライン及び地域・在宅看護論の教育内容，p.19，2020．より作成）

初から臨地実習を入れる養成所も増えてきた．筆者は，第 2 章で日本版デュアルシステムを実現したいと述べたが，学内で学んだことを，実践の場で活用し，さらにそれを学内で深めるといった往還的教育が望ましいと考えている．

各学校，養成所で，「経験」をどう配列すると効果的か，について検討してみるとよい．臨地実習を重視してきた看護基礎教育には重要な視点である．

経験の配列の考え方を図 14-16 に示すので，参考にされたい．

c) その他の配列の原理

以下のようなものもある．

- **学習内容の論理性**：基礎 → 応用　帰納 → 演繹
- **学習内容の難易度**：簡単 → 複雑　易 → 難
- **その他**：正常 → 異常　部分 → 統合

さまざまな考え方がある．学習者の学力や学習への取り組み姿勢なども考えながら，効果的な配列を考えたい．

5. カリキュラムデザイン

これらの配列をカリキュラムマップにしてみると，シーケンスの意義である，目標達成の道筋が示され目標達成がしやすくなることについて点検できる．カリキュラムマップを作成することによって，履修時期(順次性)，コア科目と周辺科目，基礎と応用の連続性，理論と実践の連続性，導かれるディプロマ・ポリシーなどを明確にすることができる．同時に，教員の授業設計に役立てることもできる．

E カリキュラムマップの種類

看護基礎教育に活用しやすい 2 つの種類を紹介する．

1. マトリクス型

チェックリストとよばれることもある(**表 14-7**). ディプロマ・ポリシーと授業科目内の到達目標の関係を示したものである. これは, ディプロマ・ポリシーに紐付く科目の過不足などがみえる. 科目担当者との相談は必要だが, 1人でも作業はできる.

2. ツリー型

科目間の関係を図示したものである. 内容の重複や相違, 配列なども表現することができる. この作業はスコープで科目名が見えてきたら, 可能な限り教員全員で取り組むとよい. 教員のカリキュラム理解も深まるし, 共有もできる. 何より半日程度で楽しく作業ができるので, 夏休みなどにやってみるとよい.

筆者が作成したカリキュラムマップ・ツリー型の例(**図 14-17**)を紹介する. これは1人で作成したもので, 多くの力で行うと間違いなくもっとわかりやすい, よいものになる.

F カリキュラムデザインの理解

カリキュラムデザインとは, 看護学教育全体を見通して, 大きなかたまり(分野・領域など)をどのように位置づけると, 学習者の理

表 14-7 カリキュラムマップ・マトリクス型の例

分野	科目	科目目標	DP1	DP2	DP3	DP4	DP5	DP6	DP7	DP8
			多様性・対象理解	援助関係構築	知識・技術習得	臨床判断能力	地域生活支援	多職種協働	責任自覚・向上心	ICT活用能力
専門基礎分野	疾病理解の看護学的視点	1. 疾病の成り立ちに関与する因子を理解し, 予防活動の理解につなげる			◎	○				
		2. 疾病により生じる人体の構造と機能の変化を理解し, 看護に役立つ知識にすることができる			◎	○			○	
		3. 学習方法を習得し, 主体的に学習ができるようになる							◎	○
専門分野	共通基本技術Ⅳ(看護過程)	1. 看護過程の意義と基礎理論が理解できる			◎					
		2. NANDA-Ⅰの分類法と看護診断が理解できる			◎					
		3. 事例の看護過程が展開できる	○		◎				◎	○

◎:重点目標 ○:一般的目標 DP:ディプロマ・ポリシー

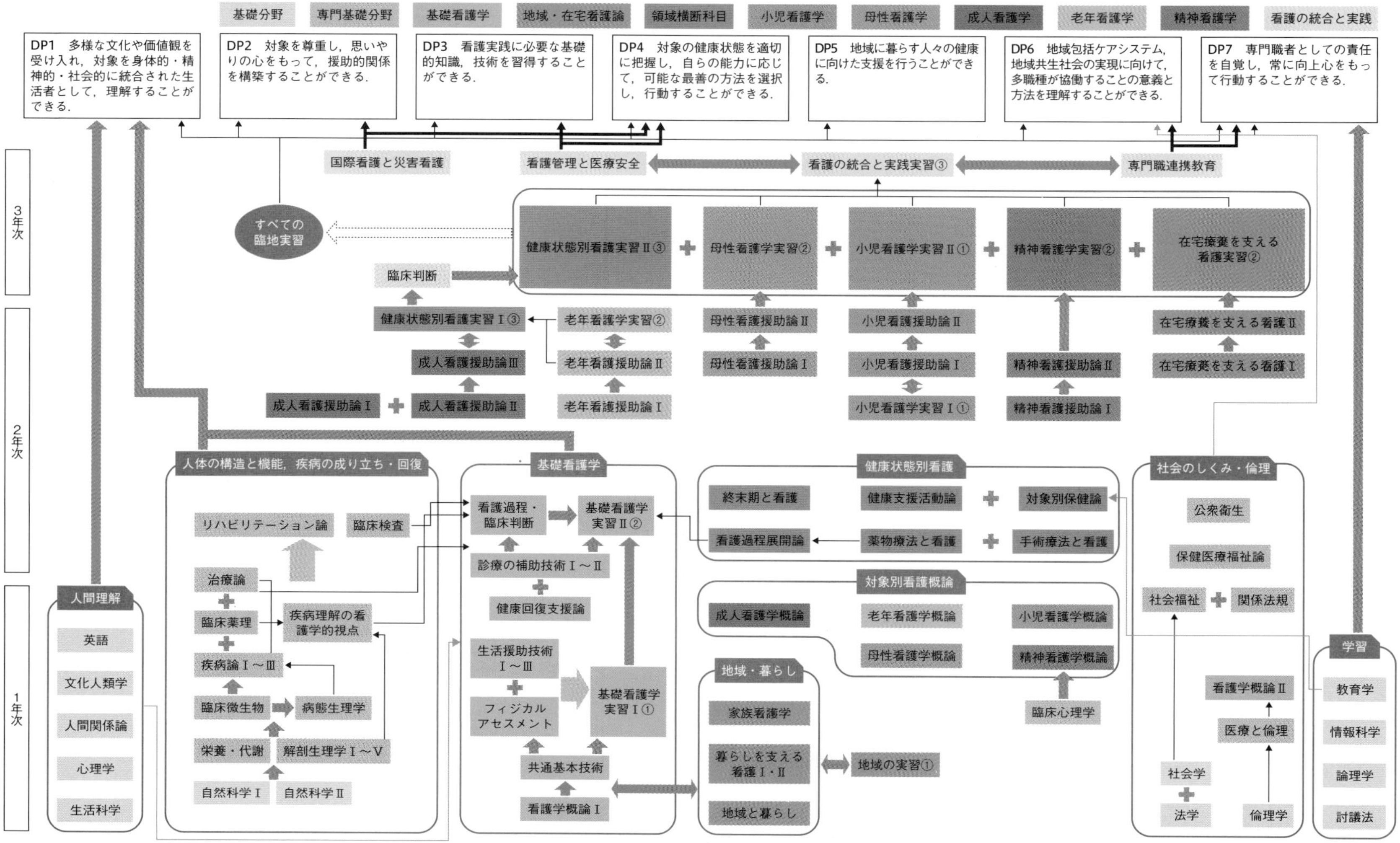

図 14-17　カリキュラムマップ・ツリー型の例　○内数字は単位数．DP：ディプロマ・ポリシー

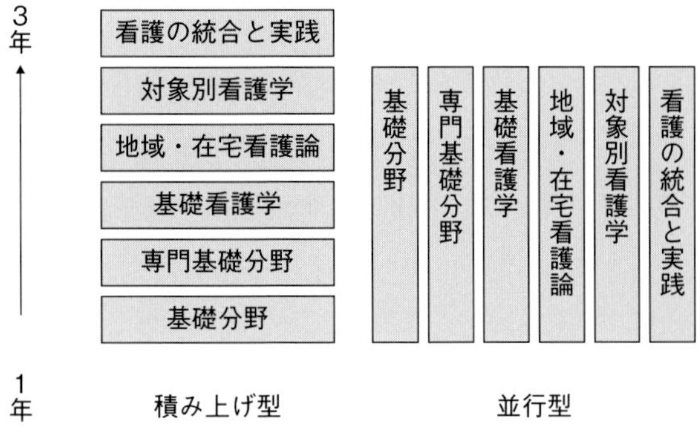

図 14-18 カリキュラムデザイン(積み上げ型・並行型)

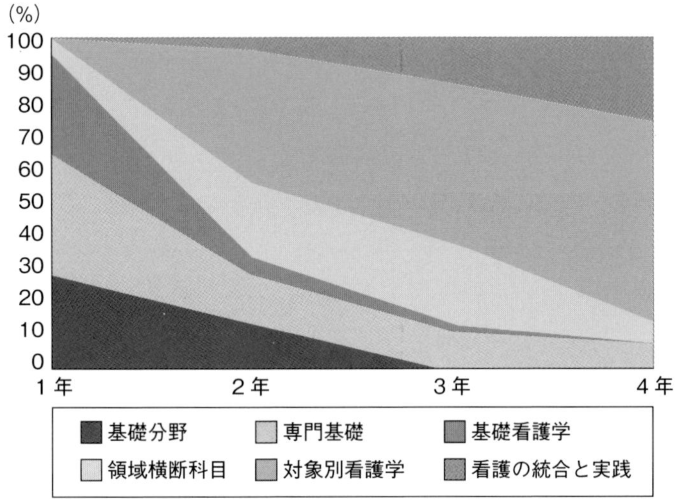

図 14-19 カリキュラムデザイン(漸進型)

解を助けるかを考えて描くものである.

代表的なものは，①積み上げ型，②並行型，③漸進型がある(**図 14-18，19**)．積み上げ型は，時間の経過とともに，基礎分野，専門基礎分野，専門分野と順次積み上げていく型である．並行型は，基礎分野，専門基礎分野，専門分野をそれぞれ同時にスタートし，並行して学習を進めるものである.

漸進型は，初年次は基礎分野に重点を置き，最終年次では専門分野に重点をおくものの，初年次から専門基礎，専門分野も少しずつ並行して進行する折衷的な型であり，これが今，看護基礎教育では多用されている.

教育目標の達成をめざして，目標分析法などを活用しつつ，領域・科目を設定したので，それを明確な科目目標・単元目標に表して，一人ひとりの授業者がそれを意識して教授活動を行うことが，合目的的活動につながり，教育の成果を上げるものである(**図 14-20，21**).

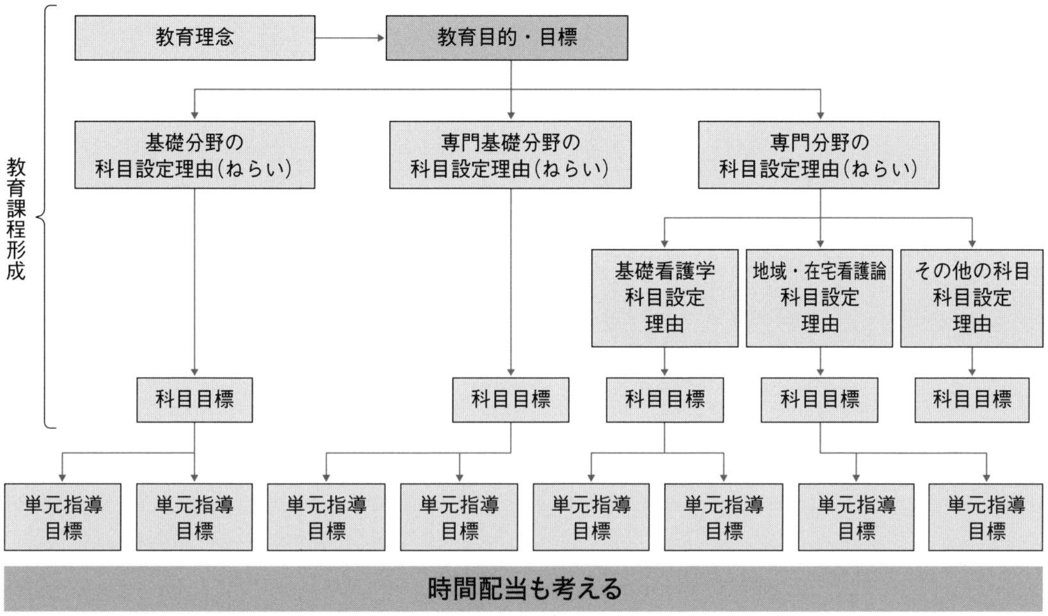

図 14-20　教育課程形成段階の概観

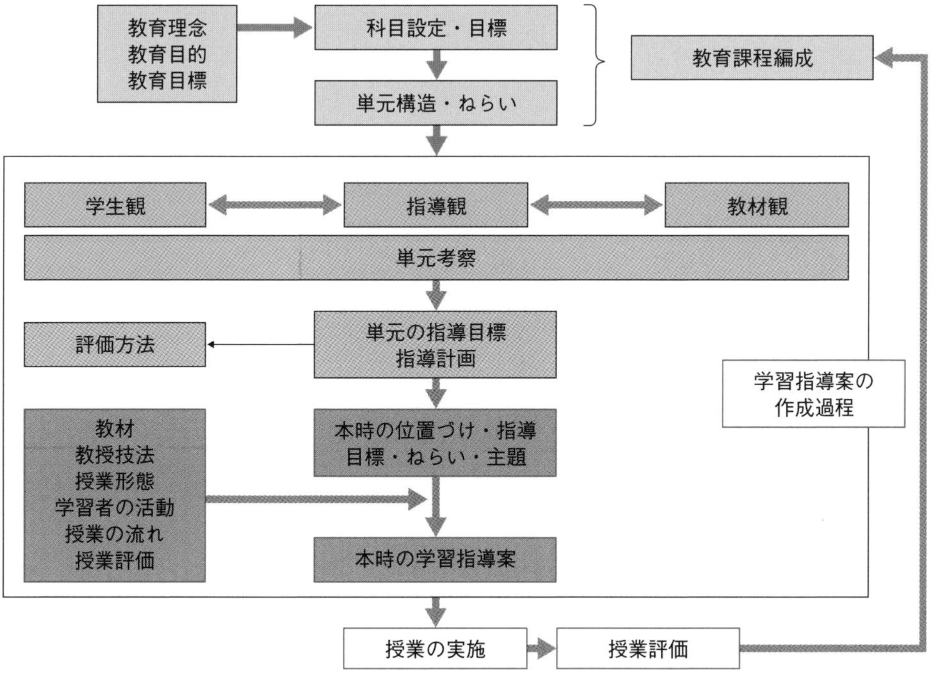

図 14-21　教育課程と授業づくりのプロセス

科目目標の設定は，学校全体で取り組む教育課程編成段階と，授業者が行う「授業計画」「授業の実施」の段階(教育方法に該当)が重なり合う部分である．

1. 実施の段階

学校で設定された教育課程のどこを自分は授業で担うのか，ここをしっかり理解して，授業づくりをしたい．前述したが，学校教育は，定められた教育課程に従って，組織的，計画的に教育を行うのである．図14-21に示した流れを理解して，教育目標から，科目目標設定という教育課程編成の考え方の理解のうえに，授業は成り立つものであることを再確認したい．

授業づくりは原則的に授業者が行う．教員は授業で勝負する．ここは一人ひとりの教員の努力が必要なところである．授業づくりの具体的内容は，他章に委ねるが，その際，授業者の責任として，授業評価を行うことが重要である．それにより，教育課程の最後の評価段階につながる．そして，さらによい教育課程編成につなげることができる．

G 看護教育課程の評価

看護教育課程編成の最後は評価である．Plan-Do-See あるいは，Plan-Do-Check-Act(改善)の過程の See あるいは Check-Act(改善)の段階である．よりよい教育を行うのに欠かせない段階である(図14-22)．

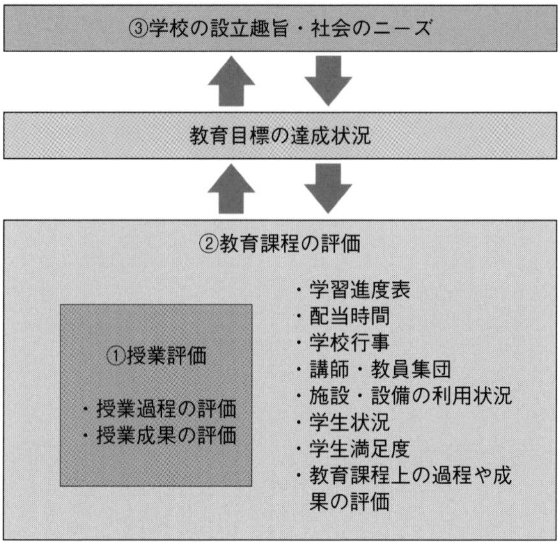

図14-22　教育課程の評価

(田中耕治，水原克敏，三石初雄，他：新しい時代の教育課程 第3版，pp.200-201，有斐閣，2010．を池西が一部改変)

1. カリキュラム評価

カリキュラム評価の目的は以下の２点である.

① 教育目標がどの程度実現されえたか，を収集したデータから解釈する

② カリキュラム改善と再構成(開発)に向けた資料を得る

教育課程の評価は，「授業評価を核心部に含みつつ，教室で展開される教授-学習活動を間接的に規定するような諸条件に関する評価をも含むものとして位置づけられる」[12)]

と理解しておこう.

引用文献

12) 田中耕治，水原克敏，三石初雄，他：新しい時代の教育課程 第３版，pp200-201，有斐閣，2010.

2. カリキュラム評価の中核となる授業評価

授業評価はさまざまな形で行う.

a) 学生から評価を受ける

① 授業評価表で行う

② 感想や質問という形で記述を求める

b) 学生の反応から評価する

③ 遅刻，欠席，授業中の態度で学生の興味・関心や理解度を確認する

c) 知識の理解度・定着をみる

④ プレテスト，ポストテストなどの小テストの導入

⑤ 終講試験の実施から評価する

d) 他の教員などから評価を受ける

⑥ 公開授業

⑦ 学習指導案上の評価

3. 誰が評価をするのか

次の三者に大別できる.

a) 学校自己点検・自己評価

- カリキュラムの立案者
- カリキュラムの実施者・運営者(教員)
- カリキュラムにより教育を受ける学習者

養成所においても学校自己点検，自己評価を行い，その結果を公

表するところまでは，実施を義務づけられており，多くの養成所が取り組んでいる．

b) 学校関係者評価

● カリキュラム作成・運営・実施に直接かかわらない学校関係者

学校自己点検・自己評価した結果を，学校関係者に提示して，評価を受けるものである．2013(平成25)年に職業実践専門課程*10が創設されて，学校関係者評価も多くの学校で実施されるようになってきた．

＊10：文部科学省が，専修学校の専門課程における職業実践専門課程の認定に関する規程を定め，「専修学校の専門課程であって，職業に必要な実践的かつ専門的な能力を育成することを目的として専攻分野における実務に関する知識，技術及び技能について組織的な教育を行うものを，『職業実践専門課程』として文部科学大臣が認定して奨励することにより，専修学校の専門課程における職業教育の水準の維持向上を図ることを目的とする」もの

c) 第三者評価

● カリキュラム作成・運営・実施に直接かかわらない第三者

外部の専門家により実施される．大学は第三者評価まで義務づけられているが，養成所は現時点では，義務づけられていない．都道府県の担当者が数年に1回程度，指導調査を行っているが，これは都道府県により差がある．可能であれば，養成所も教育の質を担保するために，第三者評価が行われるとよい．

4. 何を評価するのか

社会のニーズに応え，よりよい看護教育を行うために，学校の使命として取り組むべきものの1つに教育課程評価があると考えたい．同時に，“義務的”ではなく，教育実践の成果を客観的に明らかにしていくことは，教育実践者としての「夢」の実現につながることと受け止め，積極的に取り組んでいきたい．

具体的には何を評価するのか，以下にまとめる．

a) 教授-学習活動の実際と成果

① 教育した内容と学習者についた能力・学力

b) 教育課程全体運営・教育目標・内容・方法の点検

① 教育課程の運営・管理状況

② 教員，講師などの教育課程の認識度と実施度

③ 教育環境

④ その他

5. 何を評価材料とするか

以下の事項が目安となる．

a) 教育目的・目標の達成状況

① 授業成果の評価
- 卒業生評価(量的評価・質的評価)
- 看護師国家試験などの成果
- 学生の行動・態度の変化(パフォーマンス評価)
- 学生の看護実践能力評価(実習・OSCE など)

b) 目標達成に影響する因子

① 授業過程の評価
- 学生・教員の授業評価
- シラバス(進度・内容・方法)＊11

② 学校関係者(実習施設，就職先の病院，地域の人々など)による評価

＊11：DP との関連を明確にしたシラバスはカリキュラム評価に役立つ．シラバス例は表 14-4 参照．

看護教育課程の理解は，看護基礎教育に携わる期間の短い者には難しいと感じると思う．多くの養成所においては，看護教育課程の編成は，教務主任をはじめとした一定の教員経験を積んだ人がその役割を担っていると思う．しかし，決して人任せではいけない．教育課程運営の中核となる，教授-学習活動を行い，教育課程評価の最も重要な学習者の学力・能力評価には，大きな影響を与えていることを認識しなければいけない．

少なくとも教育に携わる者として，教育理念・目的・目標につながる科目目標を理解し，その目標達成に向けて，日々の教育活動を行う努力が必要である．その意味で，看護教育課程をしっかり理解したい．

そして，いずれは，自らの教育実践を積み重ね，新しい教育課程開発に取り組めることを願うものである．

鹿児島医療技術専門学校で行ったカリキュラム評価計画例を**表 14-8** に示す．日々授業過程を評価しつつ，卒業時などに学生の到達度を見るなど，計画的に実施したい．

H 領域横断科目の導入

「看護基礎教育検討会報告書」の最終章で，「各養成所においては，今回の改正趣旨を十分に踏まえ，領域横断等による効果的なカリキュラムの開発に積極的に取り組むことを期待する」と記されている．

そこで，筆者たちが過去に領域横断型のカリキュラム編成に取り組んだ 1 例を紹介する．

表 14-8　カリキュラム評価計画例

評価項目			評価計画	
			評価方法	時期
目標達成	教育目標到達度評価	学生自己評価	質問紙調査	卒業期(2 月)
			グループインタビューによる質的評価	卒業期(2 月)
			カミングホーム時の質問紙調査	卒業後(8 月ごろ)
		他者評価	客観的臨床能力試験	卒業期(2 月)
			県内就業者の就職先の卒業生評価	卒後半年 10 月ごろ
			主たる実習施設の管理者への質問紙調査	10 月ごろ
			看護師国家試験合格率	3 月
影響因子	授業過程評価		学生の授業評価総括	3 月
			シラバス検討	4～6 月

1. 領域横断型カリキュラムへの取り組みの経過

まず，**第 4 次指定規則**の改正後(2008～2010 年ごろ)のデータを基に，2010(平成 22)年にカリキュラム評価を行った.

a) カリキュラム評価

1) カリキュラム評価の項目例

教育目標と卒業時到達度評価と卒業期以外の主な評価の方法を一覧にした. 現在は，ディプロマ・ポリシーを定め，その到達を評価するための，アセスメント・ポリシーを定めているところもあるが，当時，京都中央看護保健大学校では，教育目標・期待する卒業生像の到達を基にカリキュラム評価を行った(**表 14-9**).

ここでは，教育目標評価を取り上げる.

2) 教育目標評価

教育目標は，1～8 まで設定している(**図 14-23**). 教育目標の目標分析を行い，行動目標で表した 64 項目について，いつもできる 3 点，ときどきできる 2 点，できない 1 点として，自己評価を求めたものである. 教育目標の 4・7・8 が低い到達であった. 教育目標 7 では，主体的学習能力やクリティカルシンキング能力とともに，科学的思考の基盤となる能力をいかに育成するかが大きな課題である. また，教育目標 8 は，学習者の問題というより，学習の機会などの教育課程上の課題であると考えられた. 教育目標 4 は，最も，多くの時間数をかけて教授-学習活動に取り組んでいるが，その効果がみられていない結果であることがわかった.

表 14-9　京都中央看護保健大学校のカリキュラム評価例

教育目標	卒業時到達度評価の方法	卒業期外の主な評価
1. 人間愛を基調として，健全で，調和のとれた看護師を育成する	教育目標到達度調査 OSCE	年次終了時・実習終了時のポートフォリオ
2. 看護を深く追究し，自己の看護観の確立をめざす	教育目標到達度調査	看護観レポート
3. 看護の対象である人間理解に努め，看護を実践するのに必要な知識と技術を習得する	教育目標到達度調査 OSCE 技術の知識試験 技術到達度調査	学科試験，技術試験 臨地実習評価 模擬試験 ポートフォリオ
4. 対象の健康状態に対応できる判断能力，応用能力ならびに看護を計画的かつ主体的に実践できる能力を育成する	教育目標到達度調査 OSCE 卒業時技術到達度調査	学科試験 臨地実習評価 ポートフォリオ
5. 科学的思考の基盤を習得するとともに，人間性に根ざした問題解決能力，倫理的判断能力を育成する	教育目標到達度調査 OSCE	学科試験 臨地実習評価
6. 医療・保健・福祉全般にわたる広い視野をもち，看護の役割を認識し，その責任を果たしうる能力を育成する	教育目標到達度調査 OSCE	臨時実習評価 ポートフォリオ
7. 専門職業人としての向上をめざして，常に研究する態度を養う	教育目標到達度調査	臨地実習評価 看護研究評価
8. 国際的な視野をもち，現代の情報化時代に対応しうる能力を養う	教育目標到達度調査	

教育目標
1 人間愛を基調として，健全で，調和のとれた看護師を育成する.
2 看護を深く追究し，自己の看護観の確立をめざす.
3 看護の対象である人間理解に努め，看護を実践するのに必要な知識と技術を習得する.
4 対象の健康状態に対応できる判断能力，応用能力ならびに看護を計画的かつ主体的に実践できる能力を育成する.
5 科学的思考の基盤を習得するとともに，人間性に根ざした問題解決能力，倫理的判断能力を育成する.
6 医療・保健・福祉全般にわたる広い視野をもち，看護の役割を認識し，その責任を果たしうる能力を育成する.
7 専門職業人としての向上をめざして，常に研究する態度を養う.
8 国際的な視野をもち，現代の情報化時代に対応しうる能力を養う.

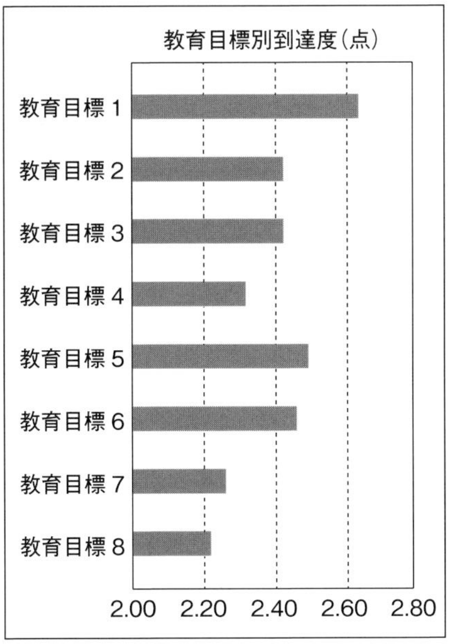

図 14-23　教育目標評価

2008 年卒業時調査 対象 81 人，回収 71 人(87.7%)

表 14-10 「看護師に求められる実践能力と到達目標」を基にした教育内容抽出例（一部抜粋）

構成要素	卒業時の到達目標		教育内容(単元レベル)
A 対象の理解	1	人体の構造と機能について理解する	人体の構造と機能，精神の機能，発達段階(ライフステージ)，発達課題，ライフサイクル，適応理論，危機理論，ニード論，ストレスコーピング，生活概念，家族システム理論，QOL，文化と健康，社会と健康，ホリスティックケア，患者心理
	2	人の誕生から死までの生涯各期の成長，発達，加齢の特徴を理解する	
	3	対象者を身体的，心理的，社会的，文化的側面から理解する	
B 実施する看護についての説明責任	4	実施する看護の根拠・目的・方法について相手にわかるように説明する	看護実践と根拠，看護実践の目的，看護実践の方法，看護の役割と機能，看護の専門性，論理的思考，説明責任，人間関係，協働，パートナーシップ，エンパワメント，インフォームドコンセント
	5	自らの役割の範囲を認識し説明する	
	6	自らの現在の能力を超えると判断する場合は，適切な人に助言を求める	

ほかにも，期待する卒業生像からの調査などからも同様の結果が得られた．そこで，カリキュラム評価で改善点の 1 つに挙げられたのが，教育目標 4 の「健康状態に応じた看護実践」であった．

3)卒業時到達目標を基にした目標分析

2011(平成 23)年に厚生労働省の「看護教育の内容と方法の検討会報告書」で看護師に求められる実践能力と卒業時の到達目標が示されたのを受けて，卒業時の到達目標を基に目標分析を行った(**表 14-10**)．現行の教育内容に明確な不足はなかった．

b)評価と目標分析から判明した事項

専門分野において，対象特性(発達段階ごとの特徴)の理解は不可欠である．分析された教育内容を，第 4 次改正の指定規則の専門分野Ⅱと比較すると，各領域における教育内容の不足はなかった．むしろ，対象が違うということで，重複している内容が多くあった．例えば，看護過程，治療処置別の看護などである．

また，保健・予防活動に関する内容が少ないことや，各領域で大切にしたい共通の教育内容を確認できた．しかし，各領域に分かれていることが，看護実践能力の伸長を妨げているのではないかという課題もみえてきた．

カリキュラム評価でみえたのは，教育目標 4 の「健康状態に応じた看護実践」は，各領域で重複して学習しているにもかかわらず，到達度が低いということであった．

そこで，教育効果を上げるために，領域を横断し，教育内容を充

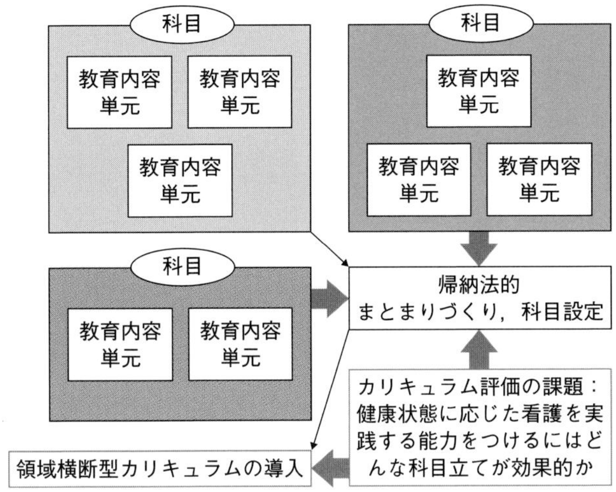

図 14-24　内容のまとまりと領域横断型カリキュラムの導入

実することが必要と確認した(**図 14-24**).

2. カリキュラム設計の実際

a) 健康状態別看護の考え方

健康状態別看護を領域横断科目として取り上げるにあたって，シラバスで重複部分を明らかにした．その結果，①看護過程，②手術と看護，③薬物と看護，④終末期と看護，については，相当の時間をかけて教授していることが明確になった．そこで，健康状態別看護として，領域を超えて共通して教える場合，各専門領域の単位数はどのくらい削れるかを検討し，成人看護学2単位，他の領域別看護学は各1単位で計6単位を削れると判断した．健康状態別看護には，健康の保持・増進，疾病の予防，健康回復への促進，その人らしい生を全うする援助があり，健康レベルを矢印で表した(**図 14-25，26**).

健康の保持・増進と疾病の予防は「健康支援論」，その人らしい生を全うする援助は「終末期と看護」として設定した．また，健康障害と回復過程では，健康の回復に向けた看護と，健康問題・健康課題を明確にする思考過程と，特徴的な治療法に対する看護を学ぶ科目として，「健康回復支援論」「問題解決活用法」「周手術期と看護」「薬物療法と看護」を設定した．それぞれの健康状態を判断し，その状態に応じた看護が実践できる能力を培うことを期待した．

b) 領域横断の考え方に基づく科目と単位に関する具体例

領域横断科目として各1単位，計6単位の科目を設定した．**表 14-11** の左端の「健康支援論」から,「終末期と看護」の6単位で

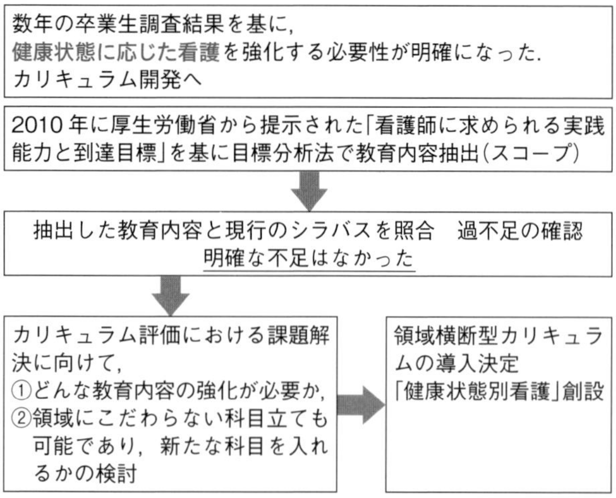
数年の卒業生調査結果を基に，
健康状態に応じた看護を強化する必要性が明確になった．
カリキュラム開発へ
2010年に厚生労働省から提示された「看護師に求められる実践能力と到達目標」を基に目標分析法で教育内容抽出（スコープ）
抽出した教育内容と現行のシラバスを照合　過不足の確認
明確な不足はなかった
カリキュラム評価における課題解決に向けて，
①どんな教育内容の強化が必要か，
②領域にこだわらない科目立ても可能であり，新たな科目を入れるかの検討
領域横断型カリキュラムの導入決定
「健康状態別看護」創設

図14-25　領域横断型カリキュラム導入の経緯

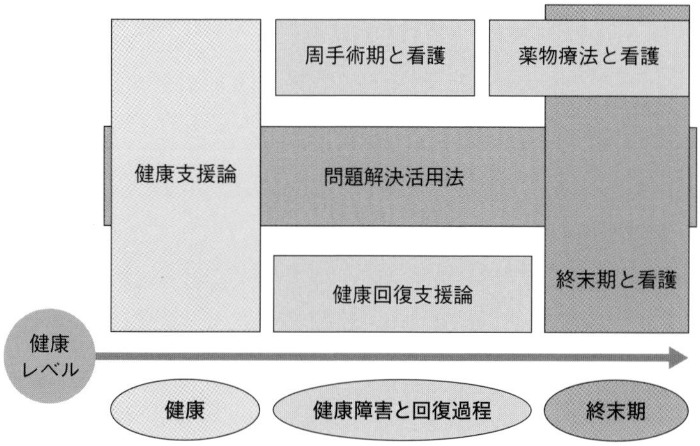
周手術期と看護
薬物療法と看護
健康支援論
問題解決活用法
健康回復支援論
終末期と看護
健康
レベル
健康
健康障害と回復過程
終末期

図14-26　“健康状態別看護”の概念図

横断的に看護を捉えた考え方を導入．健康レベル（健康・健康障害と回復過程・終末期）を踏まえ，多角的に看護を実践できるように科目を設定．

表14-11　領域横断の考え方に基づく科目名および単位数の設定例

	科目名	成人	老年	母性	小児	精神	単位数
1	健康支援論	0.3	0.2	0.2	0.2	0.1	1
2	健康回復支援論	0.4	0.1	0.2	0.1	0.2	1
3	問題解決活用法	0.3	0.2	0.2	0.2	0.1	1
4	周手術期と看護	0.6	0.1	0.1	0.1	0.1	1
5	薬物療法と看護	0.2	0.2	0.1	0.2	0.3	1
6	終末期と看護	0.2	0.2	0.2	0.2	0.2	1
単位数		2	1	1	1	1	6

“健康状態別看護”における領域ごとの単位数の内訳：専門分野の教育内容が各科目に含まれるよう単位数を設定．

ある．各専門領域から，少しずつ単位をもらい，表の右端の単位数にする．単位はすべて整数になるよう計算する．

各領域は，領域横断科目に少しずつ(小数点)，単位を分配する．例えば，成人看護学では，健康支援論に0.3単位，健康回復支援論に0.4単位というように，合計して，表の一番下の単位数が整数になるように配分する．この場合，成人看護学から2単位，領域横断科目に渡すことになる．縦・横の計算を合わせ，新しく設定する領域横断科目6単位と，専門分野の看護学から削った単位数6単位が一致するようにする．表の右下角にある6単位のことである．

これらの領域横断科目が各専門領域から削った単位によって成立していることを念頭において，授業づくりをしていくことになる．しかし，成人看護学から健康支援論に0.3単位配当しているが，1単位30時間として，0.3をかけて，9時間の成人看護学の授業を健康支援論で実施するということではない．成人看護学から単位数を削ったという意識が大切で，例えば，教育内容に成人の事例などを取り入れるというような調整を意味し，あくまでも，領域横断科目の目標を達成するということが目的となる．

c) 領域横断の考え方に基づくカリキュラムの設定例

表14-11で示した領域横断型カリキュラムの位置づけを**図14-27**で示すと，健康状態別看護として，健康支援論・健康回復支援論・問題解決活用法・周手術期と看護・薬物療法と看護・終末期と看護の6単位を領域横断科目として設定した．

科目配当時期は，基礎看護学と，専門分野の対象別看護学の土台となり，つないでいくという意味合いで，健康回復支援論・問題解

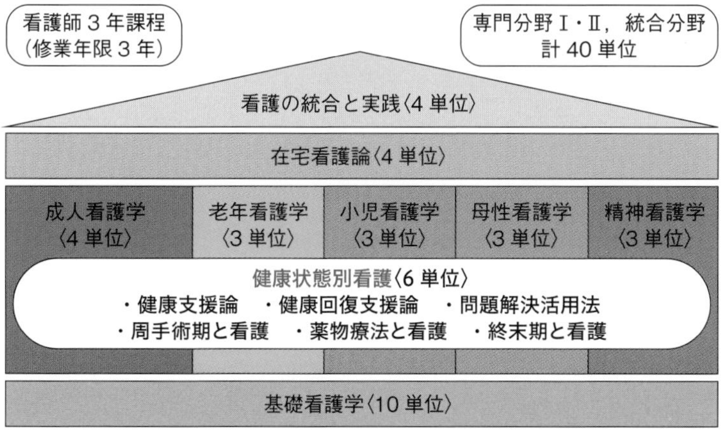

図14-27　領域横断の考え方に基づくカリキュラムの設定例(第4次指定規則に則る)

指定規則をベースとして領域横断的な科目を一部設定(成人・老年・小児・母性・精神の領域を横断し，“健康状態別看護”を設定している)．

決活用法・周手術期と看護・薬物療法と看護を基礎看護学に近い時期に，健康支援論・終末期と看護を在宅看護論に近い時期というような配当を工夫した．どのような，領域横断科目を設定するかによって，どの時期に配当するかを考えることが必要である．

d) 領域横断の考え方に基づく講義・演習のシラバス例の紹介

これらのシラバスは，健康状態別看護の実践力をつけるのがねらいである(**表 14-12〜14**)．教育内容の重複や教育内容の共通部分を見いだし，それを，新たな科目の中で強化するものである．

各専門領域の寄せ集めではない．すなわち，各領域別担当者がオムニバス形式で授業するのではない．1 人の科目責任者が授業を担当できる力量を研修などで培い，領域別担当者との相互評価を大切にし，特性を活かすことが望まれる．その意味で教員の力量が問われる．各専門領域で減じた単位数の有効利用となっているのか，領域横断科目として役割を果たせているか検証は必要である．

表 14-12　領域横断の考え方に基づく講義・演習の設定例①

薬物療法と看護 配当時期：2 年後期　1 単位 (内訳：成人 0.2，老年 0.2，小児 0.2，母性 0.1，精神 0.3) 既習科目：臨床薬理・基礎看護技術(与薬法)・専門領域ごとの看護概論		
回	内容	方法
1	薬物療法の復習 薬物療法における看護師の役割	プレテスト 講義
2	対象特性と薬物療法 1(老年)	講義・演習
3	対象特性と薬物療法 2(小児・妊産婦)	講義・演習
4	ハイリスク患者と薬物療法(腎不全・肝不全)	講義・演習
5	成人の白血病の患者の外来化学療法の実際	演習
6	成人の肝硬変患者の服薬指導の実際	演習
7	高齢者で心不全の患者の薬物療法の実際	演習
8	軽度認知症のある療養者の服薬指導の実際	演習
9	糖尿病の小児のインスリン療法の実際	演習
10	妊婦の服薬指導の実際	演習
11	授乳婦と新生児の薬物療法の実際	演習
12	統合失調症患者の薬物療法の実際	演習
13	気分障害の患者の薬物療法の実際	演習
14	術後の輸液管理の実際	シミュレーション
15	薬物依存症と看護	特別講義

【薬物療法と看護】の授業計画
各領域の単位数の内訳や既習科目を踏まえ，教育内容・方法を設定．教育方法の特徴として，講義・演習・シミュレーション・特別講義を組み合わせている．

表 14-13　領域横断の考え方に基づく講義・演習の設定例②

周手術期と看護 配当時期：2 年前期　1 単位(内訳：成人 0.6，老年・母性・小児・精神　各 0.1)		
回	内容	方法
1	周手術期の看護の概要と看護師の役割	講義
2	麻酔とは，麻酔の種類と術前・術中・術後の管理	講義
3	全身麻酔と局所麻酔の合併症	講義
4	手術侵襲と生体反応	講義
5	術後合併症の理解	講義
6	術前の患者の看護	講義・演習
7	術中の患者の看護	講義・演習
8	術後の患者の看護①	講義・演習
9	術後の患者の看護②	講義・演習
10	特殊な術式と術後の看護	講義
11	重症集中治療を受ける患者の看護	講義・演習
12	高齢者と手術	講義・演習
13	小児とその家族と手術	講義・演習
14	帝王切開を受ける産婦の看護	講義・演習
15	術前・術後カレンダーの作成(開腹・胃全摘術)	演習
評価：試験(60 点)，術前・術後カレンダー提出(40 点)		

【周手術期と看護】の授業計画
特徴として，術前・術後カレンダーの作成を授業評価に含めている．

e) 領域横断型科目についての教員の手応え

各看護学を担当する 8 名の教員にインタビューを行った(**表 14-15**)．領域横断科目のメリットをあらためて認識するとともに，課題も見つかっている．現在進行形で，取り組みを進めていきたい．

読者の皆さまの教育実践が共有されることを，ぜひお待ちしている．

表 14-14　基礎看護学・看護過程のシラバス

科目 No.45		配当時期	2 年次前期	講義担当者
科目名	基礎看護学・看護過程	単位数	1 単位	池西《いけにし》静《しづ》江《え》
時間割表記名	看護過程	時間数	30 時間(15 回)	

事前学習内容

COPD の病態と治療・看護を事前学習しておくこと

科目全体のねらい・授業目標

看護過程の意義と基礎的理論が理解できる
NANDA-I の分類法と主な看護診断が理解できる
事例の看護過程が展開できる

DP との関連	DP1　多様な文化や価値観を受け入れ，対象を身体的・精神的・社会的に統合された生活者として，理解することができる DP3　看護実践に必要な基礎的知識，技術を習得することができる DP4　対象の健康状態を適切に把握し，自らの能力に応じて，可能な最善の方法を選択し，行動することができる DP7　専門職者としての責任を自覚し，常に向上心をもって行動することができる

授業の流れ〔全体のスケジュール(回数)・学習内容・方法・学習成果・使用テキスト・準備物品など〕

回	学習内容と成果	方法	備考
1	1)看護過程の意義と基礎的理論が理解できる 2)看護過程の構成要素が理解できる	講義　ポストテスト	教科書 1・2　資料
2	NANDA-I 分類法と診断概念が理解できる	講義・演習	教科書 1・2　資料
3	NANDA-I の主な看護診断概念が理解できる	演習	教科書 1・2　資料
4	NANDA-I の主な看護診断概念が理解できる	演習　ポストテスト	教科書 1・2　資料
5	事例の情報が収集できる(電子カルテより)	演習	教科書 1・2
6	COPD の病態関連図が書ける	講義・演習　課題提出	教科書 1・2
7	事例の情報整理ができる	演習	教科書 1・2　資料
8	事例の看護診断過程が理解できる(アセスメント・推定問題)	講義	教科書 1・2
9	事例の看護診断過程が理解できる(アセスメント・推定問題)	演習	教科書 1・2
10	事例の看護診断過程が理解できる(関連図と看護診断)	講義	教科書 1・2
11	事例の看護診断過程が理解できる(関連図と看護診断)	演習	教科書 1・2
12	事例の看護診断ができる	講義・演習　ポストテスト	教科書 1・2
13	看護計画立案の方法が理解できる	講義	教科書 1・2
14	事例の看護計画が立案できる	演習　ポストテスト	教科書 1・2
15	1)実施・評価の考え方が理解できる 2)看護記録の意義，種類が理解できる	講義　ポストテスト	教科書 1・2　資料

※ポストテストは 5 点配点で授業の終わりにその授業の理解度を問う試験
　いずれの試験も欠席は 0 点とする
※病態関連図は授業中に取り組んだ関連図を仕上げて，指定期日を守り提出したものを評価
※事例演習の成果物(COPD の事例の看護過程)を課題とする．提出期日を守って提出したものを評価

受講上の注意

わかって，できることをめざす授業です．1 回 1 回の授業に真剣に取り組み，
努力して「できる」ようになりましょう．
この学習が夏休み明けの看護過程実習の主題です．
一人ひとりがわかって，できるようになってください．

評価方法

ポストテスト	5 点× 5
病態関連図	5 点
課題提出	10 点
筆記試験	60 点

使用する教科書

1. NANDA-I 看護診断―定義と分類
2. 看護診断の実際(小冊子)

参考文献

看護介入分類(NIC)
看護成果分類(NOC)

表 14-15　担当教員 8 人のインタビュー(手応え)

	教員の声
メリット	看護過程実習を 3 単位にして複数人を担当することで，看護過程の積み上げができる*12
	会議を経て教育内容が精選された．同時に教員間の共通理解につながった(2 人)
	重複部分が整理でき，学生への負担が軽減した
	専門分野 II から外して領域横断に委ねることで，専門分野 II の内容が整理しやすい
	領域横断の全体がみえるようになって，重複なく講義ができるようになった
	健康状態を切り口にするため，現場の看護の捉え方に沿っているように感じる(2 人)
	病気の経過を踏まえ在宅に向けた継続的な視点が学習しやすい
デメリット	教員の力量がいる(3 人)
	オムニバス形式の講義にならないように注意しないといけない(2 人)
	母性看護学からみるとメリットが少ない
	小児の薬物療法はもう少し特徴を押さえたい

＊12：臨地実習も，基礎看護学から 2 単位，成人看護学から 1 単位，あわせて領域横断科目として 3 単位で看護過程実習としている．ただし指定規則の第 5 次改正により各学校・養成所で自由に設定してよい単位数が 6 単位あり，領域横断科目としなくてもよくなった．

Column　電子カルテ「もどき」のこと

本文では割愛しているが，シラバスに「教材として電子カルテを用いる」，とした．ペーパーシミュレーションの限界は，時間が止まり，場面が切り取られるところにある．そして，教員が必要と考えるデータを提示するため，学習者は情報の必要性や優先度の判断を必要としない．ここに課題を感じて，毎日（授業のたびに）追加される情報から，病状など患者の状態を把握すること，学習者にとって難解な医師の記載，検査所見なども載せておくことで，情報の必要性や優先度の判断をしてほしい，と思って，電子カルテもどきを作成した．まさに筆者が作ったのは「もどき」で，電子カルテのシートをExcelで作成し，さまざまなデータを貼り付けたものであるが，学習者の反応はよかった．電子カルテのイメージ化もできたし，たくさんの情報量を読み取り，判断することの意義もわかったようである．

しかし，現場で使われている電子カルテとはほど遠いもので，もう少しリアリティのあるものにしたいと思っていたら，このたびのコロナ禍でリモート実習も一部導入され，さまざまな業者が本格的に教材としての「電子カルテ」を作ってくれて商品化が進んでいる．日本看護学校協議会でも，賛助会員の協力を得て，2020（令和2）年夏に3事例を制作した．コロナ禍で看護過程の教育方法も一歩前進した印象である．

Column 「看護基礎教育検討会」に参加して思うこと

筆者（池西）は日本看護学校協議会を代表して，「看護基礎教育検討会」に構成員として参加した．そして，看護師ワーキンググループ，准看護師ワーキンググループメンバーにも加わったため，2018（平成30）年4月から2019（令和元）年9月までの約1年半，何度も厚生労働省の会議室に足を運んだ．本検討会に参加して，看護基礎教育は大きく変わらなければいけないことを痛感した．

指定規則・指導ガイドラインは，おおむね10年ごとに見直されているが，この見直し内容にはそれぞれ，①社会の変化によるもの，②教育評価に基づくもの，がある．今回の第5次改正は，本文中にも書いたが，まさに「社会の変化によるもの」という印象である．医療・看護を取り巻く環境は，これから5年先10年先にさらに，加速度的に変化すると考えられる．まさに今，指定規則や指導ガイドラインを改正しておく必要があったと思う．その大きなポイントは，①弾力的なカリキュラム運営の実現，②医療提供体制の変化や地域包括ケアシステムの推進に貢献できる人材育成，の2点であろう．

まず，弾力的なカリキュラム運営の実現に向けて，単位制の考え方をあらためて整理した．具体的には臨地実習において，1単位を30～45時間で各学校が自由に設定できるようにしたこと，そして，これまで単位制としながらも規定していた総時間数を記載しないようにしたことなどがある．加えて臨地実習の単位数において，自由に設定してよい6単位が明記されたことも挙げておきたい．さらに，報告書にも記載された領域横断などによる効果的なカリキュラム開発を行うことも強調された．つまり，各学校・養成所が地域のニーズ，学校の設立趣旨などを反映して，自由度が増した指定規則・指導ガイドラインに基づいて，画一的ではない，特徴あるカリキュラム編成を行い，その弾力的な運営が行えるように意図したものである．

次いで，これからの社会に貢献できる人材育成では，学校，養成所の存続にもかかわってくるものと考える．現代は「地方の時代」といわれるが，地域によって看護職者に求められるニーズは異なる．ことに養成所においては地域のニーズを把握する努力を怠ってはいけない．そのうえで，医療提供体制の変化や地域包括ケアシステムの推進は避けては通れない．そのために看護基礎教育の内容を整理したものが，第5次指定規則・指導ガイドラインである．

繰り返すが，全国画一的ではない，それぞれの地域で特徴あるカリキュラム編成を行い，目標到達を高める教育方法を駆使して，成果がみえる看護基礎教育にしていかなければならないと強く思う．

看護師ライセンスがあれば，仕事に困らない時代はそろそろ終わりを迎える．免許が取得できればよい，ということでなく，どんな能力を身につけた卒業生を輩出できるのか，その能力は地域に必要とされるものか，を常に検証しておく必要がある．看護基礎教育に身をおくものとして，緊張感をもって，カリキュラム編成作業を行っていきたい．

15 教育評価の悩みに答える

人が人を評価する．評価する者も感情をもつ人であり，評価される者も同様である．相性もある．どうすれば，客観的に公平に評価できるのだろうか．評価に悩む人は多いと思う．しかし，厳密にいうと，教育評価は人を「値踏み」するものではなく，教育の成果により学習者が自らの価値を実現しえたかを評価するものと考えなければならない．

そのために，以下の４つの事柄が重要な意味をもつと考えたい．

① 学習者を活かす(育てる)ために行う教育活動であること
② そのためにも結果だけでなく，経過も評価すべきであること
③ 成人の教育においてはことさら自己評価を大切にしたいこと
④ 評価結果は，教員のよりよい教育実践に役立てるものであること

評価を行うにあたり，必要な基礎的な知識を，まず確認したい．

A 教育評価とは何か

教育課程，教育環境などを含めた広い視点で教育評価を定義づけるものもあるが，ここで扱う教育評価に最も近い定義を紹介する．

「教育活動のなかで，どのような学びがなされたのか，どのような育ちが実現したのかを確かめることであり，また，その結果を教育的に活用することである」[1)]

関連する用語として，測定*1，評定*2についても理解しておきたい．

B 評価の妥当性と信頼性

評価で最も大事にしたいのは，妥当性と信頼性である．

評価の妥当性は，その評価用具(方法)や評価内容で，評価したい目標や内容が適切に評価できるかということである．つまり，体重を測るのに体脂肪計では測れない．体重を測るには体重を測る目盛

引用文献

1) 梶田叡一，加藤明：改訂実践教育評価事典，p.18，文溪堂，2010.

＊1：measurement．学習成果を，量的に，客観的な基準を用いて，データを集めること．まさに測ること
＊2：評価に基づき行うもので，評定は評価の結果を一定の基準に沿って，価値・等級などを決めること

りが示されて，人が乗って安定して測れる秤が必要である，このことを評価の妥当性と表現する．看護教育で考えると，看護師国家試験で評価可能なのは，看護師に求められる知識(認知領域)の習得状況であり，人間関係を構築する能力や習得した技術を活用し，安全に看護を行う能力などは看護師国家試験で評価できるものではない．評価したいもの(目標)を適切に測れる評価用具や方法の選択が評価の妥当性につながる．

評価の信頼性とは，誰が，いつ行っても，同じ評価結果が得られるような評価の安定性をいう．再現性ともいえる．看護教育において，ことに実習評価などはこれが大きな問題になる．実習評価に悩む人は多いであろう．その悩みは当然で，悩まないという人は，戦前の絶対評価(教員が絶対的であり，教員が基準を決める評価)に近い感覚で評価をしていないか，心配になるほどである．臨地実習では，同じ場面が二度あることはまずない．対象が違う，対象の状態が変化する，対象の置かれる環境が変わる，指導者も変わる，このような変数ばかりのなか，信頼性を担保するのは至難の業である．しかし，看護教育では臨地実習の評価をことさら大切にしてきた．看護師に求められる能力を測るには欠かせない評価，つまり妥当性が高い評価として大切にしてきたが，信頼性という面では課題は大

Column　指導教員による評価の違い

「評価の信頼性」に課題のある臨地実習評価などは，誰が評価をするのかにより差が出ることはありうることである．学生が，指導教員が誰か知った途端，“あーもう，落ちた！”と言うことがある．“あの先生は評価が厳しい，合格するのは至難の業”と思うのである．先輩からの申し送りのようなものもあるらしい．信頼性を高めるには，臨地実習での評価はできたか，できなかったか，というような量的評価では妥当性が低くなると考えられ，質的な評価を行うことが必要と考えるが，その場合，評価の規準・基準づくり(174頁)が大切である．と筆者は思う．規準・基準そのものではなく，それをつくる過程での教員間の検討・討議が信頼性を担保すると思っている．

また，自分の評価の傾向を知ること．自分がこだわるところはどこか，人は価値観をもっている．琴線もいろいろある．人それぞれのこだわりを自分で理解しておく必要がある．そのためにも，評価の偏りについて承知しておきたい．こんなことはないだろうか，技術はうまく提供できていても，学習姿勢や話し方などで評価が低くなる．その反対もあるだろう．このようなことを評価の「寛大化効果」という．ほかにも「光背(後光/ハロー)効果」(一側面が優れていれば，他の面もそうだとよく評価しがちになる心理効果)などは，おそらく教員皆が多少は心当たりがあるのではないだろうか．そのような努力を通して信頼性を高める必要がある．

きいことを認識したい.

この妥当性，信頼性を高める努力をすることが，評価の必須条件と考える.

C 教育評価の種類

学習の進捗状況からみるか，評価の拠りどころからみるか，その視点の違いからまず2つに分けられる.

1. 学習の進捗状況からみた種類

a) 診断的評価

教育活動(授業)を実施する前に学習者の興味・関心や学習のレディネス(準備性)などを把握して，教育活動・計画に活かす目的で行うもの.

b) 形成的評価

教育活動の途中で，学習者の状況を把握し，必要時，教育活動を見直し，方向・方法を修正したり，学習者にその学習のポイントを再確認したりするために行う.

c) 総括的評価

教育活動の終了時に，学習成果を確認する目的で行う.

2. 評価の拠りどころからみた種類

a) 集団準拠評価(相対評価)

正規分布曲線を規準にして，集団のなかの位置づけ，順位づけによる評価である．学力の実態がつかめない．排他的競争を生むなどの問題があり，看護教育の現場ではあまり用いられることはない．*3

*3：看護師国家試験においては一部，集団準拠評価(相対評価)が導入されている．

b) 目標準拠評価(絶対評価)

目標に準拠して，その達成状況を評価する．目標-評価の一貫性があり，学習状況，指導状況が見えやすいが，どう目標を設定し，どんな基準で評価するかが難しい.

- **ドメイン(domain)準拠評価**：目標をドメイン(領域や範囲)に分けて，行動主義的学習観に基づき行動目標を設定し，行動に現れたことを評価しようとするもの．具体的には「○○ができる」，「○○を述べることができる」という行動目標を表し，それができたかどうかで評価するもの．しかし，行動目標化しにくいもの，例えば，思考，判断，興味・関心や態度などがあり，行動目標化の限界が指摘されている．

- **スタンダード(standard)準拠評価**：1つの教育目標を，いくつかの到達レベル(具体的に到達させたい水準)で表し，それを規準に評価するもの．基準の明確化が必要である．

c) 個人内評価

個人の伸びをみる評価，学校教育法施行規則に定められる指導要録では「所見」欄に導入されている．

D 評価規準・評価基準とルーブリック

評価のものさしにあたるものが，評価**規**準と評価**基**準である．

「評価規準」は，学習者につけたい能力や期待したい姿を具体的に記述したものである．その規準に対してどの程度習得しているのか，その程度を明確に示すのが「評価基準」である．評価規準によっては，知識の習得状況や技術の手順に基づく実践などを挙げることがあるが，その場合は，客観テストや前述した行動目標に沿ったチェックリストなどを活用するとよい．しかし，評価規準に，例えば，思考，判断や態度およびそれらの複合的な実践を目標に掲げた場合は，明確な基準がないと評価困難である．

レファレンス

▶ 行動主義的学習観とは

ベンジャミン・ブルームらの教育目標分類学などに代表される考えで，学習の成果はすべて行動の変化となって現れるという学習観で，教育評価は現れた行動を評価するという考え方である．そのために目標を細かく分析して，行動レベルの目標(行動目標)を設定して評価する必要がある．それに対して，知識・スキルというレベルの学習成果はたしかに行動目標で評価できるが，複雑な複合した能力(知識＋思考＋行動)や関心・意欲・態度などについての評価は行動レベルで表す行動目標評価では困難，という考え方が出てきて，行動主義的学習観に基づく評価には限界があるとして，新たに示されたのが，構成主義的学習観である．構成主義的学習観とは，田中は「学習主体の内部において知識が如何に構成され，いかなるプロセスを経て問題解決が実行されるか」[2]，をモデル化する考えで，結果よりも外界からの刺激に能動的に取り組み，自分なりの意味を見いだす動的な過程を「学習」とする考え方である．

引用文献

2) 田中耕治：教育評価，p.116，岩波書店，2009．

例えば，「患者の状態を考慮しながら，安全，安楽に入浴介助を行うことができる」というような規準である．これでは，「状態を考慮」「安全」「安楽」がどの程度できたらよしとするかの判断は難しい．そのために，何がどのようにできればよいか，その程度を示す基準が必要である．

具体的には，3段階あるいは4段階(5段階でもよい)に分けて，その尺度を，数値(1・2・3)や記号(A・B・C)，あるいは文章で(すばらしい，よい，もう一歩，かなり課題あり)で表し，さらにその水準を記述語(基準と徴候)で具体的に示し，表にしたもので，評価の「判断基準表」といわれるのが「ルーブリック(rubric)」である．

E 評価方法(用具・ツール)

評価方法としては下記のものがある．何を評価するか，によって，適切な評価方法を選択したり，これらを組み合わせたりして，妥当な評価をめざす必要がある．

1)**観察法**：学習者を観察する．技術試験，普段の学習態度など

2)**質問法**：自己評価，授業評価など

3)**面接法**：学習者と会って話を聴く

4)**試験(テスト)法**：①標準テスト(国家試験など)，②教員の手作りテストなど(客観式試験／論述式試験)

5)**パフォーマンス課題による評価**

6)**自己評価**

F 看護教育に積極的に導入したい評価方法

1.「真正の評価」とパフォーマンス評価

「標準テスト」の批判のなかで出てきた新しい評価として，「真正(authentic)の評価」がある．西岡は「現実世界において人が知識や能力を試される状況を模写したり，シミュレーションしたりしつつ評価することを主張するもの」と説明している．筆者は真正を「リアル」と捉えて，リアルな課題を与えて行う評価こそが，複合された高度な思考や技術の評価を可能にして，実際的な能力を問うのによいと捉えている．たしかに学内での演習時に学生同士では互いに血圧を測定できるのに，いざ病院で，浮腫がある患者や関節拘縮がある患者，あるいは，るいそう著明で腕が細くマンシェットが巻けない患者などに対応できない学生を見ると，限られた条件のなかで手順どおりに行う技術では実践では役立たないと感じる．リアル

な課題(真正の課題)を与え，それを評価することで，まさに実践能力の評価が可能になるということは納得のいくことである．看護実践能力の評価については，このあとで紹介する．

同時に，パフォーマンス課題を用いたパフォーマンス評価＊4についても知っておきたい．パフォーマンス評価は，広い意味では，客観的テスト以外の実技やレポートや作品を評価することをいう．パフォーマンス(表現)であるので，さまざまなものが該当する．このなかには，手順に基づき実施する技術，例えば，静脈穿刺などは，手順どおりに行えているかどうかを評価する必要がある．このようなものは前述したように，行動目標化して(○○ができる．次に○○ができる……のようなもの)チェックリストで評価するのがよいと考える．したがって，パフォーマンス評価のなかでも，行動目標を考え，チェックリストで評価できるものはある．

しかし，行動目標化できない(できにくい)，知識・技能などを使いこなすような実践あるいは思考・判断，表現，態度などを評価しようとするときは，パフォーマンス課題を用いたパフォーマンス評価を行うのがよいと考えられる．OSCEなどではそのような課題を与えているのではないだろうか．同時に，パフォーマンス課題を用いたパフォーマンス評価を行うには，基準が明確でなくてはならないため，ルーブリックを作成する必要がある．

しかし，目標からいくつかの評価規準を作成し，ルーブリックを作るのだが，これが大変な作業である．同時に目標を細かく分析するやり方でルーブリックを作成すると，過去に行動目標化できにくいものを行動目標化してチェックをすることにより，全体的な実践が見えにくくなるという経験をしたことを思い出してしまった．このようなルーブリック作りは果たして，教育評価として有効なのであろうかという疑問をもった．そこで，いくつかの書籍を読み，次のような知見を得た．パフォーマンス課題を作成するときは，「本質的な問い」や「永続的理解」を明文化して，それに基づいて内容を検討する必要があるということである．同時に，西岡はルーブリックにおける評価の規準は多くとも6つくらいに整理するのがよいという．参考にしたい．

「本質的な問い」[3]とは，「学問の中核に位置する問い」で「一問一答では答えられない問い」であり，「～とは何か」や「～するにはどうすればよいか」などがそれに該当する．

「永続的理解」[3]とは，本質的な問いを問うことで，知識やスキルが関連づけられて永続的理解になるといわれる．

例えば，成人看護学の周術期の科目で，単元「術後の看護」においては，本質的な問いは「術後の順調な経過に向けて，看護師はどう援助すればよいか」であろう．そして，「永続的理解」は「手術侵

＊4：知識や技能を使いこなす(活用する)ことを求めるような評価法．それらは別個のものとして習得されるだけでは不十分であり，個々の知識や技能が互いに関連づけられ，構造化される形で深く理解されている必要があるという構成主義的学習観に基づく．

引用文献

3)糸賀暢子，元田貴子，西岡加名恵：看護教育のためのパフォーマンス評価，p.20，医学書院，2017．

襲及び術後合併症の知識を基に，正常な術後経過と起こりうる異常について理解し，必要な観察と術後合併症予防に向けたケアが考えられる」とした．

これまで，筆者は「本質的な問い」とは単元の重点目標を「問い」として表現しているものであると考え，意識して設定してきたが，「永続的理解」については，あまり明確にしないまま，評価を進めてきた．しかし，何がわかり，どうできればよいのかを明確にすることで，ルーブリックを作るときの視点が明確になったという実感がある．ぜひ，参考にしてほしい．

評価のための評価，教員の自己満足のための評価ではなく，学生に現れる成果を適切に判断し，教育実践に役立つ評価，学生を伸ばせる評価にしていかなければならないとあらためて感じている．そのために数も多すぎては評価不能であろう．「本質的な問い」「永続的理解」を明確にして，妥当性，信頼性のある評価をしていく必要がある(**図 15-1**)．

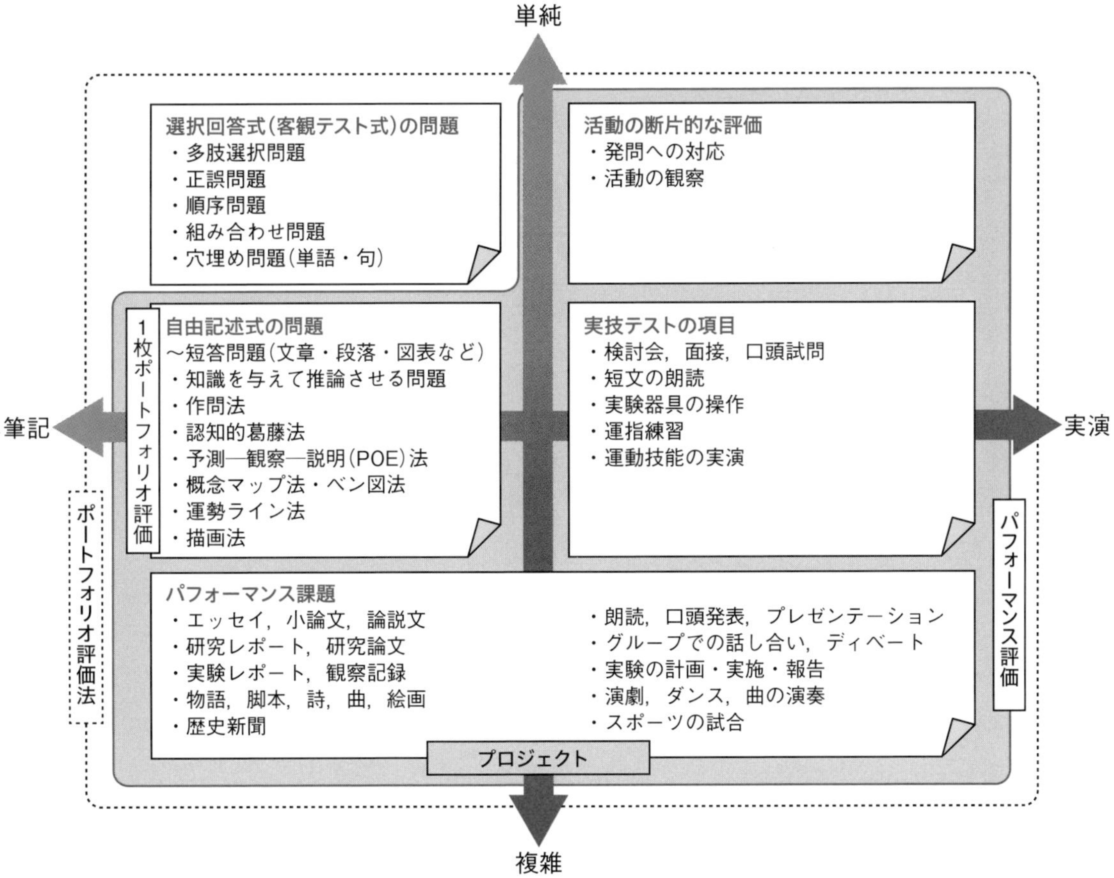

図 15-1　さまざまな評価方法
(西岡加名恵：教科と総合学習のカリキュラム設計　パフォーマンス評価をどう活かすか，p.83，図書文化，2016．より作成)

2. 看護教育評価についての提案

教育学における知見を基に，看護教育評価について提案をしたい．筆者は1980～1990年代にかけて看護教育界を席巻したブルームの教育目標分類学に学び，行動主義的学習観で行動目標化による評価を行ってきた．しかし，行動目標によるチェックを行っていくうちに矛盾を感じることがあった．

例えば，学生Aさんは，1つひとつ確実にできて，点数化すると高い得点になる．一方，学生Bさんは，1つ2つできていないものがあるので，得点は低くなるが，印象としてはB学生のほうが丁寧に患者の反応を見ながら実践できていたように感じて，どこか腑に落ちない感覚を抱くことがあった．

同時に，目標分析，行動目標化にこだわると膨大なチェック項目になり，とても評価できるものではないと感じたこともあった．

その後，看護教育界は新人看護師の離職が話題になり，実践能力の育成が大きな課題になってきた．実践能力はどう育成・評価するべきか，看護教育評価はどうあればよいかと悩むときに，「真正の評価」や「パフォーマンス評価」に出会った(図15-2～5)．

教育評価の目的を見失わず，学生に現れる教育の成果を評価し，目的を志向する教育活動を評価し，自らの教育実践に役立てるものにしたい．そのためにまず2点を本書で提案したい．

① 評価しやすいものであり，学生にも教員にも次につながるものであること

② 妥当性・信頼性の高い評価であることと考えるとき，目標(評価したい内容)によって，妥当な評価方法を選択して行うこと

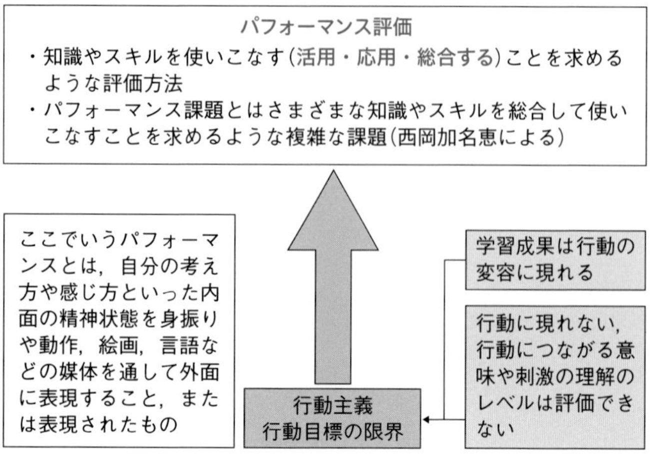

図15-2 パフォーマンス評価の重要性

同時に，最初に述べた次の2点も大切に評価したい．

③ 成人の学習者として，自己評価を導入すること

④ 総括的評価だけでなく，診断的評価，形成的評価を効果的に取り入れること

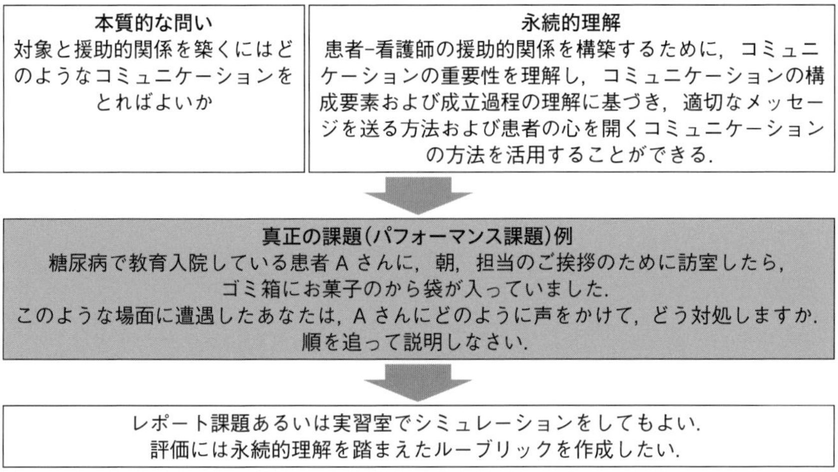
本質的な問い
対象と援助的関係を築くにはどのようなコミュニケーションをとればよいか
永続的理解
患者−看護師の援助的関係を構築するために，コミュニケーションの重要性を理解し，コミュニケーションの構成要素および成立過程の理解に基づき，適切なメッセージを送る方法および患者の心を開くコミュニケーションの方法を活用することができる．
真正の課題(パフォーマンス課題)例
糖尿病で教育入院している患者Aさんに，朝，担当のご挨拶のために訪室したら，ゴミ箱にお菓子のから袋が入っていました．
このような場面に遭遇したあなたは，Aさんにどのように声をかけて，どう対処しますか．順を追って説明しなさい．
レポート課題あるいは実習室でシミュレーションをしてもよい．
評価には永続的理解を踏まえたルーブリックを作成したい．

図15-3 パフォーマンス評価に欠かせない「真正の課題」の考え方

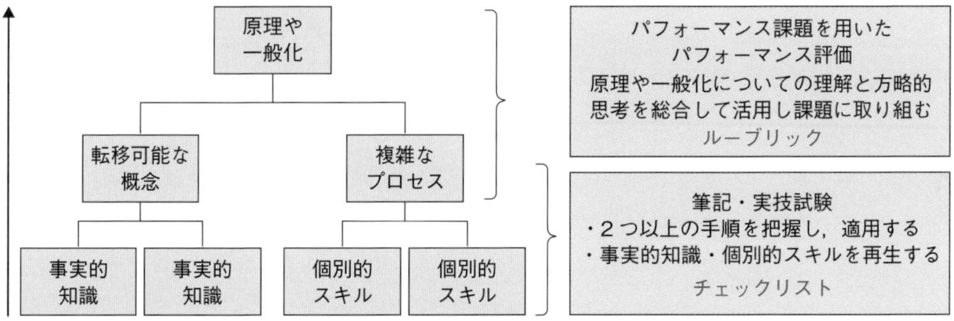
原理や一般化
転移可能な概念
複雑なプロセス
事実的知識
事実的知識
個別的スキル
個別的スキル
パフォーマンス課題を用いたパフォーマンス評価
原理や一般化についての理解と方略的思考を総合して活用し課題に取り組む
ルーブリック
筆記・実技試験
・2つ以上の手順を把握し，適用する
・事実的知識・個別的スキルを再生する
チェックリスト

図15-4 知の構造

〔G.ウィギンズ，J.マクタイ(著)，西岡加名恵(訳)：理解をもたらすカリキュラム設計：「逆向き設計」の理論と方法，日本標準，2012．より作成〕

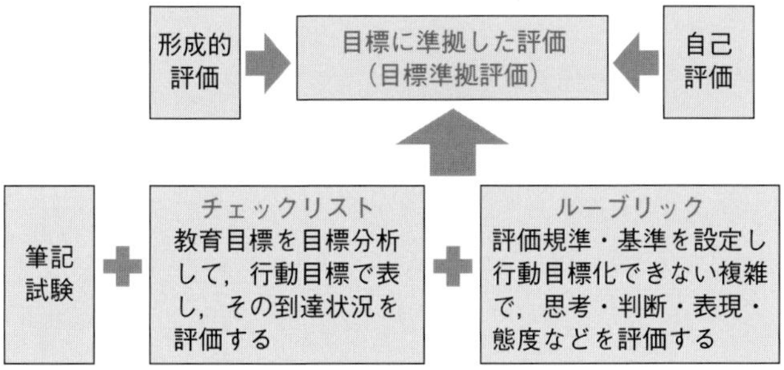
形成的評価
目標に準拠した評価(目標準拠評価)
自己評価
筆記試験
チェックリスト
教育目標を目標分析して，行動目標で表し，その到達状況を評価する
ルーブリック
評価規準・基準を設定し行動目標化できない複雑で，思考・判断・表現・態度などを評価する

図15-5 看護教育評価として大切にしたい評価

3. 観点別学習状況

文部科学省が2017(平成29)年に学習指導要領の改訂を告示し，2020(令和2)年から順次，教育に取り入れている「観点別学習状況」で具体的に考えてみる(**表15-1**).

観点は以下の3つである．その観点別に評価方法・内容を考えることで妥当性，信頼性の担保ができると考える.

a) 知識・技能

知識は客観テストで，妥当性・信頼性の高い評価が可能であろう．技能は行動目標化できうるものであり，チェックリストで信頼性の高い評価を行うことは可能であろう.

b) 思考・判断・表現

思考・判断は国家試験のような客観テストでも一部は可能であろうが，表現まで含めると同様にルーブリックを用いたパフォーマンス評価が妥当であろう.

c) 主体的に学習に取り組む態度

2010年度版においては，「関心・意欲・態度」とされていた．この評価は，行動目標によるチェックリストや客観テストにはなじまない．ルーブリックを用いたパフォーマンス評価が妥当であろう.

上記の考え方を土台に，実技演習の「足浴」についてまとめた例を182〜183頁に示す(**図15-6**)*5.

*5：IPU(環太平洋大学)の看護教育評価演習で行ったグループの発表資料を一部改変したもの.

また，臨地実習の評価などは上記のすべての観点(主体的に学習に取り組む態度，思考・判断・表現，そして知識・技能)などを総合的に評価するもので，「真正の課題」に沿った評価である．ここには，「本質的な問い」に基づくパフォーマンス課題によるパフォーマンス評価が妥当な評価につながると考える.

この場合のルーブリックは看護師に求められる実践能力のV群を

表15-1　評価の観点

評価の観点	概要
知識・技能	何を知っているか，何ができるか，単に想起できるだけの知識ではなく，活用できる知識・技能の習得
思考・表現・判断	知っていること，できることを有効に活用して，課題達成・問題解決に向かう力および自己表現する力
主体的に学習に取り組む態度	知識・技能を習得するために試行錯誤しながら主体的に学習に取り組む態度

(文部科学省：学習指導要領令和2年改訂を参考に作成)

参考に作ってみることを提案したい．まず筆者が考えた実践能力のルーブリックを示す(**表 15-2**)．まだまだ完成度は高くない．ルーブリックは帰納法的に多くの教員がどこを見て，どう評価するかを提案してその基準を明確にしていくものと理解する．これを「たたき材料」にして考えてみることを提案したい．

G 看護実践能力を評価する OSCE

看護実践能力を評価する方法として，客観的臨床能力試験(objective structured clinical examination；OSCE/ オスキー)を

表 15-2 看護実践能力の評価規準・基準づくり(ルーブリック)

規準 ＼ 基準	対象者と援助的関係を構築することができる	エビデンスに基づいた看護を実践することができる	安全・安楽に看護を実践することができる	適切な人にタイムリーに必要な相談・報告をすることができる	看護実践を振り返り自己の課題を明確にすることができる
キーワード	①相手を尊重する態度，②説明責任，③アサーティブコミュニケーション	①対象の理解，②看護の必要性のアセスメント，③看護実践のエビデンス	①安全，②安楽，③対象の反応を捉える観察力，④基本的な看護技術	①適切な人に報告・相談，②タイムリーさ，③必要性	①事実の確認，②感情の振り返り，③評価・分析，④自己の課題
A レベル	患者の話に耳を傾け，患者に関心を寄せて，患者と接することができる．必要な説明責任を果たし，患者の自己決定を支援することができる．	患者の状態を適切に判断し，患者にとって，今，何が必要かを考え，対象に合った方法を選択できる．看護実践の根拠を明確に説明することができる．	患者の反応を見逃さず，適切な方法を用いて安全に実施でき，患者に満足感をもってもらうことができる．	自らの判断で，適切な人にタイムリーに必要な報告・相談ができる．	リフレクションシートに的確に記載し，自己の課題を明確にすることができる．
B レベル	患者の話に耳を傾け，患者に関心を寄せて患者と接することができる．必要な説明を行い，患者の自己決定を支援しようとするが，結果として患者の理解に不十分なところがある．	患者の状態を判断し，患者にとって今，何が必要かを考え，対象に合った方法を選択しようとする努力はあるが，その結果は一部不十分，あるいは適切とはいえない結果になることがある．実践の根拠は自分なりに説明することができる．	患者の反応を捉え，安全に実践できるが，一部患者の満足が得られない場合がある．	自らの判断で，報告・相談をするが，一部適切とはいえない人，あるいはタイムリーさに欠ける報告・相談である．	リフレクションシートに記載できるが，評価・分析は十分とはいえない．自己の課題は明確になっている．
C レベル	①患者の話に耳を傾け，患者に関心を寄せて，患者と接することができる，②説明責任を果たす努力をすること，③自己決定を支援しようとすることの3つのうち1つでも実践が不十分である．	①患者の状態を判断し，②患者にとって今，何が必要かを考え，③対象に合った方法を選択する，そのうちの1つ以上の結果に不十分さがある．実践の根拠も十分に説明できない．	患者の反応を十分捉えられず，安全・安楽を意識してはいるものの，決して，安全・安楽とはいえない看護実践で，患者の満足度は低い．	指示により報告・相談をする，あるいはタイムリーではない報告・相談である．	リフレクションシートに記載はしているが，事実の確認，感情の振り返りも十分とはいえない．自己の課題が明確になっているとはいえない．
D レベル	患者の話に耳を傾け，患者に関心を寄せて，患者と接することができない．	①患者の状態を判断する，②患者にとって今，何が必要かを考え，③対象に合った方法を選択する，のうち1つ以上，できないことが明確で，実践の根拠も言えない．	患者の反応を見ることができず，安全・安楽に欠ける実践である．患者の満足度はとても低い．	指示によっても報告・相談ができない．	リフレクションシートの記載ができない．

技術項目：足浴，時間数：90 分(2 時間)
配当年次：1 年後期

学習目標

1. 解剖生理の知識を活用して，「拭くこと」と「浴びること」の相違点と「浴びること」の効果が説明できる.
2. 足浴の手順に沿って実践ができる.
3. 対象の状態を踏まえた実践ができる.
4. 対象を尊重した態度で実践ができる.

評価の観点

観点 評価の規準	主体的に学習に取り組む態度	思考・判断・表現	知識・技能	評価方法
1. 解剖生理の知識を活用して「拭くこと」「浴びること」の効果が説明できる.		○		客観テスト
2. 足浴の手順に沿って実践ができる.			○	チェックリストを用いたパフォーマンス評価
3. 対象の状態を踏まえた実践ができる.	△	○	○	ルーブリックを用いたパフォーマンス評価
4. 対象を尊重した態度で実践ができる.	○			ルーブリックを用いたパフォーマンス評価

備考：○印は確実に学ぶことを期待するもの
　　　△印は可能な限り，学ぶことを期待するもの

患者設定

85 歳男性．肺炎の回復期で発熱が長く続いていたが，昨日より 36℃台に解熱．入浴ができていない．お風呂好き.

評価規準 3，4 のルーブリック

規準	キーワード	評価基準			
		A	B	C	D
3. 対象の状態を踏まえた実践がきる.	①個人的要因(年齢・性別・嗜好)，②治療による安静の必要性，③皮膚の状態(乾燥・創傷・発赤の有無)，④実施に要する時間(15 分以内)，⑤段取り・手際のよさ	個人的要因・安静の必要性，皮膚の状態を事前に確認して援助方法を決定し，15 分以内で段取り・手際よく実践する.	個人的要因・安静の必要性，皮膚の状態を事前に確認して援助方法を決定し実践するが，所要時間が 15 分以上かかる.	個人的要因・安静の必要性，皮膚の状態を事前に確認するが，判断して援助方法につなげることができない.	個人的要因・安静の必要性，皮膚の状態を事前に確認できない.
4. 対象を尊重した態度で実践ができる.	①説明のわかりやすさ，②同意確認，③実施中の患者の表情観察，④丁寧な声かけ	実施する援助の必要性・方法について患者にわかりやすく説明し，納得のうえで実施ができる．途中も患者の観察・声かけが適切にできている.	実施する援助の必要性・方法について患者に説明し，納得のうえで実施ができ，途中の患者の様子も観察するが，患者への声かけが不十分.	実施する援助の必要性・方法について患者に説明し，納得のうえで実施ができるが，途中，患者の観察や声かけが十分にできない.	実施する援助の必要性・方法について患者への説明および実施中の患者の観察や声かけができない.

図 15-6　単元「清潔」　技術項目「足浴」の実践評価(実技演習用)

紹介する.

手順どおりに実施できる技術水準では，看護実践としては不十分である．看護実践能力には「場」や「状況・状態」を判断し，対象

評価表(1)

規準	自己評価	他者評価			
		A	B	C	D
3. 対象の状態を踏まえた実践ができる.					
4. 対象を尊重した態度で実践ができる.					

評価表(2)足浴のチェックリスト

規準　足浴の手順に沿って実践ができる

	手順	できた	できない
1	看護師が手洗いをする		
2	必要物品を過不足なく準備する		
3	患者確認をする		
4	目的・内容を説明し，同意を得る		
5	環境を整える(室温・カーテン)		
6	ベッドストッパーを確認し，手前のベッド柵を外す		
7	ギャッチアップをして患者の体位を整える		
8	掛け物を足元にたたみ，寝衣のすそをめくる		
9	防水シーツを敷き，その上にバスタオルを敷く		
10	看護師が手袋を装着する		
11	患者に両足を湯につけることを説明する		
12	片方ずつ足を洗う．足の趾間も洗う		
13	用意したピッチャーのお湯をかける		
14	バスタオルで水分を拭き取る		
15	足浴用洗面器・防水シーツ・バスタオルを取り除く		
16	体位を整える		
17	寝衣を整える		
18	掛け物をかける		
19	患者の状態を確認する		
20	ベッドとベッド周囲を整える(ベッド柵・ナースコールの確認)		
21	後片づけをする		
22	看護師が手洗いする		
23	必要な報告をする		

に配慮しながら実施できることが不可欠であり，その実践能力を問うものがOSCEである．テクニカルスキルの行動目標評価では困難な「看護実践能力」を評価することができる．また，ベナーのいう，

新人の「手順・原則などをガイドラインとしながら，経験知に基づき簡単な状況判断を行い，看護が実践できる」レベルの能力(112頁)を評価することができる．なおOSCEにはSPの導入が必要である．

1. OSCEの特徴

ここで，第12章で扱ったテクニカルスキルの技術評価との違いを**図15-7**のように整理することで，OSCEの特徴を明確にしたい．

技術評価は，事前に「右片麻痺のある患者に全身清拭を行う」と試験課題を提示する．学生は右片麻痺があれば，どんな手順で全身清拭を行うかを考え，それを試験当日まで繰り返し練習して，試験を受ける，というものが多いであろう．評価は主に行動目標からチェックリストを作成し，評価をする．筆者も何度か評価の機会があったが，学生の声かけの仕方や活動はほぼ同じである．同じように実施することを求めているのが，技術試験といえるかもしれない．

OSCEは，事前に学生に簡単なシナリオ(scenario；事例)を提示する．そこから学生はどんな看護が必要かを考え，必要な技術を練習しておく．ここからがOSCEである．OSCEの具体的な流れを**図15-8**に示す．5分前に試験課題(筆者はステーション課題とよぶ)を提示する(**図15-9**)．イメージトレーニングをして時間になれば，試験場〔実習室のなかを区切っていくつかの試験場(ステーション)を設

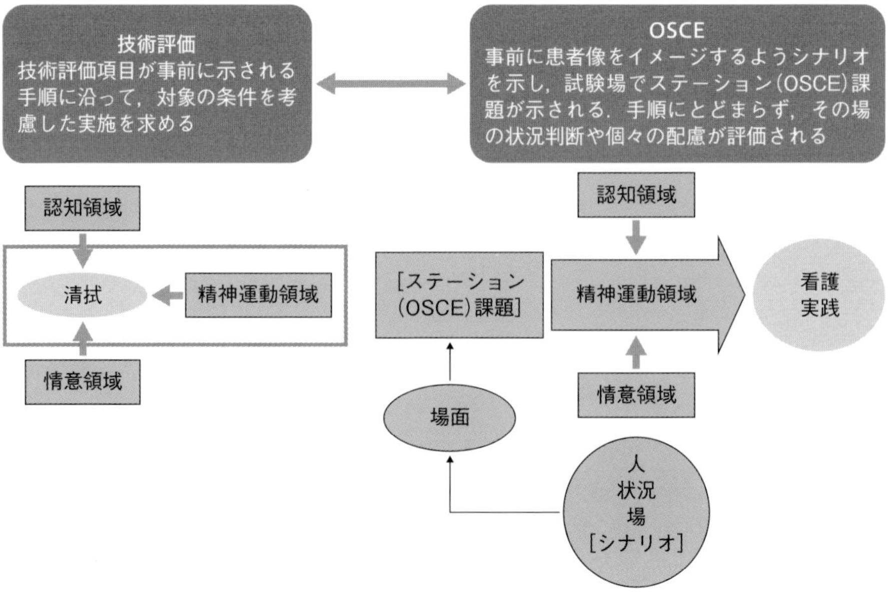

図15-7　技術評価とOSCE

定]に入り，そこにいるSPとコミュニケーションをとりながら，試験課題に取り組む(**図15-10**)．そのパフォーマンスを評価するのである．技術評価と違って，自分がその場で考えて判断しながら対応するので，みんな違うことをする．しかも，知識・技能のみならず，思考・判断・表現そして主体的に学習に取り組む姿勢まで同時に評価するため，チェックリストでは評価しきれない．そのために評価は難しい．信頼性を担保するために，ルーブリックを作成して，評価する．

試験として公平性を保つために，試験終了学生と試験前の学生が会わないように場所設定をする．さらに，SPの反応も事前に打ち合わせして，「○○という質問には△△のように回答する」，という取

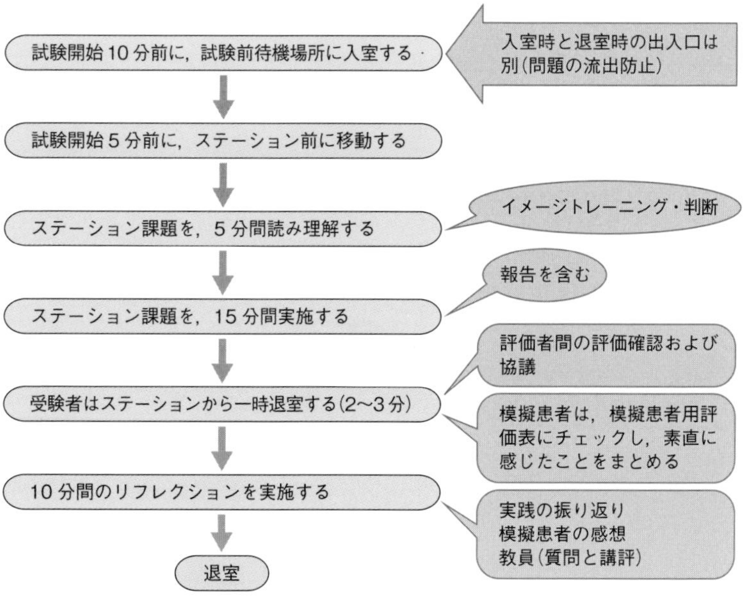

図15-8　OSCEの具体的な流れ

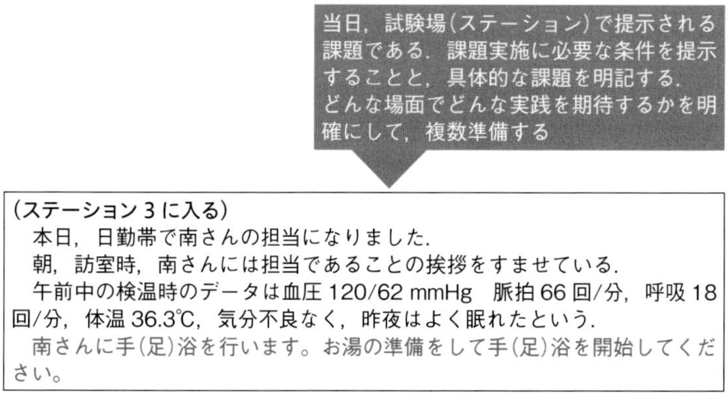

当日，試験場(ステーション)で提示される課題である．課題実施に必要な条件を提示することと，具体的な課題を明記する．どんな場面でどんな実践を期待するかを明確にして，複数準備する
(ステーション3に入る)
本日，日勤帯で南さんの担当になりました．
朝，訪室時，南さんには担当であることの挨拶をすませている．
午前中の検温時のデータは血圧120/62 mmHg　脈拍66回/分，呼吸18回/分，体温36.3℃，気分不良なく，昨夜はよく眠れたという．
南さんに手(足)浴を行います。お湯の準備をして手(足)浴を開始してください。

図15-9　ステーション(OSCE)課題例

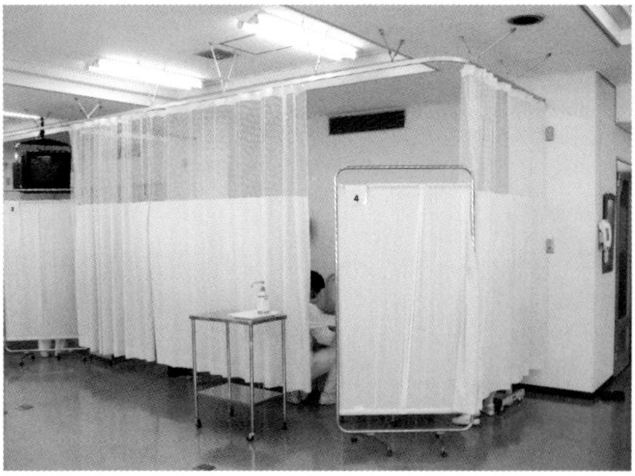

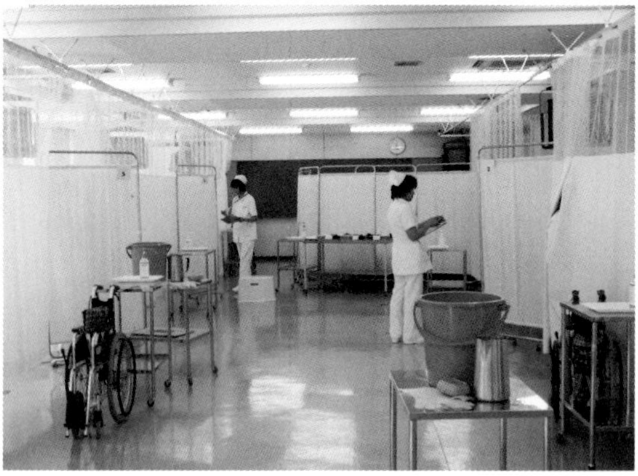

図 15-10　OSCE の様子
左：ステーション設営，右：実習室全体の様子

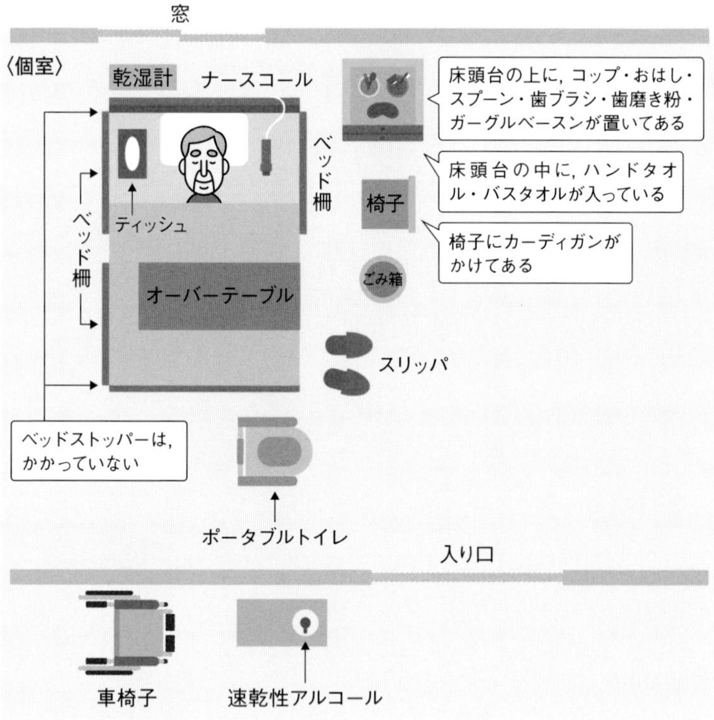

図 15-11　OSCE 環境の例

り決めを可能な範囲でしておく．そして，環境も同じになるように図示しておき(**図 15-11**)，終了後物品を元に戻し，原状復帰する．バイタルの測定値もできるだけ統一するように，例えば血圧測定をしようと学生がマンシェットを巻くと試験場にいる教員が紙に書いた数値を提示するなど，さまざまな工夫をして，信頼性を高め，公平な試験が実施できるようにする．

2. OSCEで評価できること

筆者は何度かOSCEの企画・運営し，以下の3点を評価することができると実感している.

① 「場」や「対象の状態」のアセスメント能力(思考・判断・表現)

② 「倫理的な姿勢」や「対象への配慮行動」(主体的に学習に取り組む姿勢)

③ 技術の習熟度(知識・技能)

つまり，看護実践能力として大切にしたいものを評価できるのが，OSCEである，といえる．しかし，前述したようにチェックリストでは評価しきれないものであり，評価の難しさを痛感する.

まだまだ改善が必要なものではあるが，指導ガイドライン別表13(**表14-2**，143頁)に示される看護師に求められる実践能力と卒業時の到達目標から，OSCEで評価できる内容を抽出して，ルーブリックを作成した.

ルーブリックは，評価者が集まり，何度か検討を重ね，○○のような場合はどう評価するか，など実際に即して修正しながら仕上げていくが，それでもなかなか表現が難しく試行錯誤のところがある．それを補うために，複数人で評価して，評価者間で評価が違うところは協議して評価をする，といった工夫も行っている.

◆参考文献

・田島桂子：看護学教育評価の基礎と実際　第2版，医学書院，2009.

・田中耕治：よくわかる教育評価　第2版，ミネルヴァ書房，2010.

Column　学内演習で学生が選ぶ行動

先日，OSCEが終了した教員が教務室で嘆いていた．問うと，「『患者がベッドから転落し，尻餅をついている場面に遭遇する』というステーション課題で学生が選んだ行動が，患者の意識を確認する/声をかける/どこを負傷したかを確認するというのではなく，『すぐにナースコールを押し，じーっと待っている』だった」というのである．さらに教員が学生に「看護師の応援が到着するまでに，あなたができることはないの？」と問うと，学生は「勝手なことはしてはいけません」と返答したと言うのである．またそれが複数の学生にみられたことに愕然としたらしい．臨地実習では，患者の安全が最優先であり，致し方ない部分もある．しかし，学内でのシミュレーション教育では「失敗してもよい」という雰囲気を作り，リアルで臨場感のある演習にしていくことがいかに大切かを思い知った.

Column　臨地実習評価とルーブリック

評価のなかで最も難しいと感じるのが，臨地実習の評価である．筆者が評価をするにあたり大切にしていることは，本文中にも紹介した「妥当性」と「信頼性」である．臨地実習は看護実践能力を評価しようと思うと「妥当性」は高い．したがって，臨地実習の評価は看護基礎教育における評価のなかでも重視しないといけないものである．しかし，問題は「信頼性」にある．臨地実習は不確定要素が大きい．まず対象がそれぞれ違う．行うべき看護行為もさまざまある．看護を行う場や環境もさまざまである．指導者も複数人がかかわることが多い．信頼性を高く担保することはとても難しい．本文中に紹介したOSCEなどの方法が用いられるゆえんである．しかし，不確定要素が多いなかでも看護実践がより本物に近い，臨地実習評価は重要で，信頼性を担保する努力が必要である．

臨地実習はまさにリアルな課題を与え，看護実践を評価するものである．知識・技能，思考・判断・表現力，さらに，主体的に学習に取り組む態度のすべてを評価することになる．臨地実習の評価は，「パフォーマンス課題に基づくパフォーマンス評価」が妥当であろう．そのときには，ルーブリックの作成が欠かせない．筆者は信頼性を担保するためには，基礎看護学実習の一部にはチェックリストも導入できると考えているが，基本は臨地実習の評価はルーブリックに基づく評価が適切であろう[4]．

ルーブリック作成にあたり，筆者が大切にしていることがある．

①本文中にも示した「永続的理解」を明確にすること．具体的には何がどのようにできるとよいか，その到達レベルを，記述語として整理して，ルーブリック作成にあたること．

②ルーブリックの尺度間が等間隔になるようにすること．4段階尺度の場合，1レベルはその実習に行く前の状態（つまり実習した成果がみえない），2レベルは課題はあるが今後に期待して合格とするレベル，3レベルは目標到達，4レベルは優れた目標到達と考えているが，1レベルと2レベル，2レベルと3レベルがなかなか等間隔にならない．難しいがここは注意が必要で，検討時間を要している．

③一度作成して，使ってみるなかで，課題がみえてくる．そのため初回から完全なものをめざすとなかなかつくれない．使いながら補足や一部修正を行ってもよいのではないかと考え，まずはつくってみることを心がけている．

それ以外にも信頼性を高めるために，指導者，患者さん，その他，かかわってくれた方々からの評価を聴取する．自己評価も参考にする．評価方法（用具・ツール）が記録中心にならないように，できるだけ看護場面やカンファレンスの場面などでもデータを集め，評価材料にすることを心がけている．

引用文献

4) 池西静江，石束佳子（編）：臨地実習ガイダンス　看護学生が現場で輝く支援のために，p.138，医学書院，2019．

16 教科外活動の運営と課題

単位制が導入されるまでは，教科外活動に使われる時間は「総授業時間数の1割程度」とすることと規定されていた．しかし，1996(平成8)年の第3次指定規則改正で単位制が導入され，教科外活動は単位には位置づけられないため，各養成所でゆとりあるカリキュラムを念頭に適切な編成をするように委ねられた．筆者は看護師を育てる専門学校教育においては，人間教育の視点で，教科外活動による教育的意義は大きいと認識している．

まずその特質として，集団活動であることが挙げられる．専門学校における教科外活動は，大きく3つに分けることができる．ホームルーム活動，学校行事および研修など，学生自治会活動である．そこでの活動において，学科・学年・クラス・教員と学生などの枠を超えて，望ましい人間関係を形成するために必要な能力を育成し，所属する組織・集団の一員であるという自覚と責任を生む．また，所属する組織・集団の発展や向上に努める態度，人間としての生き方を探究する機会など，教科外活動には，社会人基礎力[*1]といわれる多くの能力の向上が期待される．

*1：経済産業省は次のように定義している2006(平成18)年．「組織や地域社会のなかで，多様な人々とともに仕事を行っていくうえで，必要な基礎的な能力」として，①前に踏み出す力(アクション)，②考え抜く力(シンキング)，③チームで働く力(チームワーク)，の3つの力が重要としている

特質の第二は，実践的活動である．実際の生活経験や体験による学習などは，机上の知識習得をめざす学習とは違って，価値観の多様性に触れ，自己の価値観を変容させる機会を得る．同時に，さまざまな状況判断とそれに基づく対処が求められ，コミュニケーション能力，判断能力，調整能力といった，人としてよりよく生きていくために必要な能力の獲得がおおいに期待できる．

以下に，A校での実例とともに解説する．

A ホームルーム活動

ホームルームは学校における生活単位である．A校ではホームルーム活動として年間に約24時間をあてている．学生のさまざまな活動の基盤であり，学生指導を行う中心的な場でもある．ホームルームとして固有の活動を行うこともあるし，また，心の居場所として

心理的に安定して帰属できる場という意義もある．

表16-1は，年度当初に配付するもので，ホームルームに主体的に参加するためのワークシートである．教員のガイダンスを受け止め，自分がどのように活動するかを計画する．

表16-2(192頁)は，年間のホームルーム活動計画である．年間カリキュラム・行事に則して，ガイダンス計画や学習支援・個人面談の予定を網羅している．また，月ごとにテーマを決め，学校生活への適応・充実や向上を図り，集団や社会の一員としてのあり方を体得していくのである．

図16-1[*2]は，月に1回発行している年次通信である．教員が発行する場合も，学生集団が発行する場合もある．その通信を通して，すべての学生がつながる感覚を形として残すものである．

＊2：提供は元・京都中央看護保健大学校，辻野睦子氏の御厚意による

B 学校行事および研修など

学校行事は，学校が計画し実施するものであると同時に，学生が積極的に参加し協力することによって充実する教育活動である．A校の例では，学年により違うが，最多で年間に約54時間設定している．儀式的な行事，文化的な行事，健康安全・体育的行事，集団宿泊行事，勤労生産・奉仕的行事に大別される(**表16-3**，195頁)．

儀式的な行事としては，入学式，宣誓の日，卒業式がある．これらの行事は，学校生活に変化や節目をつけ，厳粛ななかで，新しい生活の展開への効果的な動機づけとなる活動である．最近では，ナースキャップをつけない病院・学校が増加し，戴帽式を宣誓の日として，心新たに，看護専門職をめざす決意の日として，儀式的な行事を執り行っている．

文化的な行事としては，特別講演や学生自治会に運営を任せている学校祭などである．地域とのつながりや，文化・芸術に親しむ，学習活動の成果発表などを通して，達成感や連帯感を味わい，責任感や協力の態度を養う．

健康安全・体育的行事として，春季レクリエーション・防災訓練・健康診断・薬物に関する特別講義などを行っている．心身の健康や安全を確保する適正な判断や対処をする能力を養う．

集団宿泊行事については，入学当初に宿泊研修を行っていた．普段と異なる生活環境，自然に親しむ体験など意義深いものはあるが，子どもをもつ社会人入学生の増加や，長時間にわたる教員の勤務体制の問題，宿泊しなくても得られる活動方法の工夫などが指摘され，実施が困難になっている．

勤労生産・奉仕的行事については，あえて行事とはしていないが，

表 16-1 2 年次向けワークシート

【看護学科 ○期生 2 年次　　令和 年 4月 日 担当教員：　　　　　**】**

1 ○ ご進級おめでとうございます

入学した日のことを思い出してみましょう．あっという間と感じた人，長かったと感じた人…よい行いは続け，改めるべきことは，進級したこのときに行動に移しましょう．今日からは「2 年次生」です．

看護学科 2 年次生のキャッチフレーズ !!
『あたま』と『からだ』に看護技術の原理原則をしっかり身につけ，
クラスの仲間とともに『素敵な学習集団』として成長しよう！

2 ○ 学習の手引きを確認し，再度自分の目的・目標を確認しよう．

本校の教育がめざすものと看護実践能力

期待する卒業生像

3 ○ 履修の方法と履修届の提出

提出日時と場所

4 ○ 年間行事について

5 ○ 個人面談について

日時

6 ○ 緊急時の連絡について

7 ○ 学校生活について

1. カリキュラムボードの確認

2. 出欠席・遅刻・早退について再確認

8 ○ 欠席，遅刻，早退時の連絡

9 ○ 教室環境整備状況の確認に関する検討

10 ○ 各係・委員の仕事・役割分担について

11 ○ 学習支援関連

表 16-2　2 年次ホームルーム年間計画

	年間カリキュラム・行事など	カリキュラム関連	学習支援関連	学生生活関連
4月	4 日(金)抗体価検査(希望者) 8 日(火)始講式　HR：履修届や役割 9 日(水)前期授業開始	期待する卒業生像の再認識 カリキュラム構築の説明 年間の学科進度の説明 単位履修に関する指導 講師紹介	1 年次 3 月実施の模試返却 学習計画の作成 成績不振者への学習支援	各係・委員の仕事・役割分担 出欠席・遅刻・早退などの状況確認と指導 教室・更衣室の環境整備状況の確認と指導
		個人面談(全員対象)		
5月	日(　)HR　2 週目　国家試験について 22 日(木)春季レクリエーション祭 新入生歓迎会，学生会総会 29 日(木)健康診断	春季レクリエーション祭・健康診断についてオリエンテーション(行事の目的・役割分担など) 講師紹介 春季レクリエーション祭の運営	模擬試験の解説書作成 国家試験について情報提供	出欠席・遅刻・早退などの状況確認と指導 教室環境整備状況の確認と指導 地域清掃参加状況の把握 春季レクリエーション時の健康管理 健康診断のオリエンテーション 保健担当教員との協力，運営
6月	日(　)HR　2 週目　価値づけ討論 23 日(月)・24 日(火)前期試験① 27 日(金)小児看護学Ⅰ実習オリエンテーション 30 日～小児看護学Ⅰ実習(保育所)	前期試験①試験計画 前期試験①に向けてのオリエンテーション 検便検査提出の指導と確認	成績不振者への学習支援	出欠席・遅刻・早退などの状況確認と指導 前期試験のための掃除・机整備 教室環境整備状況の確認と指導
7月	～4 日(金)小児看護学Ⅰ実習(保育所)終了 14 日(水)大掃除・HR 学習計画振り返り 16 日(水)夏期休暇開始 日(　)前期試験①再試験予定 16 日(水)～31 日(木) 海外語学研修(希望者のみ)	看護過程実習目標・自己の課題の明確化 夏期休暇中の課題確認・学習支援(看護技術含む)	成績不振者への学習支援	出欠席・遅刻・早退などの状況確認と指導 教室環境整備状況の確認と指導 夏祭り参加への呼びかけ 夏期休暇中の健康管理 ヘルス・アセスメント・ハンドブック活用について
		個人面談 (希望者および再試および不認定科目をもつ学生，学生生活上気になる学生，看護過程実習に向けて気になる学生など)		
8月	19 日(火)夏期休暇終了 20 日(水)～9 月 12 日(金) 看護過程実習	前期試験①結果分析と今後の対策	看護技術フォローアップ (バイタルサイン測定強化)	出欠席・遅刻・早退などの状況確認と指導 教室環境整備状況の確認と指導
9月	日(　)HR　3 週目　学生役割振り返り 25 日(木)・26 日(金) 小児看護学Ⅰ実習(センター) 30 日(火)前期授業終了	小児看護学Ⅰ(センター)実習におけるオリエンテーション 実習成績確認および実習で気になる学生の対応 前期試験②試験計画 前期試験②に向けてのオリエンテーション		出欠席・遅刻・早退などの状況確認と指導 教室環境整備状況の確認と指導 前期試験のための掃除・机整備

つづく

つづき

	年間カリキュラム・行事など	カリキュラム関連	学習支援関連	学生生活関連
10月	1日(月)～6日(月) 前期試験②予定 6日(月)後期授業開始 日( )HR　2週目　学校祭(コスモス祭)・バレーボール大会役割決定 8日(水)バレーボール大会 22日(水)関西看護学生看護研究大会	検便検査の提出と確認 コスモス祭の運営と役割について バレーボール大会・関西看護学生看護研究大会に向けてのオリエンテーション 講師紹介	成績不振者への学習支援 模擬試験(外部)	出欠席・遅刻・早退などの状況確認と指導 バレーボール大会時の健康管理・応援の指導 コスモス祭オリエンテーション・検便検査実施
11月	1・2日( )看護研究発表会 日( )前期試験②再試験予定 日( )HR　2週目　1年生へのエール 14日(金)コスモス祭 20日(木)宣誓の日〈1年次〉 日( )特別講演(中旬)	前期試験②結果分析と今後の対策 成績不振学生の対応 コスモス祭の運営・役割遂行の把握 宣誓の日への参加 特別講演オリエンテーション	模擬試験振り返り・解説書作成	出欠席・遅刻・早退などの状況確認と指導 教室環境整備状況の確認と指導 コスモス祭の運営・衛生管理など
12月	19日(金)大掃除・HR　看護技術の練習計画 22日(月)冬期休暇開始	冬期休暇中の課題確認 講師会の運営協力	看護技術フォローアップ (技術認定者主導で)	冬期休暇中の健康管理 インフルエンザ予防接種の勧めと状況把握
1月	7日(水)冬期休暇終了 8日(木)～9日(金)中期試験 日( )HR　サプライズ企画：祝・成人	中期試験計画 中期試験オリエンテーション		出欠席・遅刻・早退などの状況確認と指導 教室環境整備状況の確認と指導 中期試験のための掃除・机整備
2月	8日(日)開校記念日 日( )成人看護学Ⅰ実習オリエンテーション 12日(水)～19日(水) 成人看護学Ⅰ実習	成人看護学Ⅰ実習目標・自己の課題の明確化 後期試験計画 後期試験オリエンテーション	成績不振者への学習支援	出欠席・遅刻・早退などの状況確認と指導 インフルエンザ予防接種状況把握 教室環境整備状況の確認と指導
3月	2日(月)～7日(土)後期試験 9日(月)卒業生を送る会・特別講演 日( )離任式・大掃除・HR テーマに沿って討論 19日(木)新3年健康診断・検便 日( )中期・後期再試験予定 20日(金)春期休暇開始 日( )単位認定	特別講演のオリエンテーション 不認定科目をもつ学生の指導 単位認定	看護技術フォローアップ 模擬試験(外部)	卒業生を送る会出欠席確認 後期試験のための掃除・机整備 出欠席・遅刻・早退などの状況確認と指導 定期健康診断への協力
		• 個人面談(希望者および進級に向けて気になる学生など) •「私の技術習得の歩み」の振り返り・記載指導 • 年次目標到達度アンケートの実施と結果読み取り		

【4 年次通信】

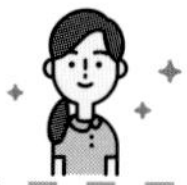

つながろ

2019.9.24.　第 7 号

学生氏名

長かった実習もすべて終わり，看護学校生活も残りわずか…となってまいりました．
実習から学んだことを着実に知識へと定着させる段階を迎えましたね．
夏休み中は○○先生の補講や外部での模試，予備校などでの勉学などなど，盛りだくさんの国家試験対策を計画していたにもかかわらず，計画がまったく機能してなかった人も多かったようですが，皆さん自分自身はどうだったでしょうか？
やるのは自分自身です．
そこで，冬休みまでのこの期間，特に 10 月・11 月は『徹底的に計画実行強化月間！』として，計画を実行するための応援プログラムを考えました！

1．環境整備に努めよう

○1 つのゴミの存在が，次のゴミを作り出す！
○きれいな空気が循環しないと，風邪が蔓延したり，勉強に集中する力もなくなってくる！
○勉強する人の学習環境を整えられる人が，病気をもつ人の療養環境も整えられる人！
○1 人や 2 人が努力しても『整備』の意味はない！みんなの教室です！

① このクラスのルール
② 私の役割

2．健康管理・出席管理を正しく行おう

○出席日数は卒業要件の 1 つです
○インフルエンザなど未然に防げる感染症の知識をもっている皆さんだから…
○自分のことは当然，他人の健康にも配慮できる，それが看護師・保健師です
○「管理」というのは，クラス日誌を正しく記載することに始まります

① 週番の役割を再確認
② インフルエンザの予防接種を受けに行く予定は

3．残りわずかな学生生活を楽しむことも忘れずに

○バレーボール大会…10 月 8 日：遠方で開催．参加できない人は欠席となります
○コスモス祭…11 月 14 日：模擬店は有志のみですが，参加は全員です
○看護研究発表会…11 月 1・2 日：取り組み姿勢で気になる学生が数名あります
○関西看護学生看護研究大会…10 月 22 日：本校を代表して A クラス○○君が発表します

① 各自いろんな場面を写真に撮っておいてください
② アルバム委員さんはそろそろ活動開始の時期です

4．悩みごとは誰にでもある．解決できないときは，相談できる人を探そう

○学生相談室より（別紙参照）
○10 月から全員対象に個人面談を行います（夏休み前のポートフォリオを返却しながら）
○勉強の仕方，就職のこと，家庭のこと，体調のこと，友人のこと…疑問や質問でも

① 私の面談日
② あらかじめ面談前に情報収集すべきことはないか？

5．国家試験対策学習の計画

① クラスでの取り組み「強化月間での目標」

② 個人での取り組み「強化月間での目標」

4 年次担当：

図 16-1　4 年次通信

表 16-3　学校行事の具体例(A 校)

入学式(4 時間)	看護を学ぶための出発点とし，看護者になる自覚をもつ
新入生オリエンテーション(14 時間)	①学校の概要や教育方針を理解する ②これからの学生生活や学校行事について見通しをもつ ③学生相互の交流を図り，ともに学ぶ学習者としての意識をもつ
健康診断(4 時間)	自己の健康状態を知り，健康管理への意識を高める
防災訓練(4 時間)	災害時の安全対策を考え，非常時に対処できる態度を養う
薬物講義(2 時間)	麻薬・覚醒剤などの薬物乱用防止について
春季レクリエーション(4 時間)	①集団レクリエーションを通して，年次を超えた学生間の交流を深める ②集団レクリエーションを通して，仲間やチームの一員としての意識をもち，チームに貢献する ③自主的，計画的に集団レクリエーションを企画する
宣誓の日(4 時間)	看護に対する学びの姿勢を整え，看護の精神を受け継ぐ動機づけの場とする
学校祭(8 時間)	学生会活動を通して日頃の成果を発表し，自主性・創造性を養うとともに地域社会との交流を深める
特別講演(4 時間)　2 回	社会的視野を広げ教養を深めるとともに，広い視野から看護を考える機会とする
卒業式(4 時間)	専門職業人としての自覚を深めるとともに，社会貢献に向けての意識づけの機会とする

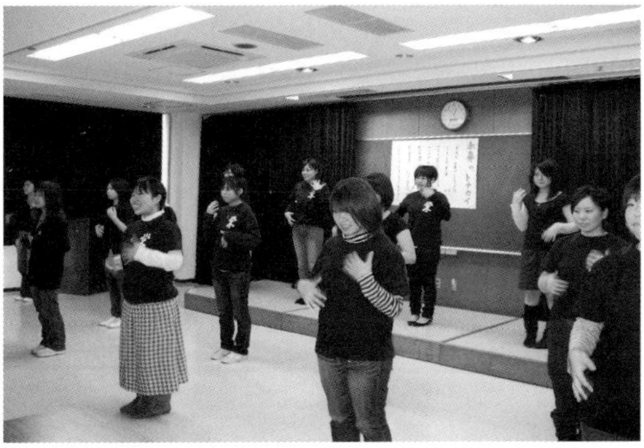

図 16-2　手話コーラス

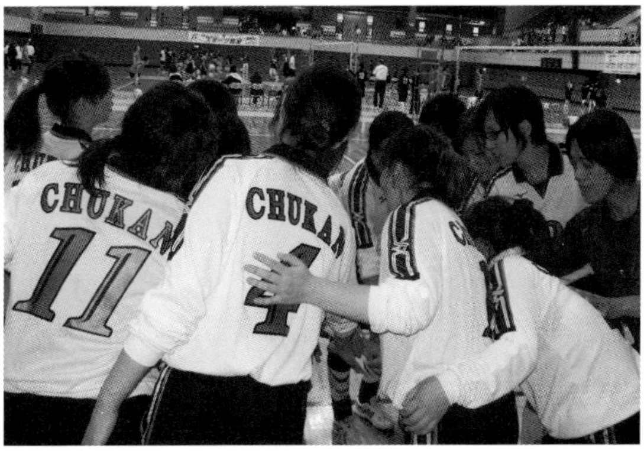

図 16-3　バレーボール部の活躍

地域清掃活動，社会福祉協議会行事への協賛・協力など，常にボランティア精神をもつように啓蒙し，教員も一緒になって地域における役割を果たすように努め，学生への動機づけを行っている．今では，学生たちが当番制で毎日，地域の清掃をするようになった．これは今後重要視される「互助」の精神にもつながるもので，学校の所在する地域を理解することにも役立っているため，強化していきたいところである．

図 16-2，3 はクラブ活動紹介である．

C 学生自治会活動

学生の自主的活動により，学生相互の親睦および地域社会との交流を通して将来健全なる社会人として貢献できるよう，人間性を育む目的で活動する．A 校で学校行事に位置づけている自治会活動時間は 12 時間である．活動内容は，会員相互の親睦と健康増進を図るための文化・体育活動，会員の教養を高めるための活動，地域貢献・地域交流を深めるための奉仕活動，その他本会の目的を達成するための活動などである．組織としては，運営委員会，クラス会，各種委員会，クラブなどの機関により運営する．

学生の自主的活動がもっと活発であってほしいと願う．しかし，現実的には，積極的に取り組む者はごく一部で，多くの学生は仕方なくとか，つきあいで，というようにみえる参加状況である．理由をつけて参加しない学生もいる．しかし，積極的に取り組む者は学生自治会活動で，多くの力をつけている．情報収集能力，交渉力，調整能力，計画力，行動力などである．学生自治会活動という性質から，教員の支援はできるだけ控えたいが，がんばって取り組もうとする学生を応援する気持ちは表している．学生自治会顧問という役割をもつ教員を配置し，相談に応じることが主たる業務であるが，高等学校までの取り組みを理解し，集団の力を活用することや，異学年集団での活動を取り入れる，時には学生の要望に応え，一緒に活動をするなどの工夫も行っている．

しかし，何より効果があるのは，**教員も一緒に楽しむ**ことである．それが，学生への応援になると実感している．

Column 教職員が魅せたスタンツ

宿泊研修においてスタンツ[*3]が課題となり，教職員も6人で1グループとなり学生の前で発表した．1か月前から練習していた，手話でのコーラスである．一糸乱れることのない手話とハーモニーを，練習どおりほぼ完璧に表現できた．入学してすぐの学生は，その教員たちの団結と迫力に押されたのか，曲が終わっても一瞬ぼうっとして，なかには涙をポロポロ流す学生もいた．そして，1人，2人と拍手が始まり，教職員も感動の涙を流しながら，学生と抱き合った．まさかこんな情景が起こるとは想像もしていなかったが，これからの看護学校生活に夢と勇気を与えることになったのではと心が熱くなった．

その1か月後，手話クラブが誕生し，学校祭はもちろん，さまざまな施設に手話劇として活動を展開することになる．

＊3：「拍手を受けるような行為」という意味．パーティーやキャンプなどで，グループごとに披露する寸劇などの出し物である．

学生の自主的活動はさまざまな課題を抱えているが，職業人，特に看護師を養成する看護学校は，これを大事にしていく必要がある．少ない人数でがんばる組織が活動しやすいような環境づくりを行い，学生の参加を促す方法を学生とともに考え，1人でも多くの学生が参加できるように働きかけ，その活動の大切さ・楽しさをわかってもらえるようにしていく必要はあるのではないかと思う．

D 教科外活動の課題と神髄

学生の主体性が発揮され，教員との相互作用が効果的であれば，教科外活動から得られるものは，はかりしれないほどの価値がある．しかし，学生たちは年々，単位に位置づかない教科外活動への参加は消極的である．主体性のない，強制的な教科外活動への参加要請は，学生にとって豊かな人間性を育むどころか，欠席の理由に嘘をつくことを容認するという悪循環を起こしている．育てたいものは何か，それをどこで，どのように育てるか，教科には位置づかないが，高等教育のなかでも必要な教科外活動とは何かと考えるに，やはり，それは多くの人々との交流であり，貴重な体験であると確信する．

同質の環境では，同質の価値観が育つ．同質の環境にいても，他学年との交流，他学科との交流，他校との交流，教師との触れ合い，地域の人々との触れ合いなど，さまざまな異質の体験をすることで人は成長するものである．

そのような機会を提供するのが，教科外活動の神髄である．それらの活動を通して，学生はさまざまな能力を獲得することが期待されるので，今後も教科外活動は大切にしていきたい．

また，学生の実態に合わせて指導方法の工夫も必要であろう．特に，さまざまな社会人経験をもつ学生をどう巻き込んでいくかが課題である．若い学生の活動を見守り，応援し，時には方向性を示すような役割を果たしてくれるように仕向けることは，教員の指導力ではないかと思う．

◆参考文献
・文部科学省：高等学校学習指導要領(平成30年告示)解説　特別活動編，2019.

Column 地域貢献をめざす教科外活動

A校では，毎年実施している学校自己点検・自己評価で，「地域のニーズを把握している」「地域社会への貢献を組織的に行っている」「地域社会のニーズを把握する」という項目の評価が低く，学校としての課題と認識していた．特にそれらを重視したいと意図し，その高い達成をめざして2008（平成20）年から，社会福祉協議会の協力を得て，学校で地域の健康な高齢者を対象に「健康すこやか学級」を年数回開催していた．そのため，近隣に住まう高齢者が学校を訪れ，学生たちとの交流の機会はもっていた．しかし，「健康すこやか学級」は，「健康教育論」という領域横断科目に位置づけられており，回数も限られていることも一因するのか，上記の評価は，決して満足のいくものではなかった．地域に必要とされ，さらに地域に暮らす人々から愛される学校になるには，どうしたらよいか，なかなか答えが出せずにいた．

そこで，地域のニーズを把握する活動，まずは地域を知るということが大切なのではないかと考えた．地域に暮らす人々との対話の機会をもつことから始めることにした．それが，「地域の清掃活動」である．まず，学年で曜日や清掃担当コースを決め，教職員も一緒に昼休みの15分間，トングと使用済み定形外封筒を持ち，ゴミ拾いに回った．空き缶・タバコの吸殻・菓子の袋，なかにはビニール傘の壊れたものなど，学校に持ち帰って分別して学校ゴミとして出している．ただ，ゴミを拾うのだけが目的ではない．地域に暮らす人々に関心を寄せ，対話する，地域の生活の場に身をおくことで，地域の，あるいは地域に暮らす人々の，普段とは違う変化や違和感を感知するなどといった重要な目的もある．毎日作業していると，ゴミもあまり目立たなくなり，ゴミ回収ゼロというときもある．そうして清掃活動を続けていると，地域の人々から声がかかるようになった．それは感謝の言葉であったりねぎらいの言葉であったりもするが，「看護学校の先生やろ，私らの血圧測ってもらえるのか？」「どこかよい病院知らんか？」など，「看護学校の活動」として認知されたことがわかるものが出てきた．さらに健康に関する情報や，保健・医療に関する相談や心配も耳にすることができるようになった．

これらの毎日の教科外活動の成果は大きい．今では，地域に暮らす多くの人々に本校の存在を認知していただけるようになった．学校自己点検・自己評価も少しずつではあるが，高くなってきた．現在は妊産婦福祉避難所にも指定されている．今後も，教科外活動を活かして，地域に根ざし，地域とともに発展していくための取り組みを考え，継続していきたい．

17 国家試験対策をどう考え，進めるか

看護学校において取得すべき単位をすべて修得した学生に，特別な国家試験対策というものは不要であると考えている．指定規則に定められた単位数以上の教育内容を，3年あるいは4年かけて学習して国家試験を受験するので，看護師になるのに必要な知識を問う国家試験に，特別な対策がなくても問題はないはずである．ほとんどの学生はそのとおりきちんと学修して，自分で国家試験に向けての準備をし，合格していく．

しかし，問題になるのは，卒業までに取得すべき単位は修得したにもかかわらず，知識が定着しておらず，国家試験前になって慌てる学生たちである．長年，この状況をみてきたが，約1割程度の学生にそのような傾向がみられる．この1割の学生たちも，最終学年の冬(12月ごろ)には，国家試験合格に強い思いを表出する．そして，これまで見せたことのない必死の形相で学習に取り組むようになる．その学生たちが決まって言うのは「1年生のときからきちんと勉強しておけばよかった」である．この時期になって，やっと自分の知識不足を認識して，青くなっているのである．筆者は，知識を修得したいと思うこの時期も，学習のよい機会と捉えている．

A 慌てる学生のための対策

これまでの過程で看護師になるのに必要な知識が定着していないことの原因は，学生側にもあるであろう．しかし，知識が定着していないのに，テストに合格したらそれでよしとする学校側にも課題があるように思う．看護実践に必要な知識はどのようなものか，獲得した知識は看護実践でどう活用するのかということがしっかり教えられているだろうか．教えられているなら，もっと臨地実習などで知識の定着が進み，自ら学習するようになっているのではないかと思う．そのような反省を踏まえ，学びたいという強い思いを抱く国家試験前の時期でも，必要な知識の獲得に向けての指導・助言は行うべきと考える．

筆者はそのような考えのもと，その時期に知識定着に向けて学習

する学生たちと国家試験の前日までかかわりを続けてきたが，この時期のかかわりは学生を大きく成長させてくれるという実感をもっている．学生も苦しみながら勉強することで成長する．知識の獲得だけでなく，忍耐力や集中力も培う．卒業後，看護師を続けていくための原動力になっているという卒業生もいる．そうであれば，これも必要な看護教育だと思う．

B 国家試験対策で必要な事項

具体的な国家試験対策というものについて，筆者の考えを示す．

低学年(3年課程では1・2年)はあまり国家試験を意識させる必要はないと考えている．ただ，この時期に意識させなくても，一部の優秀な(先を見越して計画的に学習したいと考える)学生たちからは，国家試験の情報がほしいと言ってくることがある．

初学者にとって膨大な知識量のなかで，何が重要な知識かがわからない場合もあるので，国家試験にも取り上げられる内容であるということは授業のなかで伝えるようにしている．それが国家試験への動機づけにはなっていると感じることはある．

同時に，回数は多くなくてよいが，年度の終わりにでも模擬試験を実施するのも動機づけにはなる．

しかし，この段階では何より，授業(講義・演習・臨地実習)に集中して，1つひとつの知識を確実に習得することを大切にするべきであろう．前述したように，この知識が看護にどのように役立つか，どう活用するかなどを考えさせながら，学習を進めることが肝要と考える．

最終学年は，国家試験を意識した指導・助言が必要である．学生たちも十分国家試験は意識しているため，その学習ニードに応える必要性がある．臨地実習が中心になるが，病院などで見聞きする体験が何よりの学習であり，それを教員が，あるいは実習指導者が既習の知識と結びつけ，定着できるような指導をする．そのうえで，実習が終了したあとに行う，いわゆる国家試験対策であろう．

表17-1にA校の最終学年での国家試験対策を示す．

1月以降，学生たちの顔色が変わる時期の国家試験対策の朝ゼミについて追記すると，必修対策には効果的と考えている．

必修対策はさまざまな業者から出されるあらゆる必修問題をストックしておき，1〜2月に継続して毎日30分，始業前に(対象は希望者＋成績低迷者)朝ゼミを開催する．その目的は，①生活リズムをつけること，②繰り返しの学習をすること，などである．継続して8割水準達成者は徐々に朝ゼミを抜けていくが，1〜2割は2月国家試験前日まで安心やリズムづくりのため，参加している．

国家試験対策は「あきらめない」姿勢を学生に教えるものであると思っている．教員からみて，成績に不安がない学生にも心のサポートは必要である．看護師になるという目標を達成するための最初のハードルともいえるものが，国家試験である．「看護師になる」教育にとっては，避けて通れない課題であり，学生とともに成長できる機会として，前向きに取り組んでいきたいと考えている．

表 17-1　A 校最終学年での国家試験対策

4～6月	開講	2月に実施された国試問題に取り組む
	臨地実習①	•受持ち患者の疾病，症候，検査，治療，看護については，事前に，基礎的な知識を確認して，実習に臨む •日々の実習記録を書く際に，自分が実践した看護を振り返り，判断・実践の根拠を明確にしておく •受持ち患者以外にも看護場面を見聞きできる機会があれば，その内容を事前にチェックして有意義な実習にする
7月	全国模試①	•模試前に，集中して過去の国家試験問題集や，学習参考書に目を通す．取りこぼしがないように必修問題集にも取り組む •全国模試結果を分析して，夏期休暇の学習計画を立てる
8月	夏期休暇	•学習計画をきちんと立てて，国試問題集（過去問）にひととおり取り組む．問題集の解説で不明な内容について書籍に戻り確認し，自分で整理しておいたほうがよいと思うものは，オリジナルのノートを作る
9月～	全国模試②	夏休みの学習成果を確認し，自己の弱点や課題を明確にする
	臨地実習②	臨地実習①と同様
12月	統合実習 全国模試③ 特別補講 成績低迷者について冬期休暇に向けて小集団づくり	•統合分野の実習で医療安全，チーム医療，看護管理について学ぶ．不明な点は書籍で確認しておく •模試の前には必ず数日は時間をとって計画的に，苦手領域を中心に学習して模試に臨む．必修問題集にも取り組む．模試で今の実力を正しく把握する •実習終了後～冬期休暇の間で，各領域の教員による補講を実施する •これまでの模試成績，実習成績を合わせて成績低迷学生をピックアップして，小集団を編成しテューターを決定し，小集団学習を開始する
1月	全国模試④，⑤ 校内模試・特別補講・朝ゼミ（必修対策） 小集団指導	•授業は残り少なくなっても，全員，毎日学校に登校し，校内模試，全国模試に取り組み，特に教員によるミニレクチャーを入れながら知識の定着を図る．模試と問題集をこなす時期と位置づける •朝ゼミ 30 分開始．必修問題を 20 問ずつ解き，解説をする •空き時間および放課後には成績低迷者の小集団学習支援活動を継続する •同時に，模試結果を即時分析し，小集団学習に入れるべき学生について見落としがないか確認する
2月	校内模試 小集団指導 朝ゼミ（必修対策） 国家試験受験	•新しい問題に取り組むよりも，これまで自分が学習してきた成果をより確実なものにしておく •自分の苦手克服に努める •朝ゼミ 30 分の継続．必修問題を 20 問ずつ解き，解説をする •国家試験本番の時間帯での校内模試を実施 •小集団指導は国家試験前日まであきらめず継続する

Column 国試前に慌てる学生たち

学生が80名いれば，少なくとも7〜8人，多ければ20人近くの学生は，国家試験前に慌てる．もっと早く勉強しておけばよかったと気づく学生は，残された2〜3か月間必死で学習する．筆者の経験では，こうして自分の知識不足に気づき，国家試験前日までひたすらがんばった学生のなかで，試験に落ちた学生はいない．

ある印象深い学生のエピソードがある．1〜2年の成績はひどいもので，ほとんどすべてといってよいくらい再試験の対象で，その再試験料（1科目3,000円）のためにアルバイトをするような学生であった．でも，なぜか再試験ではかろうじてすべて合格し，単位を修得して卒業を迎えた年の12月，筆者に向かってこう宣言した．「国試には受かります．先生よろしくご指導をお願いします」と．

朝・夕のゼミ活動でこの学生を指導したが，本人いわく，「乾いたスポンジ状態なので，知識がスーッとしみ入るようです」．たしかに1・2月の模擬試験では順位も上がった．国試当日，学校に戻って来た学生は「完璧でした」と言った．実際，優秀な成績で合格していた．

しかし，後日談もある．就職した4月，初めての給料で買った手土産持参で挨拶に来てくれた学生は，「せっかく勉強して『濡れたスポンジ』になったのですが，ここ1か月で絞ってしまいました」と言って笑っていた．

詰め込んだ知識は定着するものではない．しかし，あのときの学習で，どうすれば知識を獲得できるのかはわかったと思う．一度でもこのような体験をしておくことが，これから役に立つと思っている．この学生はその後，病棟主任になっている．

18 対談 ——2人の40年を振り返る

A なぜ，どうして教員の道に

池西：石東先生と，もう長いおつきあいになりました．出会ってから 40 年が過ぎましたね．最初の 10 年余は同じ職場でも課程が違ったので，ときどき顔を見る程度で「パワーのある，がんばる人だなあ」と思って見ていましたが，その後，同じ職場で働くようになり，家族より長く，一緒の時間を過ごすようになって，しだいにお互いの考えていることが手にとるようにわかるようになってきました．

よきパートナーとして，ずっと楽しく仕事をさせていただきました．感謝しています．学会開催，書籍出版，研究授業の取り組み，訪問看護の実施など，学生の教育以外にもいろいろなことを実現できたのも，ともに歩んでくれた石東先生の存在が大きく，1 人では何もできなかったと心から思います．

なぜ，こんなに長く，看護教育という場でお互いがんばってこられたのか，振り返ってみませんか．そもそも，あなたはなぜ，看護教員になろうと思われたのですか．

石東：池西先生に感謝されるとは，感激の極みです．先生は教員として歩む私の道標でした[*1]．上司であり恩師であります．私 1 人であれば，今の自分はなかったと思っています．

まずは，ご質問へのお答えです．私は，短大を卒業して公立の大きな病院に勤めました．当時の同級生も多く就職しまして，同じ病棟に 3 人が配属されました．私は負けず嫌いの性格のため，仕事を誰よりも早く，着実に実行しようと努めて，先輩たちからも可愛がられ，医師からも重宝されるようになりました．入職 4 年目にチームリーダーを任されるようにもなり，精一杯責任を果たしたいと思っていました．

ところが，同級生の N さんと同じチームになったときは，必ずといって当時の婦長(現師長)は，リーダーに N さんを指名していました．私は悔しさとともに，なぜだろうと疑問に思っていました．そんなあるとき，日勤の帰りに患者さんから「今日の夜勤は誰です

＊1：池西先生は，30 歳代の若さで教務主任を務めるという「できるキャリアウーマン」でした．なんとか先生に近づきたいと思い，あるとき看護研究の相談に行きました．今思うと，本当に馬鹿なことをしたと反省しているのですが，池西：「…ところで，この研究の素データは？」，石東：「数値の処理をしましたので，破棄しました」，池西：「データが最も大切なのに，何をしているの！」と，一喝されました．数字の見方や読み取りなど，統計的観点から詳しく指導していただける機会を棒に振った瞬間でした．怖さとあこがれとともに，いつか先生に認められたいと，私の魂に灯がついた最初の出会いです(石東)．

か？」と尋ねられました．私は，「Nさんです」と答えたところ，「あ～，よかった」と言われたのです．その言葉が私の頭から離れず，それからは，Nさんの仕事ぶりを注意深く観察するようになりました．

Nさんには，私のような要領のよさはなかったのです．あるのは，患者の傍らに寄り添うという姿勢でした．看護に最も必要なことを実践されていたのです．これまで負けまいと競ってきた，かつての同級生から学んだ瞬間でした．私は今まで何をしてきたのだろうと恥ずかしくなるとともに，これではいけないと一念発起し，看護を学び直したいという気持ちになりました．

ちょうどそのとき，お世話になっていた副看護部長が私に看護教育の道を勧めてくださって，「看護とは何か」「教育とは何か」を一から学ぶつもりで，看護教員の道を進み始めたのです．

池西：そうだったのですね＊2．患者さんに信頼される看護師，これが最も価値あることだと，今は私もそう思います．でも，たしかに若いころは，「言われたことがきちんとできる」「人より多くのことができる」，それが大事だと思う時期が自分にもありました．石東先生に比べると，同じころの私は，まだまだその価値に気づいていなかったように思います．

実は私は小学生のころから，教員になりたいと思っていました．人に何かを教えることやクラスのリーダー的な役割を果たすことがおもしろくて，そんな仕事をしたいと思っていました．ですが，末っ子だった私は，父の定年退職後に進学することになったので，下宿して学校に通うには経済的に苦しいので，学費や寮費のかからない看護学校に進学したのです．独立心が強くて親元を離れて暮らしたいという気持ちも大きくて．

そんなわけですので，臨床経験を経て，自分で一人前の看護師になったと思えたときに，恩師からの紹介もあり，勇んで看護教育の道に入っていきました．念願がかなったという気持ちでした．

それぞれ看護教育に進む動機は違ったのですね．そんなことでスタートして，石東先生は38年，私はもう45年近くの教員歴になりますが，なぜ，こんなに長く続けてこられたのでしょうか．

石東先生は，これまで看護学校を辞めたいと思ったことはなかったですか．

＊2：石東先生の強みは「行動力」と「素直さ」です．ある日，「フィジカルアセスメントについてもっと勉強しないといけないね」と2人で話していたら，彼女はすぐその日の午後に山内豊明先生（名古屋大学）に直接お電話で授業聴講のお願いをしました．その結果，山内先生に快くお引き受けいただき，教員研修計画を立てて実現に導いてくれました．すごい「行動力」です．「素直さ」は自分の「非」をあっさりと認め，人の助言をすんなり受け入れる，私にはなかなか難しいことですが，石東先生にはその力があります（池西）．

B 教員を辞めたいと思ったとき

石東：私も教えることが好きで，学生の成長を見るのが大好きです．何より嬉しいのが，授業がうまくいって幸せ一杯の気持ちが身体中にみなぎっていくときの感覚がとても心地よく，皆さまには大変ご迷惑ですが，「教壇の上で死にたい」という気持ちになります．それくらい授業が好きで，学生が好きです．そんな私ですから，教員を辞めたいということはほとんどありませんでした．しかし，それでも私にとってつらかった出来事，看護教育を続けていけるか，と思い悩んだことが２回ありました．

最初は，新人の専任教員であったころ，受持ち患者の看護過程を学生たちに指導するにあたってのことです．

池西先生から，「これからの時間で，それだけの人数の学生指導ができますか？」と問われました．授業が終了した夕方から始めて，翌日の臨地実習に向けての課外指導であったため，どうしても今日中でなければなりませんでした．私は，先生のその言葉が励ましの言葉のように受け止められたので，「はい．がんばります」と答えて出向きました．全員の指導が終わったとき，午後８時を過ぎていました．

私がやり切ったという達成感で教務室に戻ると，先生が待っていてくれて，しかし私が期待した賛辞ではなく，「今，何時だと思っていますか？　学生をこんな時間まで学校に残して，どう思いますか！」と叱られた[*3]のです．がんばった私を褒めてくださると期待していましたから愕然として，疲れとともに涙があふれて止まりませんでした．そのときは，“もう辞めてやる！”と心の中で叫んでいました．しかし，しばらくして落ち着いたら，自分の未熟さを認めざるを得ませんでした．悔しさを飲み込み，あえてがんばろうという思いが込み上げてきたのを覚えています．それから数年が過ぎて，あらためて先生とこの出来事について話す機会があり，私への声かけは，初めて指導に向かう私の能力から考えて，学生の何人かは分担して指導を引き受けましょうか．そのほうが学生に不利益ではないのではという含みがあっての発言だったと知りました．

『看護者の倫理綱領』(日本看護協会，2003)に「看護者は，自己の能力と責任を的確に認識し…」とありますが，まさにそのことだったのですね．

池西先生の頭は，いつも学生のこと(利益)が中心で，そのために教員がいるという考え[*4]でした．それに気づいてから，私の格闘が始まりました．とにかくよい教育実践をすることで先生に認められたいという思いが強くなり，といって，めったに褒めてくださる先生ではありませんでしたが，年に１回程度，教育実践の成果を認められるようになりました．たまにですが，褒めてもらえてそれがまた励みになったと，今振り返ると思います．

もう１つのつらかったことは，過去形にしてよいのかという戸惑いもありますが――私は学校を辞める決意をしたことがありました．

＊3：石東先生は申(さる)年生まれだと思いますが，ときどき「イノシシ？」と思うほど，猪突猛進するときがあります．これ！と思ったら，周りが見えなくなるのですね．でも，それも年齢を重ねると熟慮されるようになり，今はそんな心配は少なくなりました(池西)．

＊4：２人で行った教員養成講習会の教育実習後のカンファレンスで，受講生からの授業後の評価に，「先生の授業はとても親しみやすく，楽しかった」というものと，「馴れ馴れしく，もう少し教員らしくしてほしい」というものがあった．では，『教員らしさ』とは何だろう？というテーマが挙がりました．私は，「教師としての自分」を自覚し，謙虚な姿勢で学生に向かうことと考えていたが，最後に池西先生は「教員らしさとは，学生が決めるもの」と答えられた．学生の信頼に足る教員という考えでした．常に学生が中心で，ぶれない信念を感じたときでした(石東)．

それは，娘が障害児を出産したからです．深い絶望感で今にも家族が崩壊しそうな状況のなかで，今こそ看護の力を家族のために尽くそうと思い至ったからです．私自身，ずっと育児も家事も今は亡き姑に任せっぱなしでしたので，ここが踏ん張るところだと思いました．半年間でしたが休職[*5]して，精一杯家族のために，いわゆる日常生活の援助を行いました．するとどうでしょう．皆が少しずつ立ち直り始め，そして，自分も職場復帰をすることができました．休職中に，私を励まし，私の仕事を代わりに引き受けてくれ，そして私を温かく迎えてくれた多くの仲間が私を救ってくれました．仕事をしていてよかったと心から思いました．

＊5：この時期，私と家族の苦しみを支えてくださったのは，私の周りにいた人たちだけではありません．朝の連続テレビ小説『ごちそうさん』とその主題歌が私を勇気づけてくれました．このドラマは，終戦時，食べることはいかに人が生きることを支えるのかを表現していました．私は毎日，ゆずの歌『雨のち晴レルヤ』を口ずさみながら，美味しい食事を作ることだけに徹して過ごしました．苦しいとき，悲しいとき，これは皆さまにお勧めの一方法です(石東)．

人生にはさまざまな出来事が起こります．それは，自分の身に降りかかってくることだけではありません．仕事が継続できるということは，家族を含め，多くの人たちに支えられているからであることをあらためて実感しました．

落ち着いて考えてみると，働けることが，どんなにすばらしいことかと思います．いろいろなことがありますが，目の前の学生に精一杯向き合うことで，おのずと看護教育を始めた自分の初心に帰ることができます．長く続けるということは，毎日の積み重ねであることを実感するこのごろです．

池西：「雨降って地固まる」「禍福は糾える縄の如し」とはよくいったものです．よくないことが起こる，でも，それを乗り越えたときには，今までにはみえなかった世界が広がります．それを乗り越えるには仲間の存在や，自らの目的意識の高さや強さが大きな力になるということでしょうか．

私は教員になりたかった人間ですので，教育を辞めたいと思ったことはないです．しかし，あなたと同じように家族のことで，今は辞めないといけないかなと思ったことは何度かあります．でも，そのつど職場の仲間や親戚といった周りの人たちの手助けが大きかったと思います．

働き続けるということは自分のがんばりだけではだめです．いろいろな意味で働き続けられることに感謝しています．今は亡き，本当に働き者だった母が口癖のように言っていた「働くっていう字は人が動くと書く，人が動いて，はた(周り)を楽にする，これが働くということだよ」という言葉をよく思い出します．小さいころに教えられたことは心底，身につくのでしょう，今でも自分が楽をしようと思うと，この母親の言葉が浮かんできます．

人を楽にする，人のために自分が動く，これは看護の心にも，看護教育の心にもつながるものだと思います．

C 看護教員になってよかった

石束：私は約20年間，精神看護学*6を専門に担当してきました．仲間と研究会を立ち上げ，さまざまな精神看護に関する文献学習や研修会を開催してきました．精神保健福祉士の資格取得のための勉学にも励み，行きあたりばったりではない理論に基づく精神看護について独自の資料を提供しながら，授業を行ってきました．

あるとき勤務校において，日本看護学校協議会加盟校の先生方，約30名をお招きして，精神看護学概論の研究授業を行いました．授業の主題は「マーガレット・マーラーの発達論を用いて精神看護を考える」．ここで私が意図した以上に学生の学びが深く，授業の最後に学生が返してくれた言葉は，「今，私がここにいるのは，母のかかわりがあったからなのですね．このかかわりを精神看護で活かしたい」という内容でした．その委細は割愛しますが，私の思いが伝わったなと感動した覚えがあります．研究授業に参加してくださった先生から今でも，「あの授業はよかったですね」という言葉をかけていただきます．これまでに何千回という授業を行ってきましたが，なかなか名授業といわれる授業はできません．私にとっては，たった1回の名授業だったかもしれませんが，これは教師冥利に尽きる，最も嬉しいことの1つです．

もう1つは，石川県での看護学会に参加したときに，最後の学会実行委員長の言葉が胸に沁みて「私も学会を開きたいな」と池西先生につぶやいたことがあります．先生はそれを見事に具現化してくれました．第14回日本看護学校協議会学会*7を本校が中心になり開催することができたのです．

池西先生と一緒に考えたテーマは，「『Kyo』・さらなる躍動―看護実践の拠りどころをもとめて―」でした．「Kyo」の言葉には，京都の「京」，今の「今日」，協働の「協」，響きの「響」，教えるの「教」，興味の「興」の意味を託しました．私にとってあの学会が，新たな看護教育への第一歩でした．何かに悩んだとき，しんどくなったとき，あの学会で得た躍動感，胸のときめきを思い出し，看護教員としてぶれない気持ちをもち続けることができました．自分たちで大きな事業を成し遂げた自信，形になったという喜び，これは大きなものでした．しかし，学会を成功に導いた大きな要因には，池西先生の学会に向けてのひたむきな，そして緻密な準備性があったことを私は誰よりもよく知っています．学会運営を通して，看護教育にも通じる「学び」を得た気がします．

研究授業で得たたった1回の名授業の手応え，そして，仲間とともに成し遂げた学会という事業，これらの準備から始まる取り組み

＊6：最初のきっかけは，約25年前の池西先生からのお誘いでした．精神看護の臨床経験をもたない私でしたが，やってみたいという興味を優先して取り組むことにしました．私の臨床経験は脳外科看護です．精神とは密接に関連しています．また，看護教育に携わってからの13年間は，基礎看護学を専門としていました．そこでの学びに「人間関係技術」があり，それらをベースにしてなら，できるかもしれないと感じました．でも，不安と期待の入り交じるスタートでした．これが現在，自身のライフワークともいえる精神看護学との出会いです．すべては，ほんの些細な事柄から出発するのだと感慨深く思います（石束）．

＊7：あらためて学会誌を見直してみると，錚々たる人々がかかわってくださったことがわかります．それは学会の副テーマとして挙げた「看護実践力に必要なエビデンスとナラティブの視点」から，斯界のスペシャリストを講演者として招聘できたことにあります．今は亡き文化庁長官で心理学者の河合隼雄先生の「医療を考え直す新しい視点―ナラティブとエビデンス」，カール・ベッカー先生の「倫理的判断能力の育成」，インフォームドコンセントの第一人者である星野一正先生の「医療現場からの提言」．当時，京都府立医科大学の学長の任を終えられ，本校の学校長であった佐野豊先生（視床下部-下垂体系の形態学の世界的研究をされている）の「脳と人間―出会いから脳科学の世紀まで」．特別催しとして，大蔵流茂山千五郎家による「笑いと健康・狂言“棒しばり”」などです．会場となった京都テルサホールを埋め尽くす参加者とともに，充実した2日間でした（石束）．

が私を成長させてくれたと感じています．

池西：たしかに大きな事業に取り組むには，準備を周到にしないといけません．その準備からの取り組みが人を成長させ，成功の喜びを味わうことができ，それが今後の自信につながるのだと思います．

たしかに，あの研究授業*8は私も覚えています．何度も修正して完成度を上げたマーラーの「分離-個体化」の過程を表す「板書」は見事でした．そして，その最後に学生が自ら手を挙げて発言した内容には，私も感動しました．今までかかわってきた研究授業のなかでも３本の指に入るすばらしい授業でした．あなたの熱意にはいつも感心させられています．

ところで，あなたは授業を終えて教務室に戻ったときに，「今日の授業は完璧」と私に嬉しそうな顔で言うことが何度かありましたが，あなたが完璧と思える授業というのはどのような授業ですか．どんなときに完璧と思えるのですか．ぜひ聞かせてください．

石束：私が看護教員になったとき，ある先生から，「あなたは看護師の資格があります．看護をするという点ではプロだと思います．しかし，教員としては，今から出発です．どうか，教育学についてしっかり学んで看護教員になってください」と言われました．

まず書店に行き，目に飛び込んできたのが，斉藤喜博『授業論』と大村はま『教えるということ』でした．それらの書籍には，子どもたちが活き活きと活動している写真が掲載されていました．学生との関係はこうありたいと思いました．

完璧という言葉はおこがましく，恥ずかしいのですが，ついつい先生には，そんな言葉で喜びを表していました．私のいう完璧は，指名しないでも学生から活発な発言があったとき，応用・発展的な問いに，想定外の価値ある反応があったとき，学生が目を輝かせ，身を乗り出すように私の話を聞いてくれるとき，反対に教師はそっちのけで，学生同士が活発に意見交換をするような「授業」ができたときだと思います．それが私のめざす授業です．90分という授業時間，ずっとそういうわけではありません．それは一瞬に近いときもあります．しかし，そんな状況が嬉しくてたまらなくて，完璧という言葉を出してしまいます．

授業は計画されたもので，本時の学習指導案があれば，同様の授業ができなければいけないのかもしれません．しかし，教員と学生の相互関係から生まれる授業ならではのことで，教員のパフォーマンスが最大限に活かされ，自分にしかできない授業をするというのが目標です．

授業は「生きもの」といわれます．学習指導案を自分のものにしたうえで，なおかつ，教材を介して学生と作り上げる「本物」の授

＊8：本校では，以下のように定義しています．「精神看護とは治療的人間関係技術によって，看護の対象本人がニード・課題に気づき充たしていく過程をサポートすることである」．すなわち，看護の対象が生病老死に向き合い，乗り越えていくことをサポートする役割を果たせる必要があるとします．そのためには，看護の対象を理解することが求められます．客観的な観察もさることながら，参加観察という共感性の能力によって得られるものです．共感性の能力は，五感を研ぎ澄まし，常に感じる体験を繰り返すことと，その裏づけとなる概念的な知識を身につけることです．しかし，この共感性の能力はいくら磨かれていても，それが発揮できるのは自己が安定しているときです．自己に関心が向いているときに他者に共感することは困難で，他者に関心がもて，他者に共感することで他者を理解できます．認知行動理論を学ぶことは自己を理解し，自己を管理する方法を知るとともに，ひいては精神看護につながるといえるでしょう（石束）．

業ができれば，完璧なのだと思います．

池西：あなたのいう完璧の意味がよくわかりました．教員のパフォーマンスと学生の考える力・参加態度が相乗効果をもたらし，充実した時間が共有できる授業ですね．それは一瞬であってもよいのですね．そこが私の思う完璧と違うのかもしれません．でも，そのような見方ができるから，あなたといると明るく仕事ができるのかもしれません．そして，学生も楽しく学習ができるのだと思います．そんなあなたをうらやましく思うときがあります．

私はどちらかというと「目標達成機能型」*9 の人間です．そんな私と仕事上のペアを組んで，あなたは「集団維持機能」*9 をうまく果たしてくださいました．みんなで取り組む，人の気持ちに配慮する，そんな力をもっている人だと思います．

D 教員同士の関係性のなかで

池西：個性豊かな教員の先生方のモチベーションを維持しながら，みんなで１つの目標に向かって進む，これは教員集団にとって大切なことだと思いますが，その役割を果たすときにあなたが心がけていることはどんなことですか．私にも教えていただきたいと思います．

石東：私も役割を全うしたいと常に思っていますが，果たせているかといえば残念ながらそういえない場合があります．和を重んじるがゆえに，遠回りになってしまうことがあります．直接的であればあるほど，解決は早いですが，受けるダメージは大きなものとなります．それでも，今の若者にはもう死語になっていますが，根性や負けん気があれば，その指摘を受け止め，さらに成長や発展を遂げることになりえます．私は，できれば誰も傷つかないように，どちらかといえばその人自身が気づいてくれるように，いつか変わってくれると期待して接しています．ですから問題解決も遅く，変化しないことも多々あります．組織のトップとしては，甘いといわれても仕方がないと思います．ですので，池西先生を上司として仕事をしているときには組織の大きな前進があったのだとも思います．

しかしトップを支えるのは，メンバーです．そのメンバーを尊重し大切にすることは，大事なことです．私の集団維持機能の能力を認めていただけるとしたら，そのポイントは「よく聴く」ことです．とにかく自分を空っぽにして，相手の言い分を聴くことです．ありのまま受け止めていくと，相手はおのずと解決策を見いだしてくれます．人は感情が受け止められると冷静になり，理性的になっていくものです．精神看護学で学んだ対象関係論や認知行動理論*10 から，その方法を学びました．

＊9：（目標達成能力と集団維持能力） 社会心理学者の三隅二不二氏が1966年に発表した「リーダーシップ行動論」での用語．一般には「PM理論」として知られる．Pはperformance のPで 目標達成能力（機能）．目標を設定し，計画を示し，メンバーに指示を与え，目標を達成しようとする能力．Mはmaintenance のMで集団維持能力（機能）．メンバー間の人間関係を調整し，集団のまとまりを維持しようとする能力である．リーダーにはその２つの能力が高く求められているとする．

＊10：1953年にバラス・スキナーによって行動療法という概念が，1960年代にはアーロン・ベックの認知療法やアルバート・エリスの論理療法といった認知的アプローチによる精神療法が生まれた．そして，1970年代にそれらが自然に融合し，認知行動療法として発展した．

目標達成機能も集団維持機能も，バランスよく発揮できるとよいのですが……まだまだ人として成長段階にいるのだと自覚しています．いくら相手のことを思って発言したとしても，思わぬ誤解が生じたりします．コミュニケーションエラーが最も多い理由は，人と人との間には距離があるからです．だからこそ，人は相手を理解する努力を惜しんではならないのだと思います．話すよりよく聴き，相手を理解する努力のなかで，よい解決策を模索できればと考えています．

池西：以前あなたが，「仲たがいをして関係性がまずくなった人には，できるだけ自分から積極的に話しかけて関係づくりをするよう努力している」と言っていたことを思い出しました．なかなかできないことです．

少し意地悪な質問ですが，そんなふうにかかわってきて，それでもどうにもならない苦い経験もあると思うのですが，教員同士での関係でどうにもならなかったと思うことはありますか．

石束：考えてみると，2人のお顔が浮かんできました．1人は，誤解が生じたままで，相手が退職されて別れてしまった人．もう1人は，相手が心理的な問題を抱えておられ，それ以上お話ができない状態のままやはり休職，退職となった方です．この2人のことを思うと，どうにもならない無力感を覚えます．人との関係は「糸」のようなものと考えています．切れたり，もつれたりすることもあるけれど，結ぶことも，つなぐことも，紡ぐこともできます．縁(えん)は，「えにし」「よすが」「ゆかり」とも読みます．東日本大震災でテーマとなった「絆」もそうですが，関係性を表す漢字には，糸へんがついています．自分自身がその関係を絶とうと思わなければ，修復はどんな場合も可能なのではないかと信じています．

池西：私も，学生-教員との関係性では「最後まであきらめないかかわり」ができると思っているのですが，なかなか教職員同士やその他の私的な関係の方にはそれができず，関係がうまくつくれないままお別れした人が何人かいます．糸を紡ぐのは根気のいる作業です．一緒に仕事をさせていただいた方々，皆さんと長い時間よい関係を築くというのは難しいかもしれませんが，少なくとも自分から関係を絶つということはしないでおきたいと思います．

近年の学生を見ていますと「コミュニケーションがとれない」「人間関係が希薄，あるいは閉塞している」という印象があります．自分が傷つくことを恐れ，深入りをせず表面的な関係に止めようとする，ややこしいことになりそうであれば自分から関係を絶つ，自分の感情や意見を表現しないといったことです．いつの時代も若者には共通することかもしれません．

看護師は「患者との人間関係をつくる」という能力が求められています．そんな消極的な学生に，石束先生はどうかかわりますか．長くコミュニケーション技術を教え，精神看護学で治療的コミュニケーション技法を教えてこられたあなたにぜひ助言いただきたいです．

E コミュニケーションが苦手な学生とのかかわり

石束：コミュニケーションの苦手な学生は，年々増えているように思います．しかし，看護学校での生活や臨地実習を通して，少しずつ成長し，自分から声をかけ，相手に配慮しながら会話ができるようになる人もいます．けれど少数ですが，なぜ人とかかわる看護職を選んだのだろうと思う学生もいます．待っても，待っても返答が返ってこない，反応はあっても防衛規制なのか固定観念なのか，こちらの指導助言がまったく響かない学生もいます．そのような学生は，コミュニケーションを必要とする臨地実習での単位修得が難しくなります．

私は，コミュニケーション能力はさまざまな経験から価値観を変容させて，獲得していくものと考えています．したがって経験と時間が必要だと考えます．精神看護においては，看護の対象が自分を表現するまで待ちます．対象と同一化できるまで，対象を理解することをあきらめません．しかし，学生の場合，学生が安心して自分自身を表現できる環境を保障しつつ待っているかというとなかなかそうもいかない現状があります．

学生たちは，ツイッター(Twitter)やライン(LINE)，フェイスブック(Facebook)などのSNSを用いて，思いきり自分の感情を出し，意見をつぶやきます．無記名で許し合った環境のなかで，自分を表現することは私たち以上にしています．しかし，自分の顔を出して責任ある意見が言えるためには他者への信頼，自己信頼が必要だと思います．

そう考えると一朝一夕に解決する特別な手だてがあるわけでなく，時間をかけて何を言ってもよいという雰囲気のなかで，少しずつ自分を表現する経験を増やしていくしかないのではないかと思います．しかし，コミュニケーションに大きな課題をもつ学生にとって，臨地実習のように限られた時間のなかで，初めて出会う患者さんとコミュニケーションがとれるようになるということは，とても高いハードルだと感じます．援助職をめざす者として，一定水準のコミュニケーション能力をもって入学してきてほしいと思います．そうでなければ，本人が大きな苦労をすることになり，時間もかかってしまうと思います．私たちができることは，学生自身が自分を信

じられるように，われわれが肯定感をもって接することで，コミュニケーション能力の伸長を図ることではないかと思います

なぜ看護の専門学校なのか

池西：私たち2人は看護(専門)学校だけの教育経験です．大学や高校といった違った教育の場での経験はありません．その機会がなかったわけではないなかで，なぜ専門学校での教育を続けているのでしょうか．長く続けてきたその理由や魅力をお聞かせください．

石束：一般的に大学は学問を学ぶところ，専門学校は実践者を養成するところといわれています．まさに看護職は実践者として社会に貢献すべき人材であると認識しています．

たしかに大学も専門学校も看護を学ぶうえでの指定規則は同様です．しかし，文部科学省管轄の大学と違い，都道府県管轄の専門学校の指導ガイドラインは，厳しくきめ細かに規定されています．その規定のなかで，学校の独自性をいかに出すかが問われます．私の学校では，急性期医療に対応できる看護職を養成するという特徴をもっていますので，ICU・手術室の臨地実習を手厚くしています．実践家を養成するために，臨地実習時間数を学校の特徴に応じて多くしている専門学校が多いと思います．看護職を養成するにあたり，リアルな課題に直面する臨地実習の体験はとても意義深いものです．そこでの経験が学生の成長につながっていることはたしかです．同時に，専門学校はその規模が小さいぶん，周りとのつながりが密接です．このことは，学生一人ひとりをさまざまな教員やことによると事務職も含めて，丁寧にかかわることができます．

私が専門学校にこだわる点は，さまざまな価値観や経験をもつ教職員が一丸となって学生を育てるところにあります．専門看護学や領域にとらわれず，学生を中心に周りの教員がサポートできる柔軟性に優れており，自由にのびのびと教育に没頭できるからです．

また，私の信条として，どこで働くというより，誰と働くかが大きなポイントであり，池西先生との出会いが，専門学校に長く勤める理由になったのだと思います．むしろ，このテーマは先生に，専門学校の魅力を語ってほしいと思います．

池西：私もおおむね同じです．1人の学生を看護師にする教育は，専門学校でのほうがやりやすいように感じます．

覚えていますか．本書執筆にあたっても冒頭に紹介しましたが，学校玄関の重いドアを高齢の先生がやっとのことで開けたら，その横を1年生がご挨拶もせずにひょいとすり抜けたときのことを．その学生も，立派な気遣いができる看護師になって巣立っていきまし

た．今では職場で指導的な立場になっているそうです．人として他者を思いやる心，社会人として約束を守り，責任を果たす努力をすることなど人間教育を土台に学生にかかわる，そんなかかわりを大切にできるのが専門学校教育ではないかと思います．何かの体系や講座制に分かれて教えるのでなく，純粋に「人を育てる」，そのおもしろさが専門学校の教育の魅力だと私は感じています．

G 養成所の管理者になって思うこと

池西：2 人で養成所のこれから進むべき方向性を確認し，一緒に，楽しく学校運営に携わってきた 30 年でしたが，その後，私は養成所の管理・運営には直接携わらず，むしろ，活動の場を広げてきました．そんななか，養成所の管理・運営は一手に石束先生の肩にかかってきました．この 10 年近く，あなたはどんな思いで，どんな信念をもって，養成所の管理・運営に携わってきたのか，聞かせてください．

石束：あらためて信念と，問われると，悩んでしまいます．振り返ってみると，これまで築いてきたものを，継承することに精一杯だったと思います．前へ進みたくとも，足元がぐらついていてはどうにもならない，毎年，毎年，今年度を無事に乗り切れるか，不安で一杯でした．最も大変だったのは，大学への転職や医療現場への復帰などで，毎年，2～3 人の退職教員があるのですが，その補充が領域を考慮して，適切にできるか，ということです．教育を考えるとき「よい人材」が得られるか否かはとても大きなことです．池西先生と 2 人で学校運営をしていたときも，そのようなことは何度かあったのですが，「退職者がいても，2 人いればなんとかなる」と，根拠のない安心感がありました．でも，1 人になったとき，不安は焦りに変わり，息ができないほど追い詰められたこともありました．しかし，投げ出さず，努力し続けていれば，最後には，その急場を助けてくれる人が現れる，何があっても時は流れ，前へ進むものだと実感できるようになってきました．あきらめないこと，人を信じ，自分を信じる，ということが，教育にも学校管理にも大切なことであると確信しました．看護師等養成所の使命は，看護の専門的知識と技術をもって，地域に貢献できる人材を世に送り出すことだと思っています．その目的は決して 1 人では達成できません．教職員のもっている一人ひとりの力が発揮できるように環境を整え，励まし，ともに悩み，人を信じ抜くことを肝に銘じて，今を迎えているように思います．また，与えられた仕事は，決して断らず，できるだけ，発展させるように挑戦する努力もしてきました．そのことが，周りの人々から認められ，困ったときには助けていただけるようになったと思います．

池西：石東先生のすてきなところは「誠実さ」だと思います．誠実な努力を積み重ね，周りの人を信じて働きかけることで，道は拓ける，ということですね．ありがとうございました．追加で，石東先生にお尋ねします．私が京都中央看護保健大学校を退職後も，週1回程度，非常勤講師として，学校に伺い，ときどき先生からご相談などを受けているのですが，そのことで，何か役立っているということはありますか．皆さまにもお役に立つかもしれませんので，教えてください．

石東：ここまで継続できたのは，そして，まがりなりにも，世の中から受け入れられているのは，池西先生が土台を築いてくださったことと，その後も，折々の私の混乱や悩みに寄り添い，明確な示唆を与えてくださったおかげだと感謝しています．どうしてよいかわからず，悩んだときにいただいた助言の数々は，1つひとつの事例とともに，今後も役立つものだと思い，私は手帳に書き留めています．それをご紹介します．

1. 人の上に立つ役割が与えられたら，周りの人が働きやすいように，自らは仕事の合間を埋めるために働くことを考えること．
2. リスク感覚には温度差がある．管理者は，常に最悪のシナリオを考えて，危機管理にあたる必要がある．
3. ルールを遵守することが組織運営には大切である．しかし，ルールにないこともある．そのときは，信じた自らの教育観に根ざし判断するとよい．
4. 教員同士が言い合って，自分の損得や現実論を言いかけたら，基本に戻すこと，あるべき姿やともにめざす目標を意識するように働きかけること．
5. 総括をする，という習慣はとても大切だが，何のために総括するのか，形骸化してはいけない．総括は次に活かすもの．
6. 学生の問題で超多忙を極めたときの愚痴に対しては，毅然とした態度で，学生への対応が私たちの最も大切な職務なので，がんばろうと伝えたい．
7. 子どもをもつ教員が，仕事を休んだり，できない仕事があることに遠慮しているのが見えるときは，子どもは，社会の宝であり，周りのものはそれをともに支える役割がある，と言ってあげるとよい．
8. 人が教えてくれなかったと嘆くのではなく，仕事は自分が意識し，切り開くものと認識したい．

H その先の夢

池西：最後になりますが，石東先生はこれから先，どんなことがしたいですか．夢や希望を語ってください．

石東：私も，もう少しで基礎教育の現場から離れることになると思います．それまでは精一杯職務を全うし，学生の教育や学校の発展に最大の努力をしていきたいと思っています．そして，私の半年間の休職を支えてくださった学校と仲間に感謝するとともに，後継者の育成に励みたいと考えています．

そのあとですが，大好きな看護教育の仕事を通して獲得した「学問知」と「経験知」を最大限に活用し，2つのことを実現したいと思っています．1つは，障害をもって生まれた孫が示してくれた社会貢献の道です．障害をもった人々が安心して生きていける社会になるように，障害者の家族の立場で社会にさまざまな発信をしていきたいと思います．同時に，看護師としての経験を活かし，障害者の生活を支えるボランティア活動を通して社会貢献をしていきたいと考えています．

もう1つは，長くお世話になった「看護教育」の世界にこれからもさまざまな発信をしていくことです．1人ではなかなか難しいことですが，一歩先を歩む池西先生をお手本に，できればご一緒に活動させていただきたいと思っています．いろいろなことがありましたが，振り返ってみるとどれも充実した，胸躍ることばかりでした．これまで培ってきた看護教育実践に関する経験知のもとに，これからも新たな知見を求めて学習に取り組み，それをあとに続く方々に発信していきたいと思っています．先生と一緒なら，楽しくできそうに思えます．

今回，あらためて先生と対話するなかで，自分の38年間の看護教員としての歴史が走馬灯のように蘇りました．毎日毎日は，本当にいろいろなことがあって，正直，今日一日が乗り切れるかしらとハラハラすることもありましたが，それもすべて自分を成長させてくれました．

池西：私こそ，2人で対話しながらこれまでの教員生活を振り返る作業はとても楽しいものでした．ありがとうございました．

私も専門学校に38年間勤めさせていただきました．看護師2年課程の教育に始まり，看護師3年課程，統合カリキュラム教育，そして，最後が看護師3年課程で修業年限4年での教育でした．看護教育にさまざまな夢を託し，学校づくりをしてきました．小規模な専門学校ゆえに，何人かの協力者が得られれば大きな改革も実現できました．定年退職でいったんの区切りをつけましたが，まだまだやりたいことがいっぱいあります.

当面は，自分の一番の強みである看護教育実践の経験知を活かして，看護基礎教育に携わる方々を広く応援したいと思っています．そのためにフリーの立場になり，自宅２階に事務所を立ち上げ，主人の協力のもと，楽しく仕事をさせていただいています．主な仕事は，専任教員養成講習会などの講師や専任教員の継続教育に関する企画・運営，そしてその講師を引き受けています．もちろん，それらに取り組むためにはいつも最新の教育現場を知らないといけませんので，いくつかの看護学校で学生の授業を担当させていただいています．全国に活動の拠点が広がっているのですが，地域の特性や学校の事情がさまざまであること，さまざまな悩みをもってがんばって教育活動をなさっておられる方々に出会い，私のほうが元気をいただいているように思います．

そして，その先は少しずつですが，自分が居住している「地域」に軸足を移し，看護師としての知識や技術，そして，教育で得た知識や技術を活かして，超高齢・多死社会を支える地域での役割を果たしていきたいと思っています．母の教えである「はたを楽にする活動＝はたらくということ」を全うして，生涯現役をめざしたいと思っています．

石東先生，こちらこそ今後ともよろしくお願いします．

（2015 年 4 月初出．2021 年 2 月再構成）

あとがき
――看護教育の『風姿花伝』をめざして

自分の経験知が，あとに続く人たちの役に立つとすれば，これほど嬉しいことはない．本書の執筆ならびに改訂作業は仲間の存在もあって，心弾む活動であった．

筆者は，これまでの人生の大半を京都で暮らしてきた．日本の文化を身近に感じ，四季の美しさに触れて，心豊かになれる京都が大好きである．以前，所属していた学校で「仏像ゼミ」を企画・運営したことがある．課外活動であるが，京都の文化に触れ，四季を味わうことを目的にしたゼミナールであり，たくさんのお寺を巡り，寺の縁起などを学ぶとともに，仏さまを拝顔し，仏像について興味深い知見を得た．同時に，行く先々の甘味処でお饅頭をいただくことも楽しみの1つであった．また，この地で日本看護学校協議会の学会を開催したときには，大蔵流茂山千五郎家による「狂言」が上演でき，参加者に大きな感動を与えた．そんな企画が考えられるのも京都ならではであろう．

筆者がめざす「これまでの経験知を人に伝える」との願いから，思い出されたのが世阿弥の『風姿花伝』である．同書は，室町時代の能役者・作者として著名な世阿弥が，その父親であり，師匠でもある観阿弥の芸を後世の人々に伝えるため，15世紀に書き記したものである．ここで世阿弥は，芸の修業過程を7段階に分けて説明している．

能楽の世界，芸の修業について書かれたものではあるが，その本質は看護教育にも通じ，重なるものがある．本書の掉尾は，その筆者なりの解釈を紹介したい．

第1段階　はじめは教え込むのではなく，自由にさせてみるのがよい時期

『風姿花伝』では芸の修業において，教育対象が「幼い子ども」であり，そこでまず「自由にさせる」ことは，後々嫌がられないためにも大切としている．看護基礎教育は成人教育で，その期間も短いこともあり，この段階には時間をかけられないが，教育の「開始時」には，そのような視点も必要かもしれない．

第2段階　その後は，簡単なものから，少しずつ教える時期

この時期はかわいらしさもあって，時にはうまく演じているように見えるが，それは一時的なものであって，本当に学生の身についたものではない．『風姿花伝』には，**「さりながら，この花はまことの花にはあらず，ただ，時分の花なり」**と記されている．「時分の花」とは一時期，偶然に咲く花で，まことの花ではない．

看護学生も，臨地実習でとてもよい看護ができることがあるが，それは対象の状態や指導者の助言など，恵まれた環境・要素が整った場合のことで，さまざまな対象に，どんなときにでもできるものではない．この時期にはうまくできたことを喜び，励みにしながら，むしろ，基礎的な知識・技術を丁寧に

教えることが大切である．これが看護基礎教育に相当する段階であろう．

第 3 段階　知識がつき，さまざまな経験を経て，かえって，「できないこと」を自覚する時期

ここでは無理をしない範囲で，「あきらめずに努力をすること」を教える必要がある．新人期の看護師現任教育にあたるであろう．

国家試験に合格し，看護師に必要な知識はつけて現場に出る．しかし，看護学生のころには経験しなかったこともたくさんあり，臨機応変に取り組まなければならない．治療処置に関すること，多重課題とさまざまな経験を積んでいくが，「こんなはずではなかった！」と思うくらい，自身が「できないこと」に気づくであろう．新人期の離職は，まさにこの時期が乗り越えられずに起こる．現在，臨床の現場で新人看護師教育制度が定着し，周囲がずいぶん温かく見守り育てる環境ができている施設もある．できないことは先輩たちに助けてもらいながら，できるようになるための努力を怠らないことが大切であろう．

第 4 段階　生涯の芸が確立する初期の段階

この段階で自分は一人前になったと思ってしまっては，本物にはなれない．『風姿花伝』には**「これもまことの花にはあらず，年の盛りと，見る人の一旦の心めずらしき花なり」**と記されている．「心めずらしき花」とは何だろうか．例えば，桜は 4 月になれば，期間限定で見事な花を咲かせる，このように「変化がもたらす新鮮さ」を「めずらしい」と表現している．見る人の気持ちに影響を与え，めずらしく感じられる花で，「まことの花ではない」と解釈する．看護師で考えると，リーダー業務につき，おおむねのことは 1 人で考え，行動でき，一人前になったと思える時期である．しかし，ここで傲慢になってはそこに止まってしまう．ここからがみずからのキャリアを磨く時期であろう．看護師 3~5 年目くらいであろうか．

まことの花を咲かせるにはここが大切だと思う．エキスパートになるためにはここでしっかり目標を定めて，不断の努力を重ねたい．

第 5 段階　これまでの修業が実を結ぶ時期

働きざかりで，まわりからもリーダーとして認められ，役職にも就くであろう年代．自分の進むべき方向性が定まり，力を発揮する時期である．しかし，色とりどりに見事に咲いた花ではあるが，**まだ「まことの花」ではない**．看護師 10 年目以降であろうか．

第 6 段階　これまでのやり方を少し変える時期

自分の身の程を知って，役割を果たすように努める時期であろう．みずからは少し控え目にして，これから伸びる若手を応援する立場になる．**失うものもある．しかし，この時期まで残る花こそが「まことの花」**という．定年を意識する時期であろうか．

第 7 段階　自分の役割を認識し，役割をまっとうする時期

『風姿花伝』には**「老骨に残りし花」「老の身に残った幽玄な味わいこそ，まことの花と言うべきもの」**と記されている．

定年前，あるいは定年後に，それまでに残り，培った「まことの花」をもって，自分を育ててくれた職業世界や地域社会に貢献をする時期であろうか.

「花」が何度も出てきたが,『風姿花伝』には**「花を知らんと思わば，まず種を知るべし．花は心，種は態(ワザ)なるべし」**と記されている.

筆者は，種はスキル(1つひとつの技能)で，花はスキルを使いこなし行う実践(パフォーマンス)と捉えている.

本文中では，看護教育の世界で著名な『ベナー看護論』で引用される「ドレイファスモデル」(112頁)を紹介したが，それに通じるものがあった.

「本質」というのは，さまざまな場面に共通するもので，それらの根底にあるものではないかと思う．そして，それはよくよくみると，取り立てて言わずとも当たり前に理解しているようなものかもしれない．しかし，それに気づくことで「まことの花」を見極めることができるのかもしれない.

筆者自身も振り返ると，すでに第6段階から第7段階に達する年代である．今，伝えたいことが「まことの花」である，という確信は残念ながらもてないが，これからも余分なことを整理して，残る花を見極めて，あとに続く人にそれらを伝えていきたいと思う.

なお，筆者たちがさまざまな教えを乞うた皆さまについて，本文では言及・紹介しつつ敬称略にさせていただいた．看護の師である川嶋みどり先生，紙屋克子先生．教育の師である三上満先生，新井英靖先生，安永悟先生，西岡加名恵先生，藤江康彦先生には，本当に多くのことを教えていただいた．紙面を借りて心より感謝し，お礼を申し上げる.

本書を書き進めてきたなかで，これまでに出会った多くの人々のことが，懐かしく思い出された．同時に，多くの人々にお世話になって，今があることをあらためて再確認する．筆者たちが出会ったみなさんに，最後に心からのお礼を申し上げたい.

早春の京都にて　池西靜江・石束佳子

索引

数字・欧文索引

和文索引

あ行

か行

さ行

た行

な行

は行

ま行

や行

ら行

わ行